START
なかなか赤ちゃんが授からない。不妊治療、
考えた方がいいかな？そう思っているご夫婦に。

SEMINAR
病院は、どこにしたらいいのかしら？
病院選び、医師選びに迷ったときに。

TREATMENT
どう治療を進めたらいいの？ 自分たちにあった
治療を探すとき。治療法の選択に迷ったときに。

EACH OTHER
治療しても妊娠しない…。
ふたりが行き詰まったと感じたとき、お互いのために。

MALE
男性にも不妊原因がある夫婦は、約半数。
検査や治療は、どこで？ なにを？ また夫の役割は？

HEALTH
からだと心はひとつ。ストレスが膨らんで、
とても辛いとき。夫婦が毎日を楽しく過ごすために。

PREGNANCY
妊娠した！ という喜びの日が出産へと続くように。
次の治療周期を最後にするために。

MIND
妊娠しやすいからだづくりは、大切な要素。
では、なにをすればいいの？ みんなが知りたいこと！

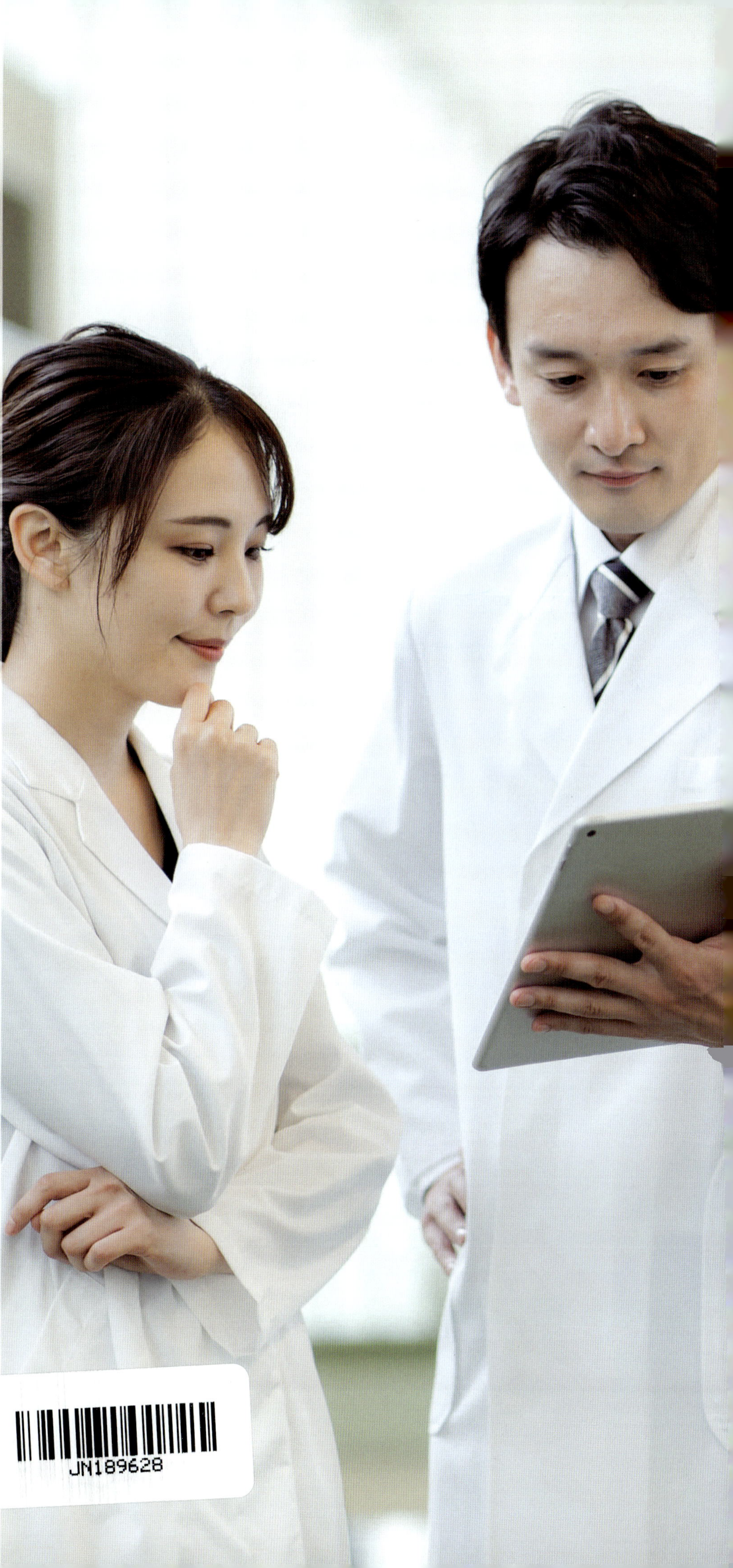

不妊治療情報センター
funin.info

不妊治療の先生に
聞いてみた！
funin.clinic

X（旧 TWITTER）　FACEBOOK　LINE

X（旧 Twitter）や Facebook、LINE からも情報発
信しています。ぜひ、お友達登録してくださいね。

見つけよう！私たちにあったクリニック

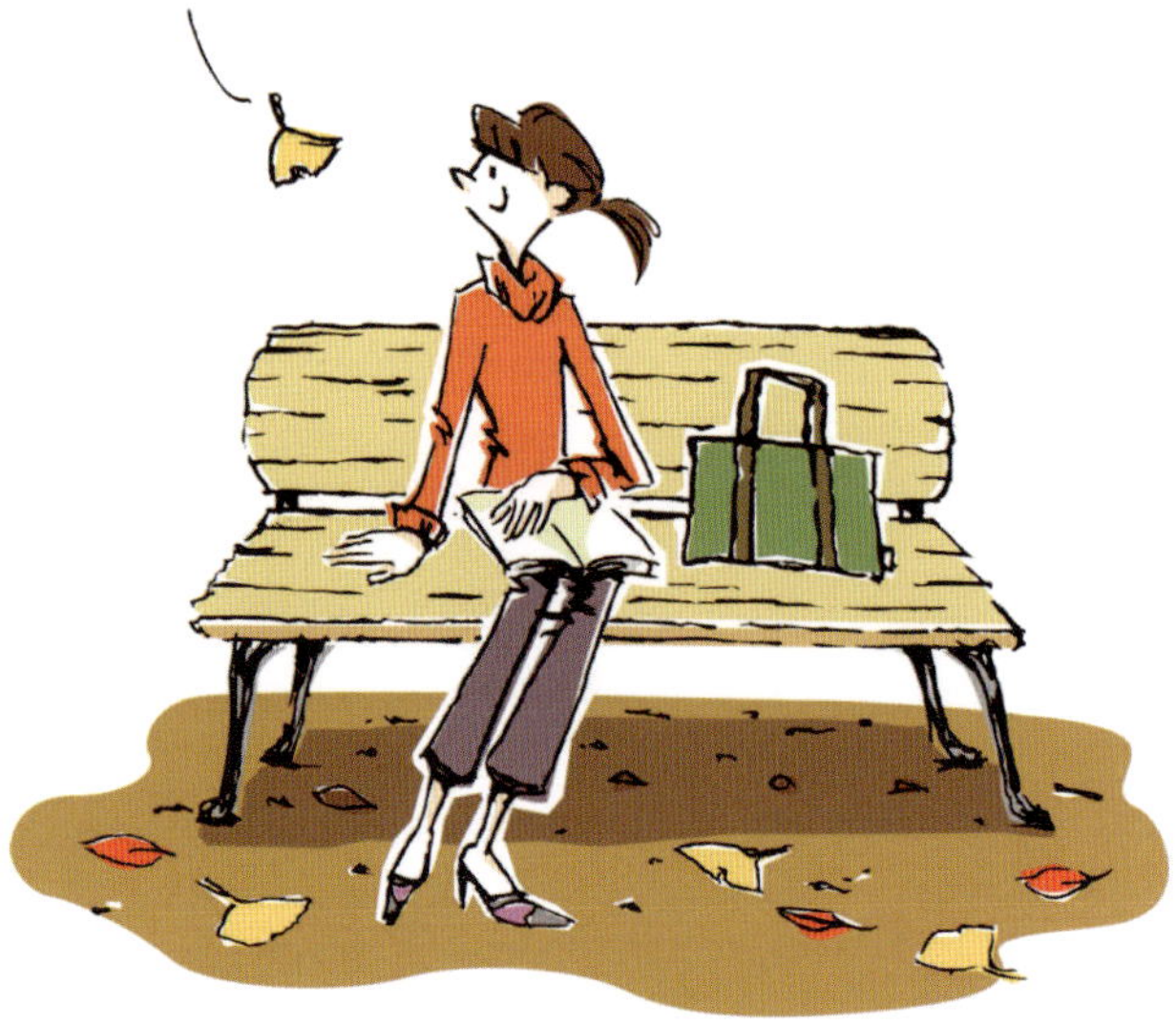

治療を考えている
ご夫婦にオススメ！

セミナー＆説明会に行ってみよう！

企画・編集／不妊治療情報センター funin.info (CION corporation)
スタッフ／谷高哲也　塚田寛人　塩田史子　織戸康雄　織原靖子　土屋恵子　関山季愛　畠山美帆　　編集協力　レシピ：眞部やよい　イラスト：植木美江　関 久仁香

体外受精と顕微授精 2024

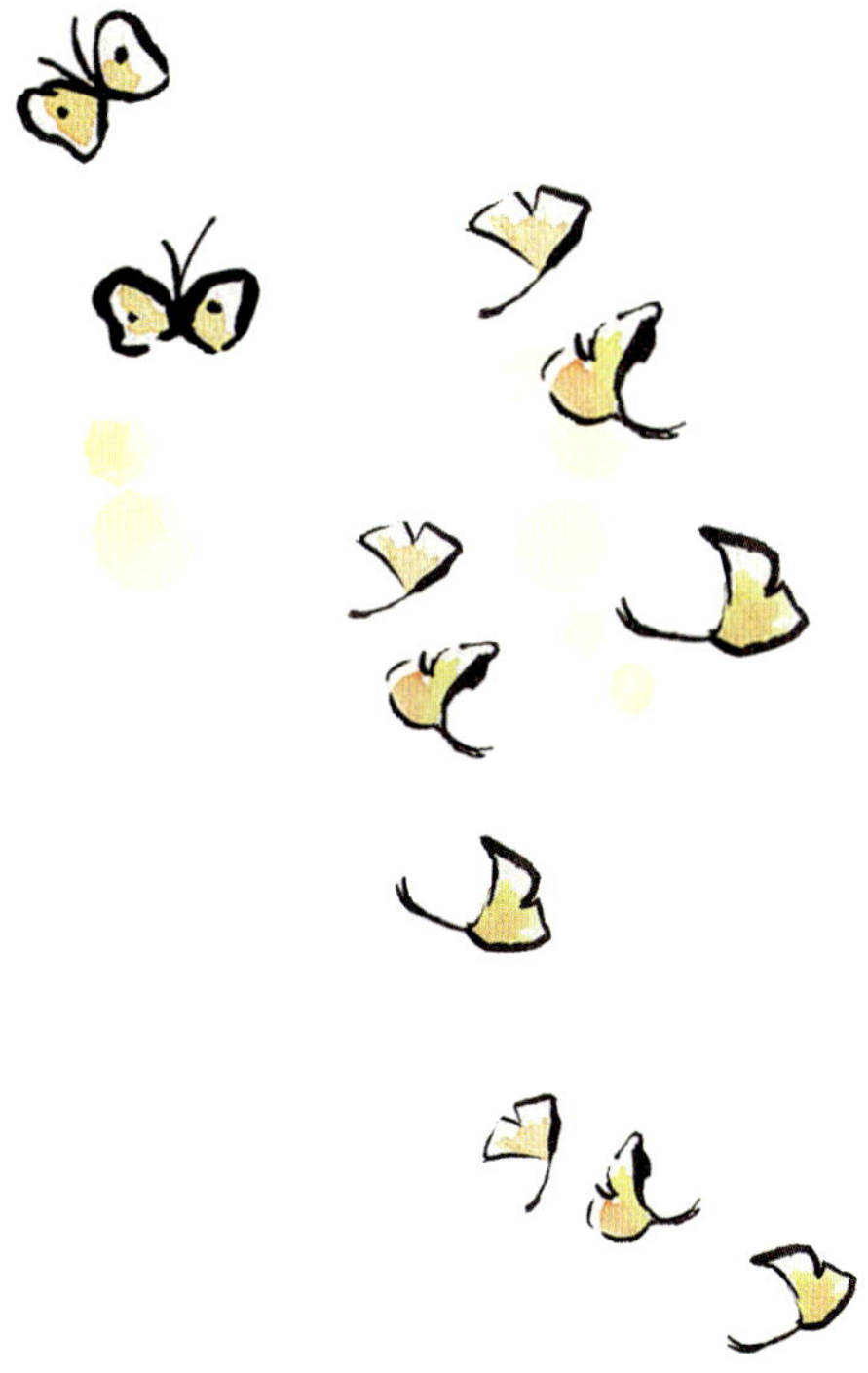

患者さんの通いやすさとストレスのない治療で好成績を維持。それが私の診療スタイル！

初診から卒業まで、一貫したブレない医療を提供しています。

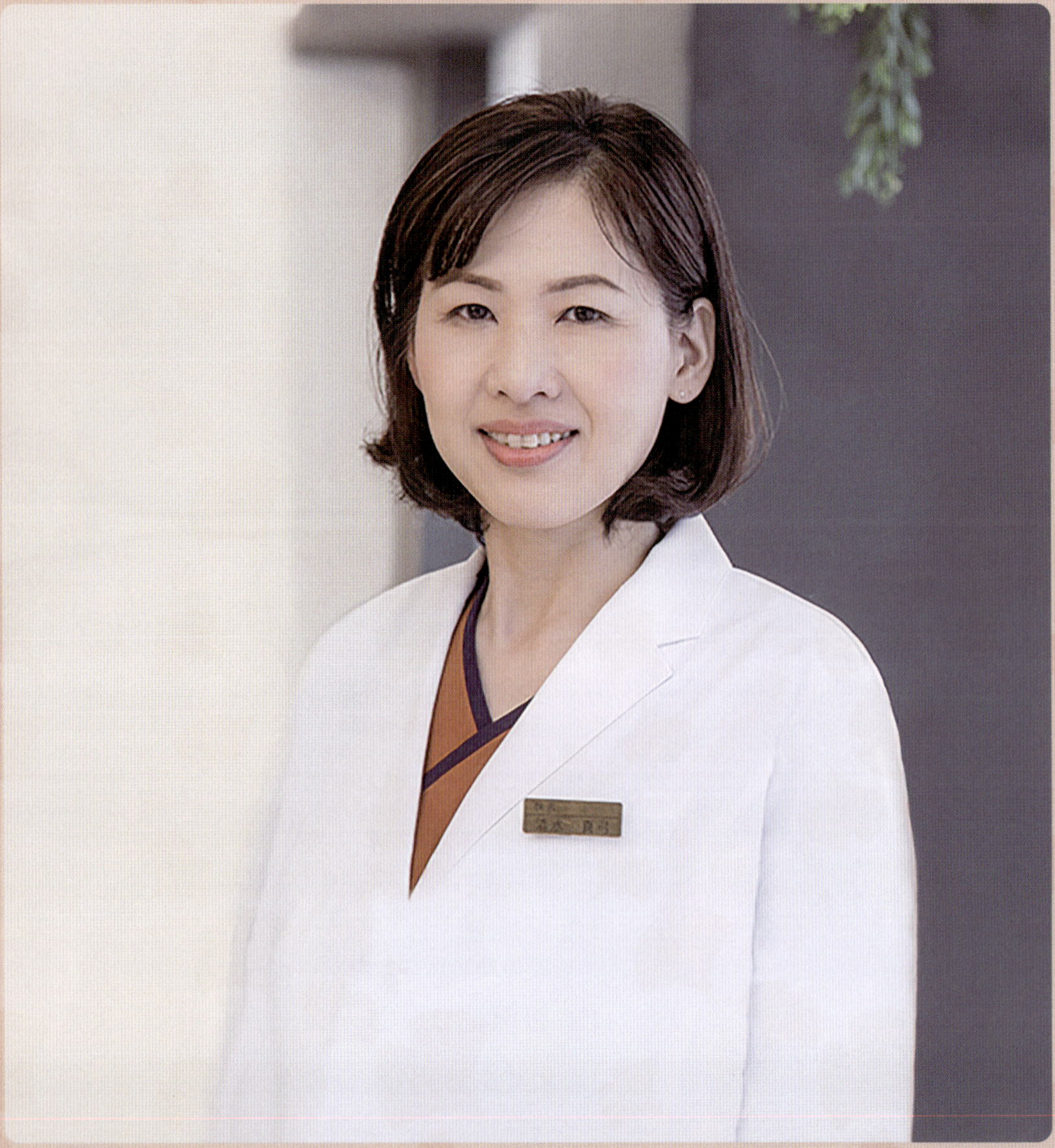

東京都・千代田区

神田ウィメンズクリニック

清水 真弓 先生 Dr. Shimizu Mayumi

神田ウィメンズクリニックは、JR神田駅から徒歩1分の通いやすい場所にあります。東京メトロや都営地下鉄の最寄り駅からも徒歩で通えます。

仕事と治療を両立されている方にとっては、通院しやすいとても便利なクリニックといえるでしょう。実際に診療のあとで仕事に戻られたり、お昼休みを利用して診療に訪れる方もいらっしゃるそうです。

「お昼休みを利用して?」と驚かれるかもしれませんが、それだけでなく、待ち時間短縮への取り組み、そして高成績など、その背景には先生とスタッフの皆さんの日々の努力があるようです。

早速、先生のお話を伺ってみましょう。

神田ウィメンズクリニック

院長 清水 真弓 Dr.Profile

略歴 信州大学医学部卒業、東京女子医科大学病院産婦人科学教室にて産婦人科専門医・医学博士取得、木場公園クリニックに6年勤務し生殖医療専門医取得、2020年2月神田ウィメンズクリニック開院

資格 医学博士（2009年 東京女子医科大学）

- 日本産科婦人科学会認定産婦人科専門医
- 日本生殖医学会認定生殖医療専門医

通いやすさをいくつも考えて

　不妊治療に通う方は、「子どもを授かりたい」という願いがあって通院を始めますが、みなさん基本的に健康な方です。病気や怪我などで検査や治療にいらしているわけではありません。ましてや、通院すれば子どもが100%授かると保証されたものではありませんし、何回治療をすれば子どもが授かるというものでもありません。その上、性生活に関わることも明るみに出さなくてはならない時もあります。

　そのようなことを考え並べてみると、不妊治療と他の病気との違いや特異性がわかるかと思います。

　だからこそ、この治療では、「通院のしやすさ」を多方面から、いくつも考えることが（結果への道しるべとして）大切だと考えています。

駅から1～2分

　その点、当院はJR神田駅から徒歩1分、東京メトロ神田駅から徒歩2分です。通院距離や時間は患者さんそれぞれですが、患者さんの多くは共働きです。ご夫婦でお越しの際も、アクセスの良い交通機関があり、駅から近いのは、仕事と治療を両立させるためには重要なポイントだと考えています。

気持ちよく通院していただける工夫

　不妊治療においては、気持ちよく通院していただけることが大切と考えますので、全スタッフが患者さんの待ち時間をなるべく少なくする努力とプライバシーへの配慮を怠らず、身だしなみや言葉遣いを含めた接遇にも留意しています。また通院回数がなるべく少なくなるような治療計画を立てています。

診てほしい日に受診ができる

　診察は、初診は完全予約制、再診は予約優先で行っています。しかし、治療スケジュールによっては予約が難しい時もあります。

　たとえば、「次は月経3日目までに来てください」という場合、予約を取ろうとしてもすでにいっぱいになってしまっていることもあります。

　その場合は、月経3日目までに、予約なしでも診察が受けられるように診療体制をとっています。そうすることで治療の大事な日を逃すことなく診察ができ、患者さんも診療を受けることができます。

　予約の患者さんが優先になりますが、お待たせする時間ができるだけ短くなるように体制を整えています。

一貫したブレのない医療

　立地の良さ、交通の便、通院やクリニックの滞在時間などの条件も大事ですが、やはりどのような治療を提供しているかが最も重要なポイントです。ここ、神田ウィメンズクリニックでは、医師は私一人です。そのため、初診から卒業まで、いずれの治療段階、治療周期も一貫したブレのない医療を提供することができます。「あれ？ この前とちょっと違うことを言ってる？」「あれ？ また同じ説明をしなければならない？」といった、複数の医師で診療する際に起こりやすいズレやブレが生じることはありません。

　また、患者さんカップル一組ひと組に適した幅広い方法での治療ができます。カップルごとにニーズが異なり、ゆっくり治療を進めたいカップルもいれば、妊娠を急ぐ必要のあるカップルもいます。それぞれのニーズや状況、状態に柔軟に対応し、一般不妊治療から体外受精・生殖補助医療までを診ます。

　このように一貫したブレない医療を進めるために強い支えとなるのがスタッフです。診療での細かなフォローなどを不妊症看護認定看護師が中心となって行っていますので、困ったことや不安、疑問などはぜひお声がけください。

説明用の資料も各種あり、検査や治療への理解をより深めることができます。

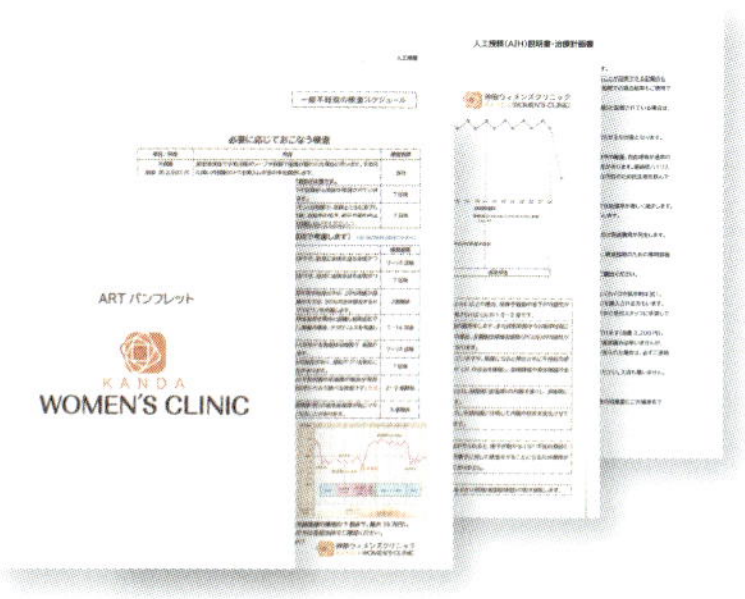

妊娠率の高さ

　一貫したブレのない医療は、妊娠率へと通じているものと考えます。例えばARTにおいても、それぞれのカップルにあった体外受精の治療周期を組み立てて保険適用内で行うことで、全国平均よりも高い妊娠率でご卒業いただいています。もちろん、妊娠すれば良いわけではなく、出産まで安心して過ごせるように産科医療へとつないでいます。それが私たちの役目だと思っています。

医師からのメッセージ

　「初診からご卒業まで、医師固定で良質な医療を提供したい」という思いで当院を開設し5年目になります。

　患者さんが、「授かりたい」という願いをかなえて次のステージに進んでいかれる、そのお手伝いをしたいと考え、スタッフ一同、日々研鑽しています。不妊治療を始める際には不安もあると思いますが、貴重な時間がムダになるのはもったいないことです。思い切って踏み出してみませんか。いっしょに頑張りましょう。

2023年の胚移植あたりの体外受精妊娠率

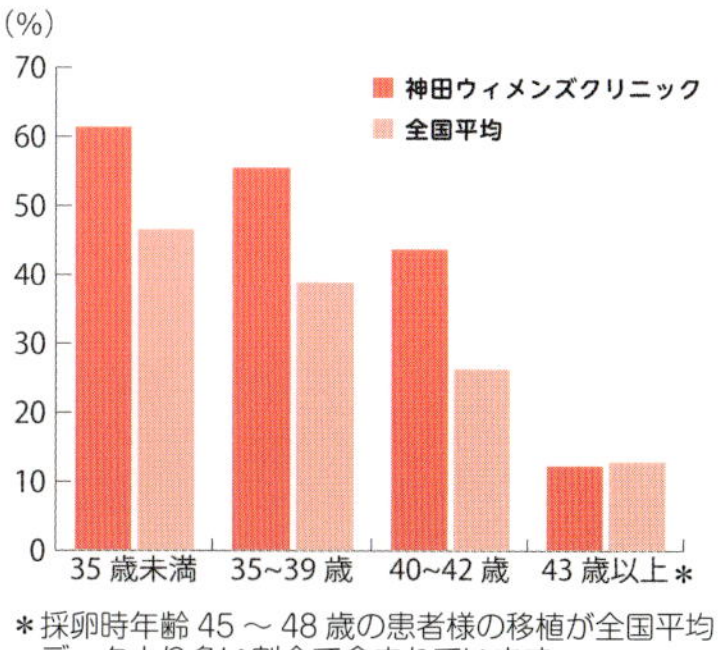

＊採卵時年齢45～48歳の患者様の移植が全国平均データより多い割合で含まれています。

神田ウィメンズクリニック
KANDA WOMEN'S CLINIC

電話番号．03-6206-0065
診療科目／婦人科（生殖医療）
https://kandawomens.com/

診療時間	月	火	水	木	金	土	日・祝
9:00-13:30	○	○	／※	○	○	○ -14:00	／
15:00-19:30	○ -18:00	○	／※	○	○ -18:00	／	／

休診日：水曜・日曜・祝日
受付：診療終了時間の30分前まで
※ 診療日に祝日や臨時休診のある週は、水曜日に診療（-18：00）を行います。

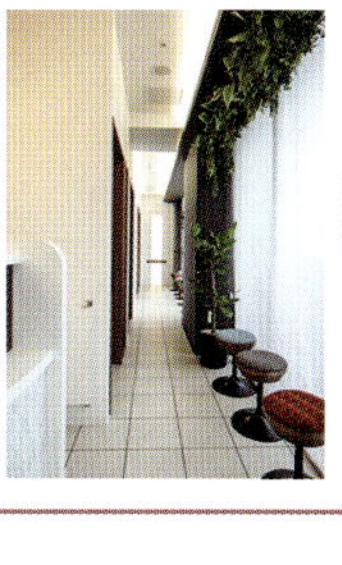

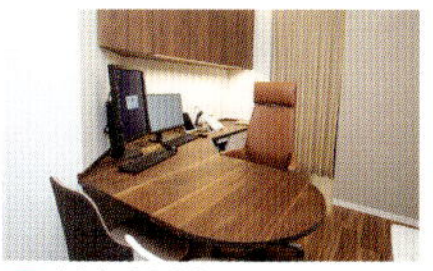

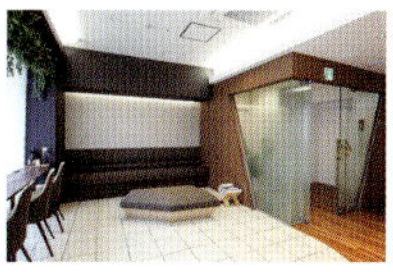

〒101-0044
東京都千代田区鍛冶町2-8-6
メディカルプライム神田 6F
JR 神田駅　徒歩1分
東京メトロ銀座線　神田駅　徒歩2分

体外受精と顕微授精2024

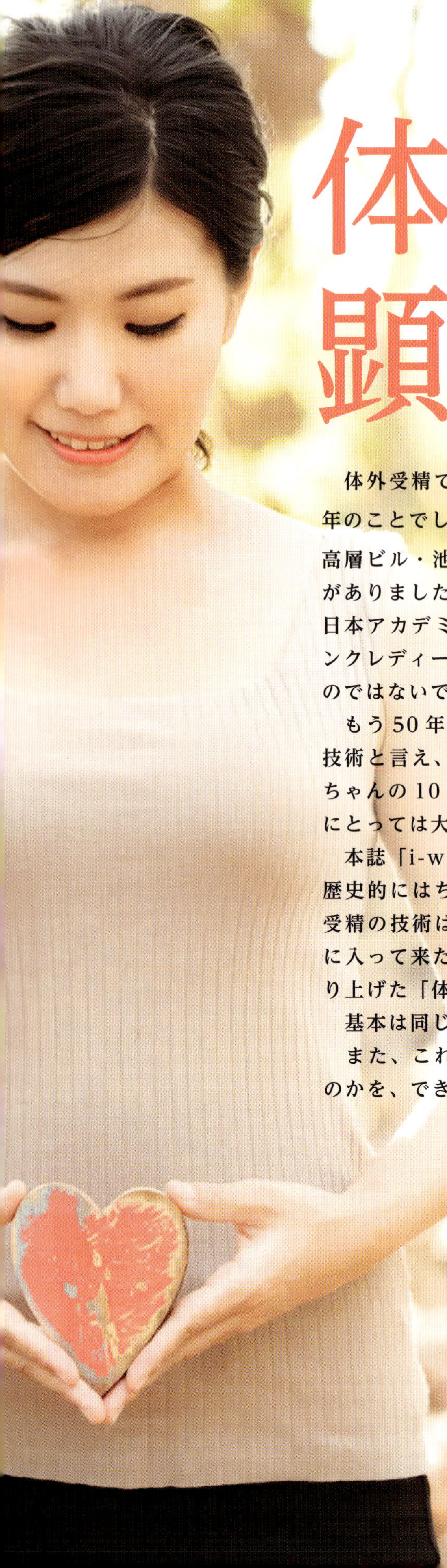

体外受精での妊娠・出産が世界で初めて成功したのは1978（昭和53）年のことでした。日本では、その年に話題となっていたのは60階建ての超高層ビル・池袋サンシャインが開館したことや、成田国際空港の開港などがありました。福田赳夫～大平正芳首相のころで、ディスコブームに沸き、日本アカデミー賞が始まった年でもあります。ヒット曲ランキングで、ピンクレディーのUFOがトップだったと言えば、そのころを思い出しやすいのではないでしょうか？ ちなみにこの年の人口は1億1,490万人でした。

もう50年近く前のことになります。体外受精はひと昔前に可能になった技術と言え、今では日本が世界で最も多い実施数を誇り、生まれてくる赤ちゃんの10人に1人が体外受精によって生まれているというくらいに社会にとっては大事な医療となっています。

本誌「i-wish... ママになりたい」は、2003年からのスタートですから、歴史的にはちょうど体外受精の半分ほどですが、創刊時から比べても体外受精の技術は発展をとげ、2年前には保険診療が適用されるなど、成熟期に入って来たと言えるのかもしれません。そこで、2016年、2020年に取り上げた「体外受精と顕微授精」の2024年版を作成しました。

基本は同じでも、何が違ってきているのでしょう。

また、これから体外受精、顕微授精を受ける方には、どのような医療なのかを、できるだけ知っていただきたいと思います。

contents

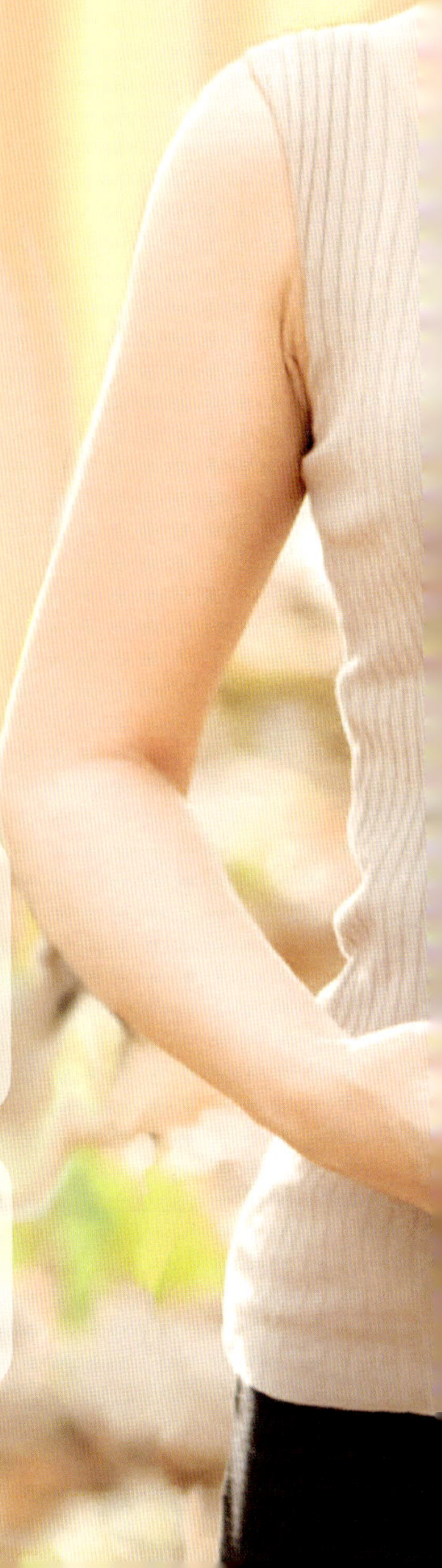

体外受精と ART（生殖補助医療）

現在の不妊治療の中で、生殖補助医療の意味合いが体外受精とそれに関連する最新の医療を指すことから、体外受精のことを生殖補助医療＝ Assisted Reproductive Technology の頭文字をとって ART と呼ぶことがあります。ART の呼び方が業界で馴染む一方で、医療法により生殖補助医療科や不妊治療科はないため、体外受精実施施設においては、婦人科（生殖医療）と表すのが最も適しているようです。そして、体外受精を行う施設を○○ ART クリニック、○○生殖医療院と称するところも増えているようです。

ART の最終目的

不妊治療、生殖補助医療（体外受精）の目的は、法的に婚姻関係にある夫婦・カップルが、子どもを欲して避妊をしない性生活を送るも、半年、１年経っても妊娠しない時に、医療で不妊症状を補い、子どもを授かってもらうことです。しかし、その妊娠が正常で健康で安全に出産に結びつき、新しい家族の幸せに繋がるのが最終目的です。そこに結びつくためには、現在の ART では難しい場合、他の選択肢も広がってくるかもしれません。

1 はじめに

「体外受精と顕微授精」と題したものの、正確には顕微授精も体外受精の1つの方法ですから、正しくはc-IVF（ふりかけ法）とICSI（顕微授精法）のことです。

これからの話はそう理解してお読みください。

そもそも体外受精は、その方法でしか妊娠が難しいカップルのためにある医療です。ですから、どうしてそのような状況が起きてしまうのか、女性のカラダと妊娠のしくみを理解し、不妊症状になる原因を探ることからはじめ、そのための検査を受け、結果を知っておく必要があるでしょう。そして医師と治療計画を組み立て、体外受精が行われ、胚移植後に無事に着床すれば妊娠出産に結びつきます。

それら体外受精の一連のことが紹介できるよう、本編を進めましょう。

また、不妊治療そのものはとても大切ですが、夫婦生活でお子さんができる割合からすると、不妊治療を必要とするのは全体の1～2割と言われ、その中に体外受精の需要があることも理解しておきましょう。

そして、高額な医療費がかかるため、保険適用になったのはありがたいことですが、国の財源などが投じられるのですから、できるだけ成功率を高め、最終的には育児に結びつくことに意義のある治療だということも考え合っていきたいものです。

女性のカラダと妊娠

女性には卵巣があり、生まれてくる時にはすでに一生分の卵子を持ち合わせています。そして成長とともに月経が始まります。

月経は、卵胞期、排卵期、黄体期、月経期の周期があり、排卵期の卵巣では卵胞ごと卵子が育ち、卵胞が弾けると成熟した卵子が卵巣の外へと排出されます（排卵）。その卵子を卵管采がキャッチして卵管に取り込み、子宮では内膜が厚くなり妊娠の準備をします。

この時、卵管に取り込まれた卵子が精子と出会い受精が成立すると、受精した卵が卵管内で細胞分裂を繰り返し、胚盤胞へと育ち、胚盤胞が子宮内膜に着床すれば、妊娠に向かいます。受精がなければ、厚くなっていた子宮内膜がはがれ落ちて月経、つまり生理になります。

一方、男性には精巣があり、成長すると射精が起こるようになります。精子は常に造られ、性的興奮などによって射精することで精子を体外に射出するようになります。

妊娠を希望してパートナーとの性交で膣内射精すれば、タイミング（排卵の時期）によって、卵子と出会い受精することができます。

このように、女性も男性も生殖年齢に達するとそれぞれの遺伝子を持つ卵子と精子を持ち、子孫を残す準備ができています。

ただ、妊娠・出産の面では、その役割は（子を宿す子宮のある）女性側にあり、男性は膣内射精をするのみです。その性差は大きく、その分、男性は女性を全面的に支える役割があるのでしょう。

社会もまた、その家族をしっかりサポートできる体制を作る必要があるでしょう。

月経周期

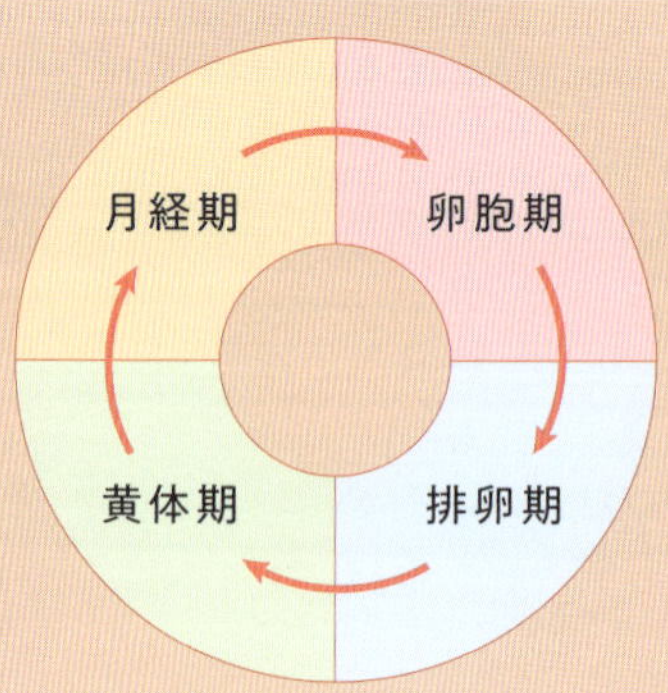

月経周期は、25～38日の範囲であれば毎周期同じ日数でなくても問題はありません。月経は、ホルモンが正常に分泌され、それに対して卵巣や卵胞、子宮が正常に反応して、働くことで起こり、ホルモン分泌の様子から、卵胞期、排卵期、黄体期、月経期の4つの時期にわけることができます。

① 卵胞期
- 卵巣で卵胞が成長する時期

② 排卵期
- 卵子が排卵される時期

③ 黄体期
- 卵胞が黄体化し、子宮内膜をフカフカにする時期

④ 月経期
- 子宮内膜が剥がれ体外に排出される時期

一般不妊治療と体外受精の流れ（妊娠のしくみと治療の流れ）

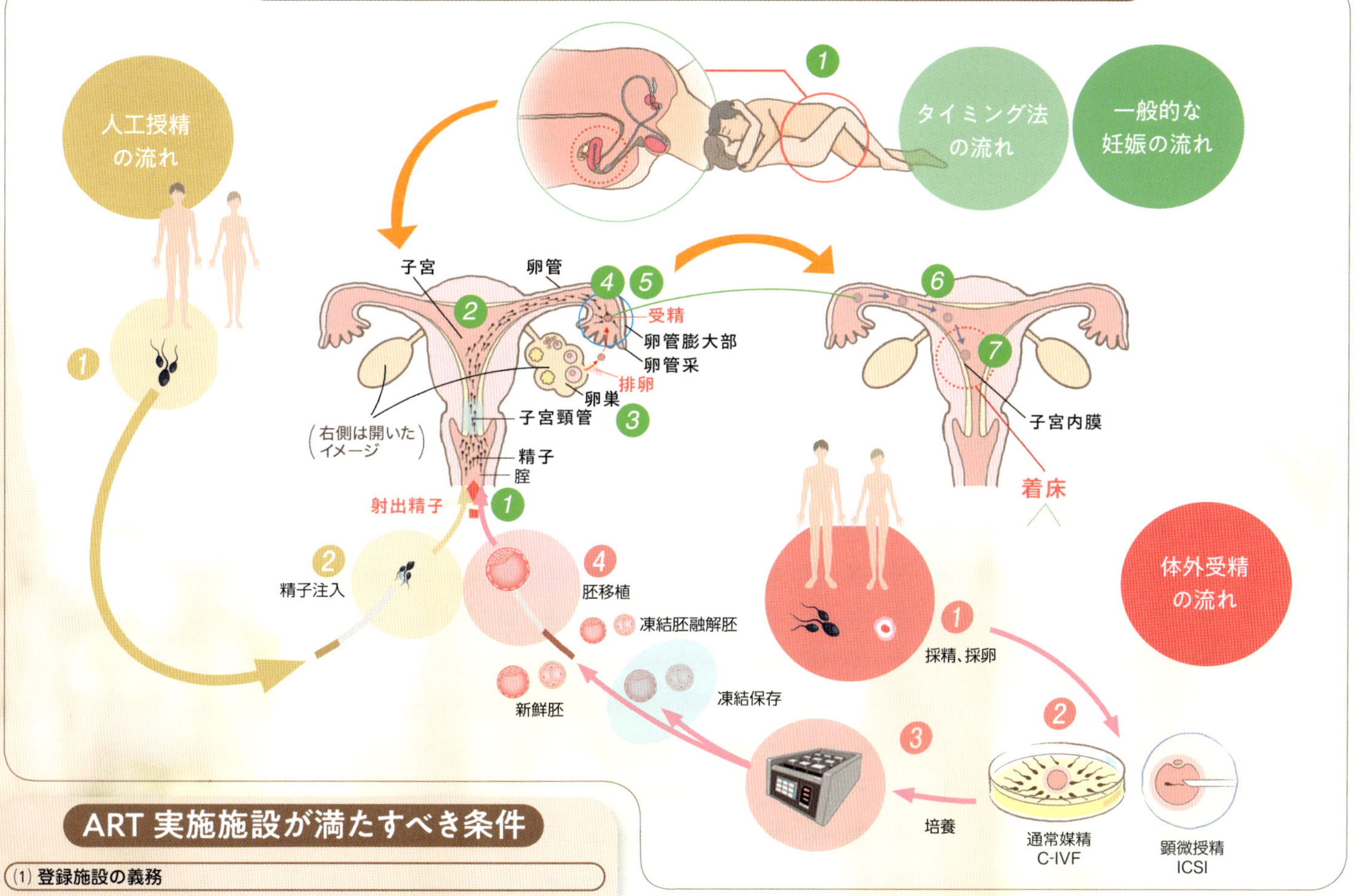

体外受精の実施

現在、日本には厚生労働省に届出のある体外受精実施施設（ART実施登録施設＝生殖補助医療機関）が600ほどあります。登録条件などは、日本産科婦人科学会が学会員へ参考資料として知らせている「生殖補助医療実施医療機関の登録と報告に関する見解の改訂について」（平成22年4月22日）の内容から察することができます。（※以下URL参照）

これによると、はじめに、生殖補助医療（ART）は不妊診療の重要な選択肢の1つであり、難治性不妊症に対する治療法として位置付けられているとしています。

そして実施にあたっては、「受ける患者さんの医学的、社会的、経済的かつ心理的側面に十分に配慮する。施設・設備、要員などについて一定の基準を満たす必要がある。効果的で安全な医療を行うために必要な義務を負う」としています。

実施施設が満たすべき義務や登録および安全管理に関する留意点を表に示しました。原文をわかりやすくまとめていますが、詳しくはURLにてご確認ください（左表）。

このような基準のもと、全国で体外受精が行われ、保険も適用されているのですから、医療環境としては十分に整っているといえるでしょう。

ただし、個々の実施施設間で生じる技術差や関連企業からの製品調達や管理などには違いがあります。

ART 実施施設が満たすべき条件

(1) 登録施設の義務

①実施する全ての医療施設は、日本産科婦人科学会に登録し、ARTの過程で行われる以下の手技は、登録施設のみ実施することができる。手技とは、●採卵および採卵に必要な麻酔 ●媒精 ●顕微授精 ●培養 ●卵子や胚の凍結と凍結物の保管、それらの解凍 ●胚移植 です。

②日本産科婦人科学会が示す施設、設備、要員に関する基準を満たすこと。

③有効かつ安全な治療をし、実施した症例の経過や妊娠・出産の結果報告をする。

④安全に治療を行うためにマニュアル等を整備し、各症例の診療に関連する記録・情報などを保存・管理する。

⑤安全面で支障が起きた場合、最善の対策をとり、情報共有して今後の再発を防ぐ。（問題を正確に学会に報告する）

(2) 実施登録施設が具備すべき施設・設備基準

①必ず有すべき施設・設備

●採卵室・胚移植室

●培養室・凍結保存設備

②有することが望ましい施設・設備

●採精室

●カウンセリングルーム

●検査室

(3) 実施登録施設が配置すべき人員の基準

①必要不可欠な基準要員

●実施責任者

●実施医師

●看護師

(4) 胚を取り扱える技術者

①医師あるいは、いわゆる胚培養士

②実施責任者の要件

●日本産科婦人科学会認定産婦人科専門医（体外受精・胚移植の技術を習得した常勤医師）

以下詳細は、下記 URL からご確認ください。

※ https://www.mhlw.go.jp/stf/shingi/2r9852000003l4vv-att/2r9852000003l4zu.pdf

2 体外受精の適応

　不妊治療を保険で行うためには、医師によって「不妊症である」という診断を受ける必要があります。そのため、夫婦ふたり揃っての受診が必須です。そして、受ける検査の主なものとしては次のものがあります。

　女性では、子宮内の疾患や感染症がないかを調べる内診やエコー検査、卵管の異常や子宮の形態的異常がないかを調べる子宮卵管造影検査、女性ホルモンの分泌や甲状腺機能を調べるホルモン検査、排卵直前にセックスをして、その翌日に子宮頸管粘液のなかに運動精子がいるかを調べる性交後検査（フーナーテスト／ＰＣＴ）などがあります。

　男性では、精子の数、濃度、運動率、正常形態率などをＷＨＯの基準値を基に調べる精液検査、造精機能や精路の通過性、性機能を調べる泌尿器科的検査などがあります。また男女とも、必要であればその他の検査を行うことがあります。

　これらの検査結果をふまえて、患者さんの状態や必要に応じて、一般不妊治療（タイミング療法、人工授精）または体外受精（顕微授精を含む）に進みます。

体外受精が適応となるケース

　ここでは、体外受精が適応治療となる主な不妊原因をとりあげます。一般不妊治療を一定期間続けて妊娠しない場合も、体外受精へのステップアップが検討されます。

●精子と卵子が出会えない（卵管性不妊）

　排卵後に卵子が精子と出会い、受精するのは卵管内です。排卵後から受精までのプロセスに問題があると、妊娠することができません。

●ピックアップ障害：排出された卵子を、卵管采が卵管に取り込めないことです。原因は、卵管に何か問題があること、子宮筋腫、子宮内膜症、卵管の炎症などです。

●卵管の通過障害：卵管が詰まる（閉塞）、卵管が狭くなる（狭窄）、卵管や卵管の

体外受精 c-IVF の適応は？

- ●排卵に問題がある
- ●卵管の通過性に問題がある
- ●精子の数、運動精子の数に問題はあるが、精液調整後の精子の数、運動精子の数に大きな問題がない
- ●抗精子抗体がある
- ●性生活で妊娠できなかった期間が１年以上で一般的な検査で夫婦ともに問題が見つからない
- ●妻の年齢が 40 歳以上である

など

顕微授精 ICSI の適応は？

- ● c-IVF では受精しなかった
- ●重度の抗精子抗体がある
- ●精子の数、運動精子の数が極端に少ない…無精子症の場合、精巣や精巣上体から精子が回収できた場合も適応

など

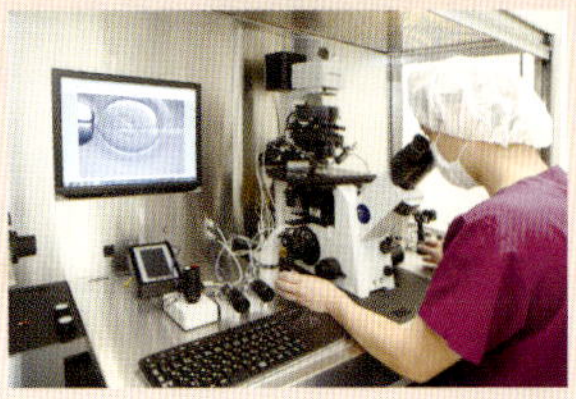

性交後検査

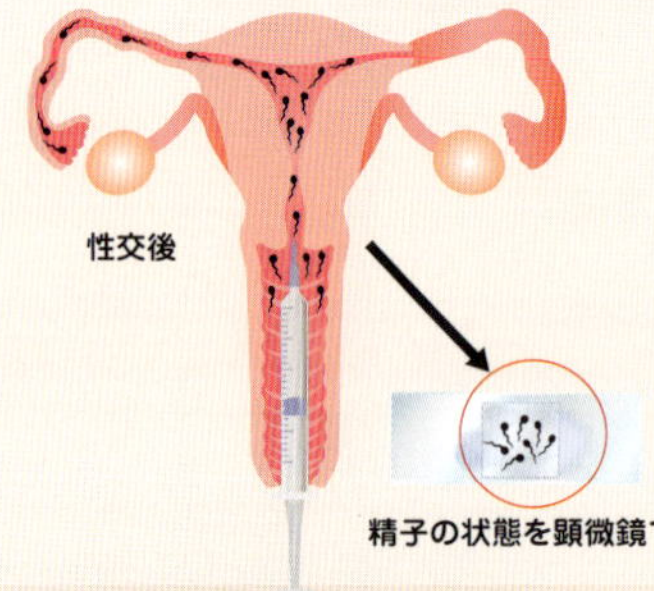

　フーナーテスト（Huhner test）とも呼ばれ、顕微鏡で 400 倍に拡大した視野中に 15 個以上の運動している精子が見られれば、良好と判断することが一般的です。５個未満の場合は不良と判断され、治療のステップアップを提案されることもあります。

子宮卵管造影検査

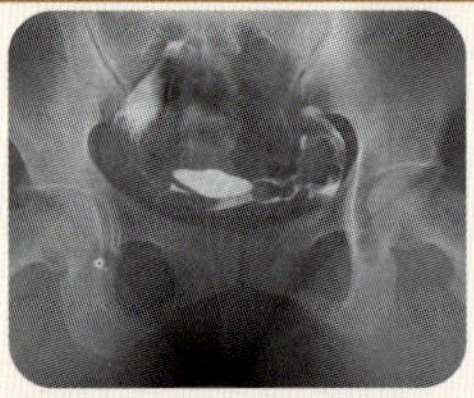

　卵管造影検査は、卵子と精子が出会う通路が通っているかの検査です。不妊と考えられる女性全員が対象にはなりますが、妊娠している可能性のある方や、クラミジア抗原検査を受けていない方、造影剤に使用される液体に含まれるヨウ素が身体に合わない方（ヨードアレルギー）やその疑いのある方、甲状腺に病気がある方は検査を実施できない場合があります。

提供：馬車道レディスクリニック

精子検査

　胚培養士による目視（カウンターチェック）のほか、検査機器による検査導入も普及しています。

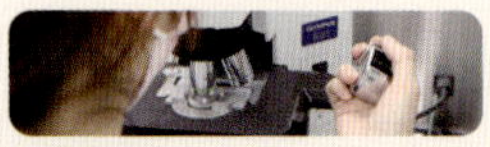

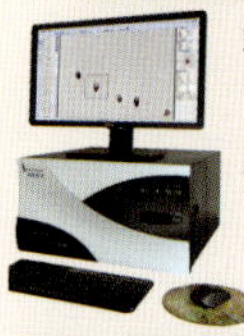

精子の運動速度が測定できるほか、特殊な薬品を用いた精子 DNA の損傷率の測定や、精子奇形率測定ができます。

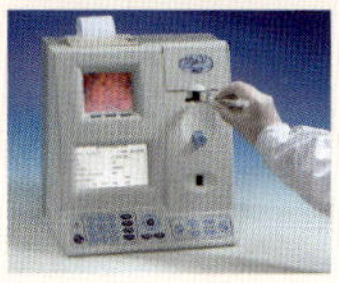

高速直進する精子の濃度やスピードの測定、精子の受精能力を数値化した SMI が判定できます。

周りが癒着している（卵管癒着、卵管周囲癒着）などが原因で、精子や受精卵が卵管を通れなくなることです。

●卵子と精子が出会っても受精できない（受精障害）

受精障害とは、卵子と精子がいても受精しないことです。受精障害は、体外受精をして初めてわかります。原因は、次の3パターンが考えられます。

①卵子に問題がある

例：卵子の殻（透明帯）が固い（または厚い）ため、精子が透明帯を通過できない。透明帯を通過後に、精子の因子が卵子内で放出されても卵子が活性化せず受精できない。採卵した卵子が未熟で受精できない、など。

②精子に問題がある

例：精子に問題があって透明帯にくっつけない（または通過できない）。透明帯を通過後に、うまく因子を放出できない（または因子がない）、など。

③卵子と精子の両方に問題がある

●精子に対する攻撃（免疫性不妊）

女性の体には精子が存在しないため、精子を異物とみなし、その動きを妨げる抗体（抗精子抗体）ができることがあります。男性でも、本来は混ざらない精液と血液が、外傷、精巣や精巣上体などの炎症によって混ざることがあります。これによって、男性の体内に抗精子抗体ができることがあります。抗体は卵管、頸管粘液、子宮腔内に認められ、抗精子凝集抗体（精子同士が凝集する）や抗精子不動化抗体（精子の動きが止まる）などがあります。陽性の場合は顕微授精が勧められます。

●卵子や精子の質の問題（年齢因子）

卵子と精子、それらが受精してできた受精卵（胚）は、みな生殖細胞です。

生殖細胞は遺伝情報を伝える染色体をもちますが、男性女性ともに、加齢によって染色体に異常が起こる可能性が高まります。

特に女性は、一生分の卵をもって生まれるため、卵子は持ち主と同い年になります。染色体異常は、受精障害や胚の発育不良、着床後の流産などの原因となるため、妊娠率が下がり、流産率が上がり始める35歳を過ぎると、不妊治療は年齢との勝負という面も出てきます。

年齢と卵子数

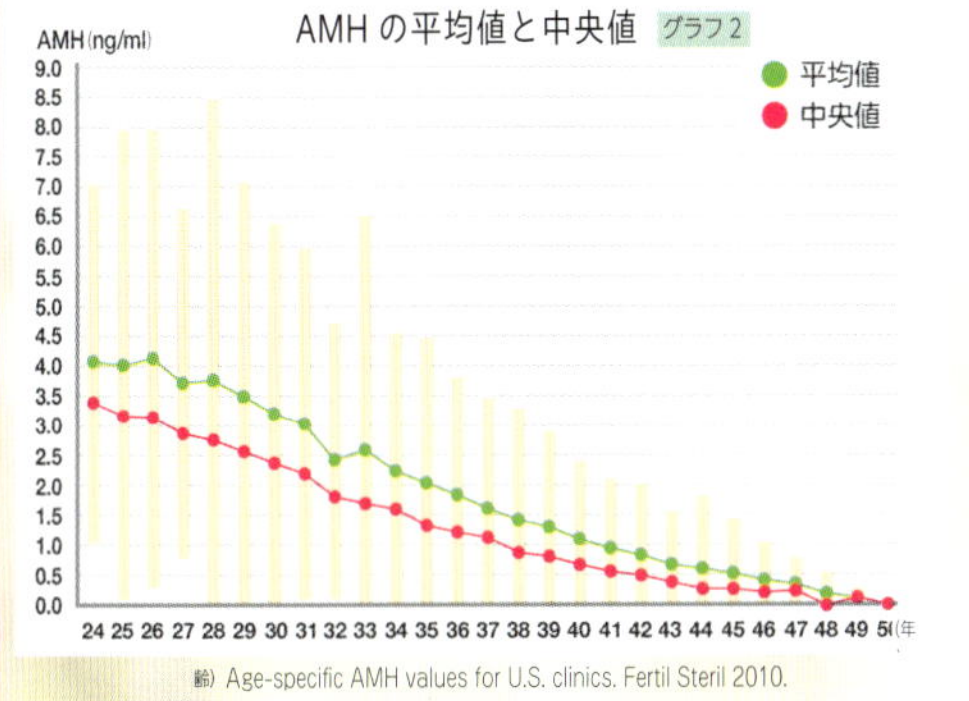

Age-specific AMH values for U.S. clinics. Fertil Steril 2010.

年齢と卵巣にどのくらい卵子があるかを予測する卵巣予備能・AMH 値の関係。（P.21）

卵子と精子が出会っても受精しないわけ

	① 卵管膨大部にたどり着く精子がいなかったまたは少なかった	② 精子が卵子の透明帯から先に進入できなかった	③ 受精が完了しなかった
男性	● 精子の数や運動精子が少ない、またはない	● 精子の頭部先端から透明帯を溶かす酵素が十分に分泌されない ● 精子の力が尽きてしまう	● 精子の DNA に傷が多く受精完了に至らなかった
女性	● 子宮頸管粘液の量が少ない、または抗体があり精子を通過させない ● 卵管閉塞や狭窄があり精子が通れない	● 卵子の透明帯が硬く、弱くならない	● 卵子の生命力が弱く、受精を完了するエネルギーがなかった ● 多精子受精を起こした
検査・検討	● 精液検査（男性） ● 血液検査（男性・女性） ● 卵管通過検査（女性）	● アクロビーズテスト（男性） ● 前回の体外受精から検討	● 前回の体外受精から検討

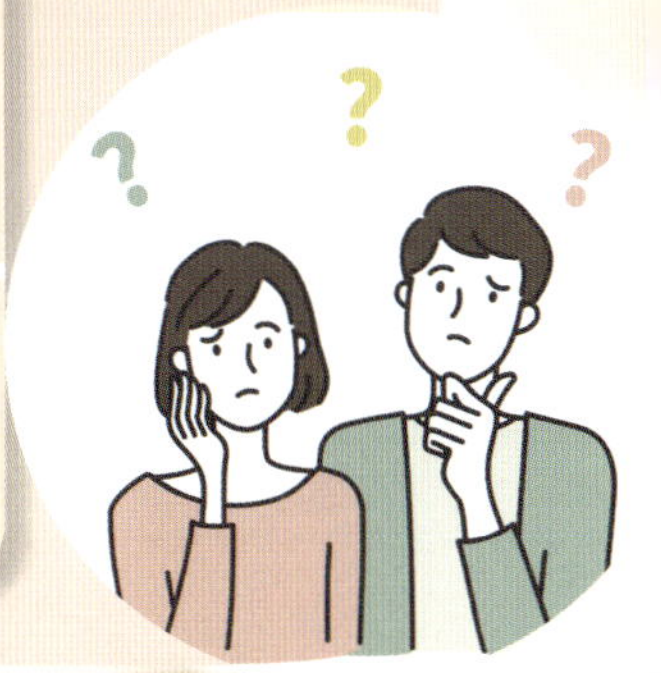

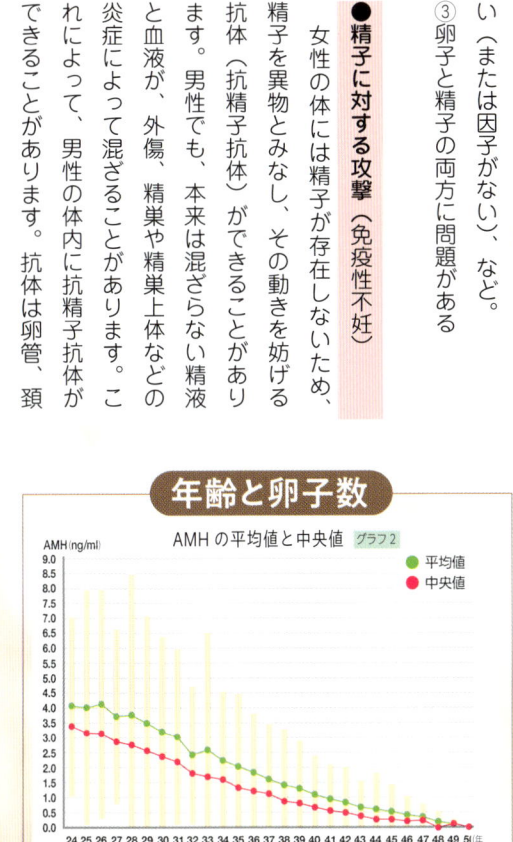

3 体外受精の流れ

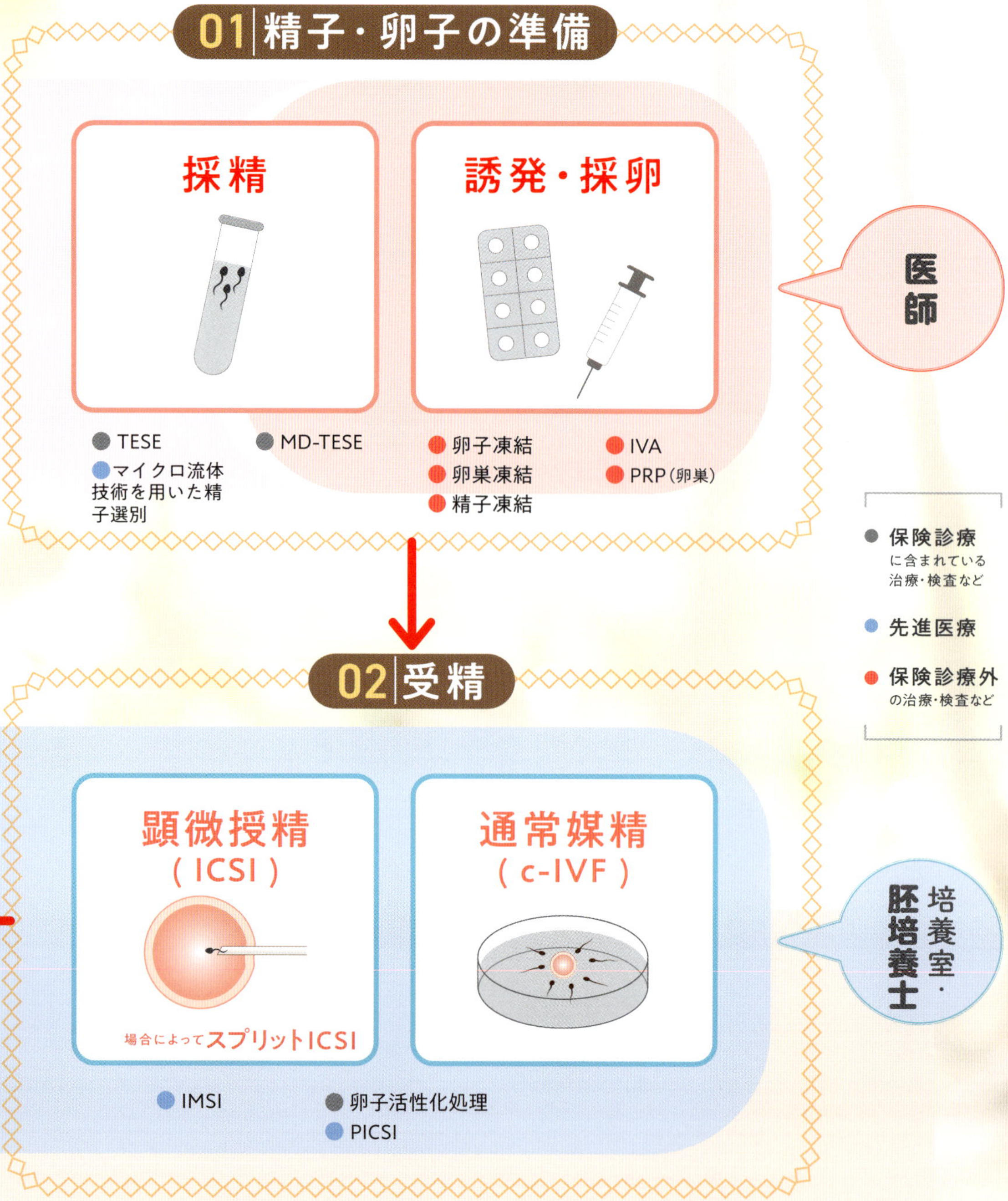

● 保険診療
に含まれている
治療・検査など

● 先進医療

● 保険診療外
の治療・検査など

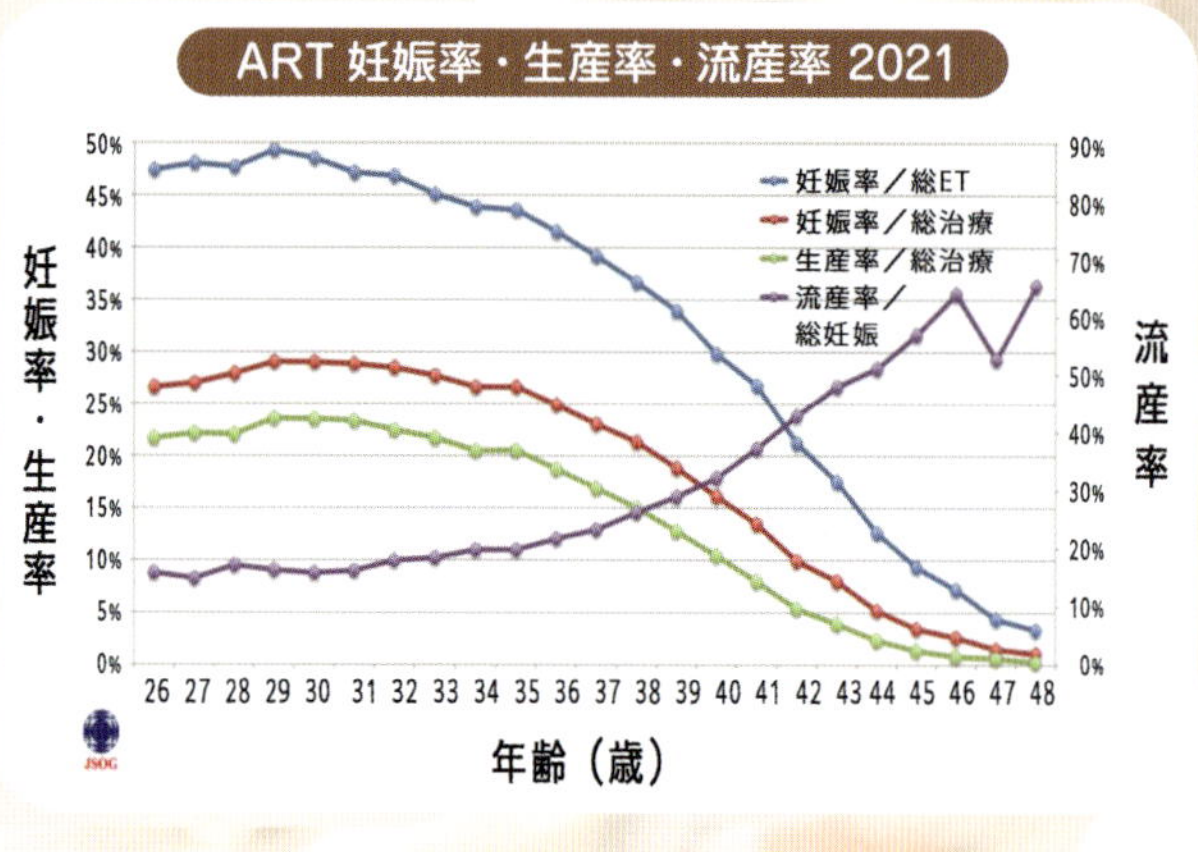

体外受精とは、夫婦から採取した精子や卵子を体外で受精させ、得られた受精卵を成長（発生）させ、体内に戻す一連の方法のことです。対象となるのは、タイミング療法や人工授精で妊娠に至らない方、多嚢胞性卵巣症候群や抗精子抗体などの不妊原因がある方などです。他にも、なるべく最短の期間で妊娠を目指すため、年齢を重ねた女性にも適応となることがあります。

体外受精は大きく6つのプロセスに分かれています。「排卵誘発ー採卵」、「採精」、「受精」、「培養」、「凍結」、「胚移植」です。

はじめに採卵に向け、女性側にホルモン剤などを用いて卵巣へ刺激を与える、排卵誘発を行います。通常の生理周期では1個の卵子が排卵されますが、排卵誘発を行うことで複数の卵胞を育てることができます。卵胞には原則1個の卵子が

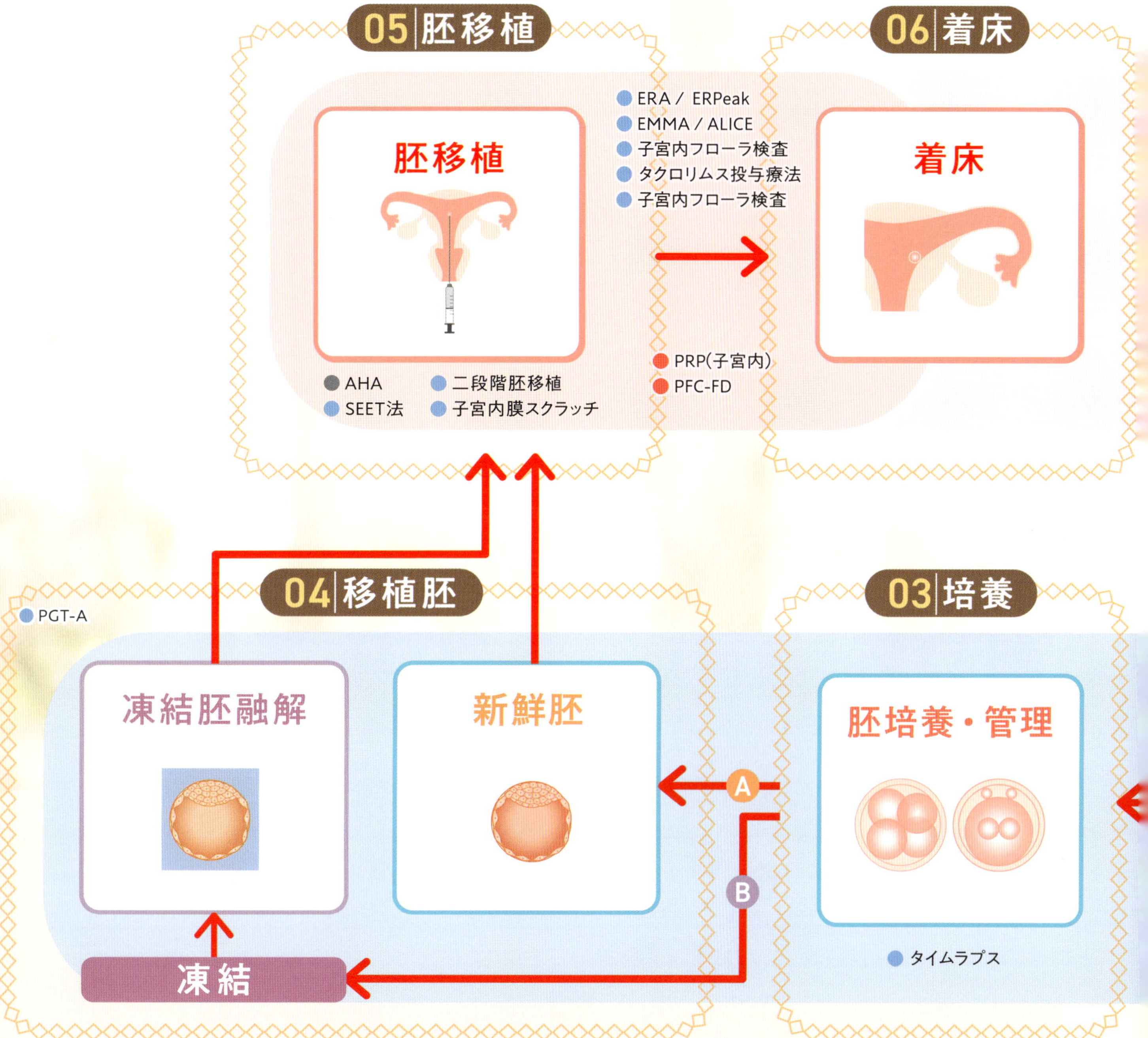

内包されているため、複数の卵子が採れることは、結果的に移植できる可能性を増やすことに繋がります。

採卵当日、男性側には採精した精子を提出してもらいます。採精された精子はその後胚培養士によって処理され、採卵された卵子と受精できると考えられる精子が集められます。

受精方法は2通りあります。卵子に複数個の精子をふりかけ、精子の力で受精させるふりかけ法と、胚培養士が1個の精子を顕微鏡下で選び、卵子に直接注入する顕微授精があります。

受精させた受精卵（胚）は、成長に必要な成分が含まれた培養液を含む容器（シャーレ）に入れられ、さらに育ちやすい環境である培養器（インキュベータ）内で培養され、成長していきます。

その後、移植可能な胚ができれば移植となります。移植方法には、採卵した周期で移植する新鮮胚移植と、一度できた胚を凍結し、移植に適した身体の状態にしてから移植を行う凍結胚移植があります。また、それぞれの移植方法に、胚の分割成長時期により、初期胚での移植と胚盤胞での移植があります。大体培養3日目までの胚を初期胚、着床する直前の胚を胚盤胞と言います。

現在、体外受精により産まれた児は、凍結胚移植によるものが一番多いことが学会の報告からわかっています。

4 生殖医療の要 培養室と胚培養士

体外受精を実施するにあたり、満たすべき条件について1のはじめに（11ページ）でお伝えしましたが、実施にあたり最も大切になるのが、培養室とそこで働く胚培養士です。生殖医療の要となるため、それぞれの実施施設では、培養室の設計段階からベストな環境を作り出すことに力を注ぎ、優秀な胚培養士を配置することに尽力します。

編集部でも、2003年の創刊以来、クリニック取材の際には培養室を拝見することもあり、今までに数多くの培養室を見ては胚培養士さんにお会いしています。そして、優れたラボ環境と胚培養士の仕事ぶりが成績にもつながっていることを感じてきました。

下記、培養室のイラストに機器や設備を連動して紹介しました。消耗品や備品を含めると、培養室での必要資材の多さがわかります。それだけ経費もかかるわけですから、体外受精の治療費が高くなるのも頷けます。また、患者さんの遺伝情報を含む生きた生殖細胞を扱うため、取り違えやディッシュの落下など、ミスが起きないよう安全管理が重要であるとともに、扱う者の高い倫理観が必要です。

培養室

培養室は、卵子や精子、受精卵（胚）が厳重に管理されている場所です。これらの生殖細胞は雑菌やゴミなどに対して非常にデリケートであるため、手術室と同等の清潔な環境で管理される必要があります。そのため、培養室には厳密にクリアしなくてはならない清浄度があり（アメリカ連邦規格、クラス1000）、体外受精を行う施設では、除菌フィルターを設置するだけではなく、空気の流れと圧力によって雑菌を防ぐ構造にすることや、入室をする際には無菌衣、マスクを着用する、などの様々な取り組みを行っています。

また、細胞は光や熱、乾燥などに対しても非常にデリケートです。インキュベータという培養器の中に生殖細胞を入れることで対処はできますが、卵子と精子を受精させる際や、それぞれを管理する際、さらにできた胚を凍結する際などでは、培養器外での作業が必要になります。

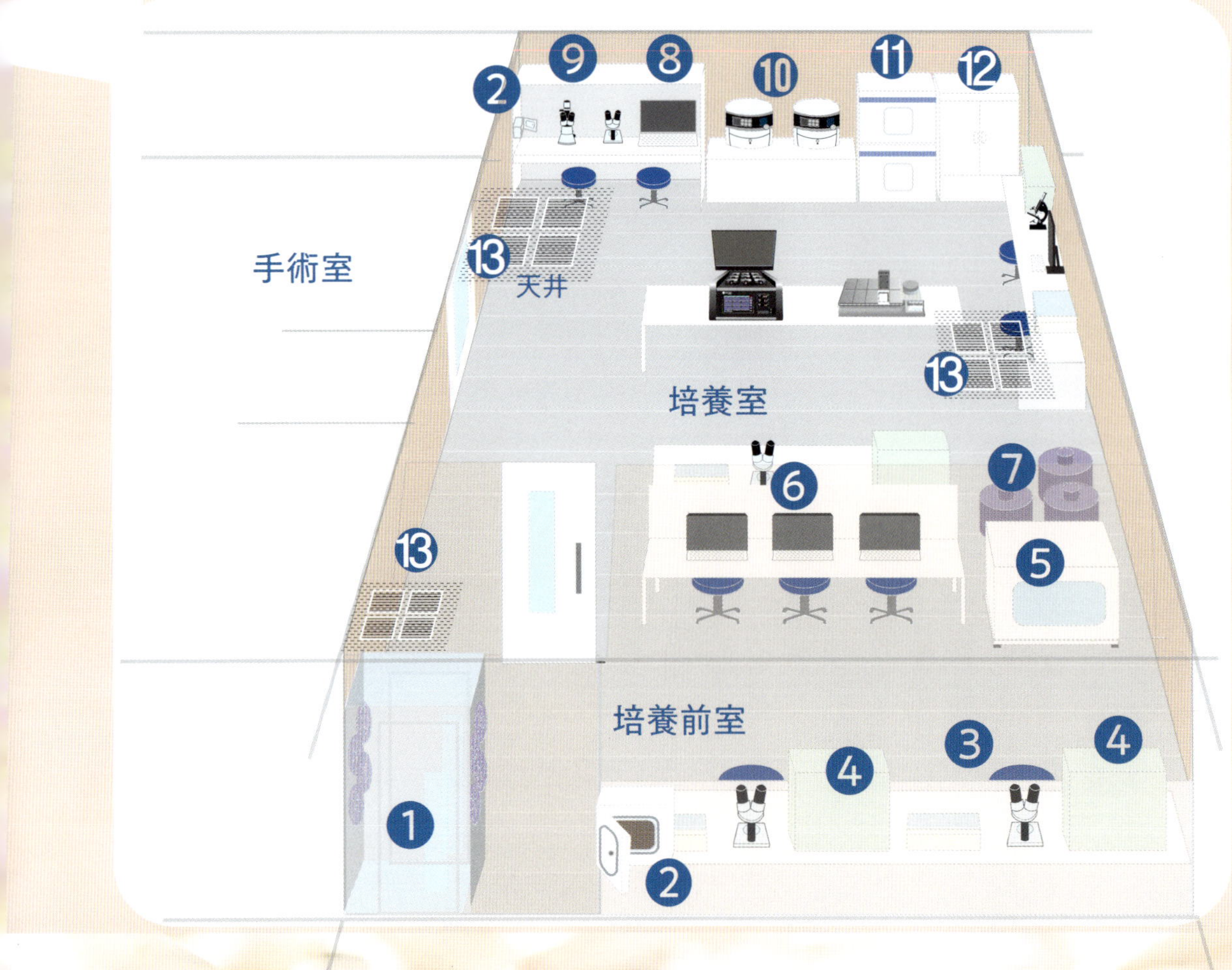

そのため、クリニックによって違いはあるものの、生殖細胞を扱う際は室内を暗くする、作業時間を短くするために作業する場所はインキュベータになるべく近くするなど、細かな取り決めや工夫がされています。

胚培養士

培養室の徹底した管理を行うのが胚培養士と呼ばれる人たちです。

培養士と記載されているところもありますが、関連する学会では「生殖補助医療胚培養士」「臨床エンブリオロジスト」と定義されていて、胚培養士が正式名称です。ちなみに、胚はEmbryoで、Embryologistとは発生学者という意味です。Clinical Embryologistとすることで、不妊治療での胚培養士の位置付けとともに、そこに発生学がベースにあることが分かります。

胚培養士は、培養室のルールを徹底的に守り、患者さんの卵子や精子、胚を預かり、患者さん一人ひとりの妊娠と出産を願って作業をしています。

胚培養士の業務

胚培養士の日々の業務には、精液の処理、採卵時の卵子を探す検卵、受精作業、胚の観察と評価、生殖細胞の凍結と融解などがあります。

培養室には、多数の患者さんの精液（検体）が運ばれてきます。体外受精に使用する精液だけではなく、人工授精に使用される精液や精液検査のための精液です。そうした精子の調整を行います。

採卵時には、医師が採取した卵胞液から卵子を探し出す作業をします。その際に卵子を見落とすことは絶対にあってはならないため、2人以上でチェック（ダブルチェック）を行います。

卵子と精子の準備ができたら受精です。医師と患者さんとの話し合いで受精方法が決まりますが、卵子や精子もそのままの状態では受精させることができないため、さまざまな方法で調整や観察を行った上で受精作業をしなくてはなりません。受精作業の後は、インキュベータ内に入れて管理し、適切なタイミングで観察をし、適切なタイミングで凍結や融解を行い、移植に向けて移植胚の準備をしていきます。

患者さんとの面談（説明）

クリニックや病院によっては、胚培養士が患者さんに卵子や精子、胚の状態を説明することがあります。

胚培養士は日々観察を行っているだけではなく、そのような説明のスペシャリストでもあります。

患者さんには、それぞれの状態を細かく知りたい方も多いため、それらを説明するために、医師の指導のもと胚培養士が対応していることがあります。また、採卵した次の日の受精の報告を胚培養士が電話で対応することもあります。

胚培養士の資格

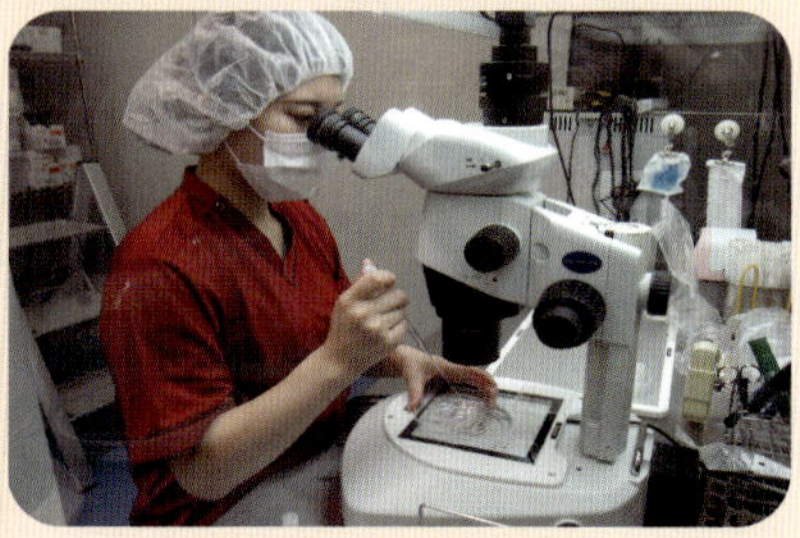

現在は、培養に関する一連の業務を胚培養士が行っていますが、日本の体外受精の初期は医師が行っていました。日本では1983年に東北大学医学部附属病院ではじめての体外受精児が誕生し、1986年に国内初の体外受精のクリニックが誕生、1990年以降は体外受精を行うクリニックが増えてきました。これに伴い、臨床検査技師などが胚培養の業務を行うようになり、胚培養士になっていきます。

畜産系の大学で動物の卵子や精子を扱ってきた学生や臨床検査技師が、生殖医療を行う現場で技術指導を受けることで胚培養士としてのスキルを高めていきます。胚培養士に関する国家資格はなく、多くの胚培養士が日本卵子学会と日本臨床エンブリオロジスト学会がそれぞれ認定する資格のどちらか、または両方を持っています。

培養室の機器・設備など

❶ エアシャワー
培養室内を清潔に保つため、入室前に術衣に付着した埃を落とします。

❷ パスボックス
培養室前室では精液の提出口として、培養室内では採卵時の卵胞液をやりとりする経路として使われます。

❸ ホットプレートと実体顕微鏡
精液を取り扱う場所です。顕微鏡を用いた精液検査、精子精製や染色などを行います。

❹ 遠心分離機
精子精製作業には、高速で遠心分離をし精液から精子を取り出す工程があります。

❺ 乾熱滅菌器
200℃以上に加熱し、滅菌する器械です。備品などの滅菌に利用されます。

❻ PC端末
電子カルテや胚凍結管理システム、培養成績を記録するシステムの入力を行います。

❼ 凍結タンク
凍結保存を行った胚や卵子、精子はここで保存されます。定期的に液体窒素の補充を行います。

❽ クリーンベンチ
胚操作を行います。内部空気の循環と特殊なフィルターによって無菌操作が行えます。

❾ 倒立顕微鏡
主に顕微授精や胚生検で利用されます。モニターとつないであり、胚の観察もできます。

❿ タイムラプスインキュベータ
胚が育つ場所です。手前にあるモニターで胚を取り出さず観察が可能です。

⓫ ウェットインキュベータ
胚の培養をしますが、前日に準備した培養液などの平衡化（使用できる状態にする）にも利用します。

⓬ 冷蔵庫、冷凍庫
培養液は生もののため、冷蔵庫で保管されます。精子を凍結する試薬は冷凍庫で保管されます。

⓭ HEPAフィルター
培養室内の空気の循環を利用し、空気中の塵やほこりを除去することで、培養室内の清潔度を維持する空調。

培養室には、受精、胚培養、胚などの凍結融解に必要な精密機械や備品があるほか、胚へダメージを与えないようにする細かい工夫があります。たとえば、卵子や胚は紫外線や温度変化によるダメージを受けるため、光の差し込む窓を作らない、LED電球を使用し胚操作中は消灯する、胚の入った容器を加温できるホットプレート上での胚操作を行うなどです。精子や卵子、胚にとって優しい環境が培養室です。

5 採卵に向けて卵胞を育てる

成熟卵とAMH値

体外受精を行うには、基本的には月経周期に合わせて、女性の体内で卵子（卵胞）を育て、成熟させ、採卵をする必要があります。排卵誘発方法には様々なものがあり、それぞれ使用する薬剤や採卵までの日数、受診回数、検査、卵巣などへの刺激（影響）の大きさ、経済的負担などに違いがあり、適応となる人や特徴なども違います。なかには、月経周期に関わらずスタートできる方法もあります。

ここでは、「高刺激」「中刺激」「低刺激」「自然周期」などに分けて、主な排卵誘発法をみてみましょう。19ページで、各方法のスケジュールや使用する薬剤などを図や表にまとめました。どちらもご参考にしてください。

高刺激

●PPOS（Progestin-primed Ovarian Stimulation）法

月経3日目からrFSH製剤またはHMG製剤を注射して卵胞を育て、黄体ホルモン剤（デュファストンなど）を服用して自然な排卵を待ちます。多嚢胞性卵巣症候群（PCOS）の人も適応となります。黄体ホルモン剤が比較的安いこと、卵巣過剰刺激症候群（OHSS）のリスクが低いこと、凍結胚移植のみとなることなどが特徴です。

●ロング法

連日注射をして卵巣を直接刺激し、採卵予定の前周期の黄体中期から毎日、アゴニスト点鼻薬をスプレーします。年齢の若い人やAMH値が高い人（PCOSを除く）などが適応となります。10個程度の採卵が見込まれ、多くの成熟卵子が期待できること、OHSSのリスクがあることなどが特徴です。

●アンタゴニスト法

月経3日目からFSH製剤またはHMG製剤を注射して卵胞を育て、ある程度まで大きくなったらアンタゴニスト製剤を使って排卵を抑えます。卵巣機能の低下が見られる（高FSH値、低AMH値など）人やPCOSの人、高年齢の人などが適応となります。他の高刺激法より使うホルモン剤が少ないこと、排卵前の投薬期間が短いこと、OHSSのリスクがほぼないことなどが特徴です。

●ショート法

月経初日から採卵前まで、アゴニスト点鼻薬を使ってホルモン分泌を抑え、月経3日目からは排卵誘発剤の注射を毎日行います。採卵が決まったら投薬を中止します。卵巣機能が低下している人、高年齢の人などが適応となります。ロング法と似た特徴があります。

中刺激

●ランダムスタート法

月経周期に関係なく、HMG製剤またはFSH製剤の注射をスタートし（以後毎日）、卵胞を育てます。その後、必要に応じて卵胞の大きさとホルモン値をチェックし、一定レベルになったら、アンタゴニスト注射薬で排卵を抑えます。採卵日が決まったら、アゴニスト点鼻薬を使って卵胞を成熟させ、翌々日に採卵します。卵巣機能が低下している人、高年齢の人などが適応となります。月経周期のいつからでも始められること、注射薬の使用が増える可能性があることなどが特徴です。

低刺激

●クロミフェン法など

月経3日目からクロミフェン（クロミッドやセロフェンなど）の服用を開始します。卵胞をチェックしながら、十分発育したらアゴニスト点鼻薬を使い、翌々日に採卵します。卵巣機能の低下がある人、PCOSの人などに適応があります。体や経済的な負担が少ないこと、連続周期での採卵が可能なこと、通院回数が少なめであることなどが特徴です。

自然周期

月経3日目頃に、卵胞とホルモン基礎値を測ります。月経8日目以降は、頻繁に受診して卵胞の発育とホルモン値を確認します。卵胞が十分育ったらHCG製剤を注射し、その翌々日に採卵します。卵巣機能が低下している人、高年齢の人などに適応があります。体や経済的な負担が少ないこと、診察回数が多くなりがちなこと、採卵前に排卵する可能性があること、採卵数が少ないこと（1個程度）などが特徴です。

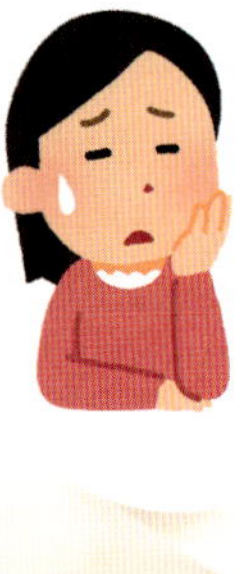

色々な排卵誘発方法（参考例）

早期排卵を抑制する方法

PPOS 法の場合（一例）

早期排卵抑制のために黄体ホルモン剤を服用し、注射薬で卵胞を育てる方法

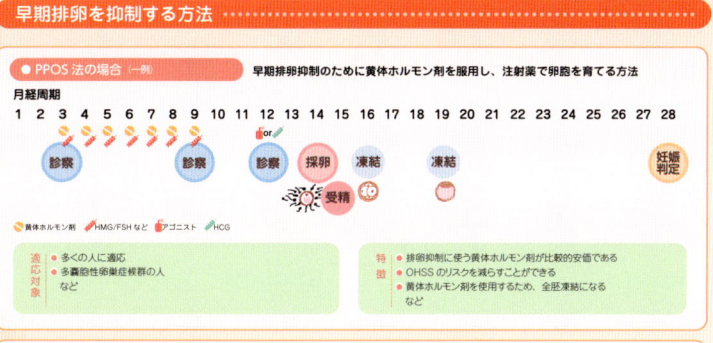

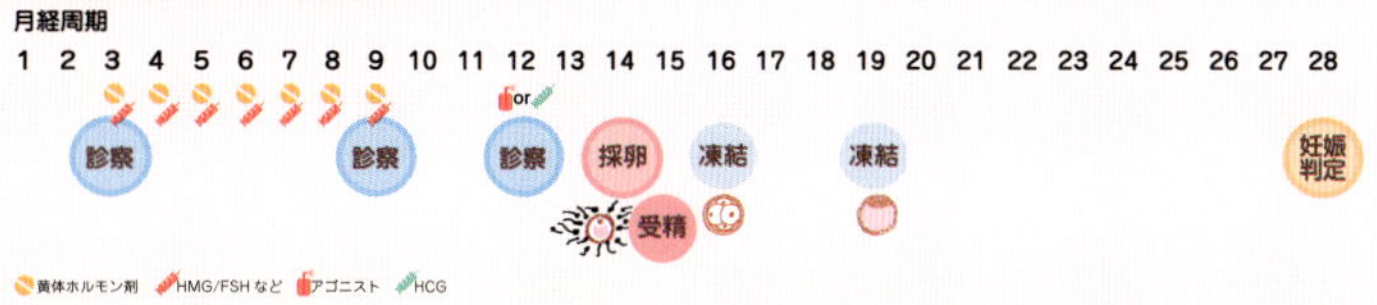

適応対象
- 多くの人に適応
- 多囊胞性卵巣症候群の人

など

特徴
- 排卵抑制に使う黄体ホルモン剤が比較的安価である
- OHSS のリスクを減らすことができる
- 黄体ホルモン剤を使用するため、全胚凍結になる

など

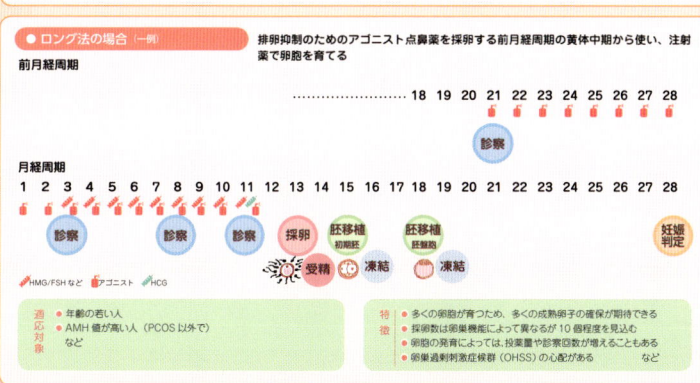

ロング法の場合（一例）

排卵抑制のためのアゴニスト点鼻薬を採卵する前月経周期の黄体中期から使い、注射薬で卵胞を育てる

適応対象
- 年齢の若い人
- AMH 値が高い人（PCOS 以外で）

など

特徴
- 多くの卵胞が育つため、多くの成熟卵子の確保が期待できる
- 採卵数は卵巣機能によって異なるが 10 個程度を見込む
- 卵胞の発育によっては、投薬量や診察回数が増えることもある
- 卵巣過剰刺激症候群（OHSS）の心配がある　など

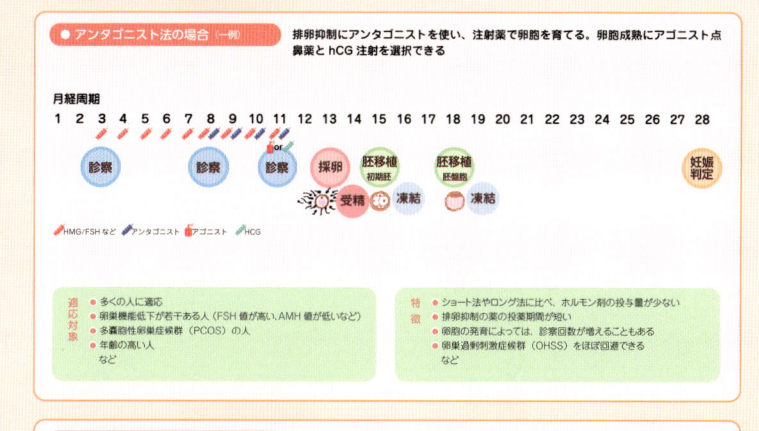

アンタゴニスト法の場合（一例）

排卵抑制にアンタゴニストを使い、注射薬で卵胞を育てる。卵胞成熟にアゴニスト点鼻薬と hCG 注射を選択できる

適応対象
- 多くの人に適応
- 卵巣機能低下が若干ある人（FSH 値が高い、AMH 値が低いなど）
- 多囊胞性卵巣症候群（PCOS）の人
- 年齢の高い人

など

特徴
- ショート法やロング法に比べ、ホルモン剤の投与量が少ない
- 排卵抑制の薬の投薬期間が短い
- 卵胞の発育によっては、診察回数が増えることもある
- 卵巣過剰刺激症候群（OHSS）をほぼ回避できる

など

ショート法の場合（一例）

排卵抑制のためのアゴニスト点鼻薬を周期の初期から使い、注射薬で卵胞を育てる

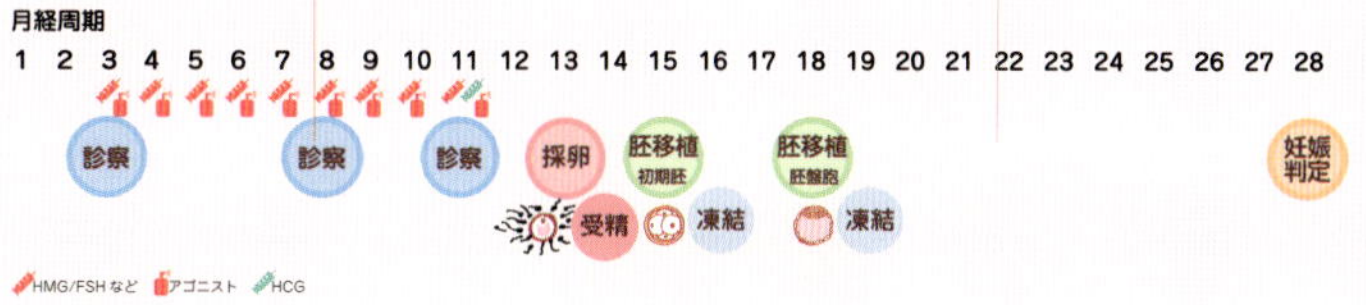

適応対象
- 卵巣機能低下のある人（FSH 値が高い、AMH 値が低いなど）
- 月経周期初期の胞状卵胞の数が少ない
- 年齢の高い人

など

特徴
- 多くの卵胞が育つため、多くの成熟卵子の確保が期待できる
- 採卵数は卵巣機能によって異なるが 10 個程度を見込む
- 卵胞の発育によっては、投薬量や診察回数が増えることもある
- 卵巣過剰刺激症候群（OHSS）の心配がある

など

月経周期に関係なく行う方法

ランダムスタート法の場合（一例）

排卵抑制のためのアゴニスト点鼻薬を周期の初期から使い、注射薬で卵胞を育てる

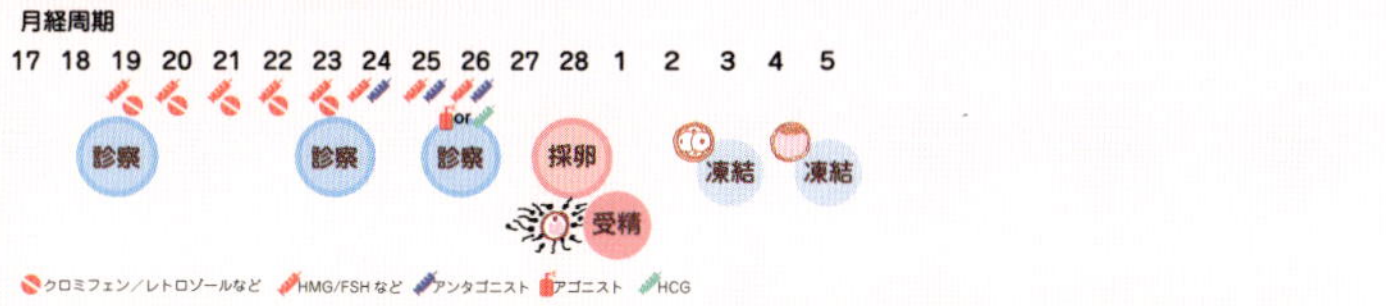

適応対象
- 卵巣機能低下のある人（FSH 値が高い、AMH 値が低いなど）
- 年齢の高い人

など

特徴
- 月経周期のいつからでも排卵誘発をはじめることができる
- ランダムスタート法で、1月経周期に2回採卵を行うなどのバリエーションも可能

など

早期排卵を抑制しない方法

自然周期の場合（一例）

卵胞は、自身が分泌するホルモンで発育し、卵胞成熟のための薬のみを使う

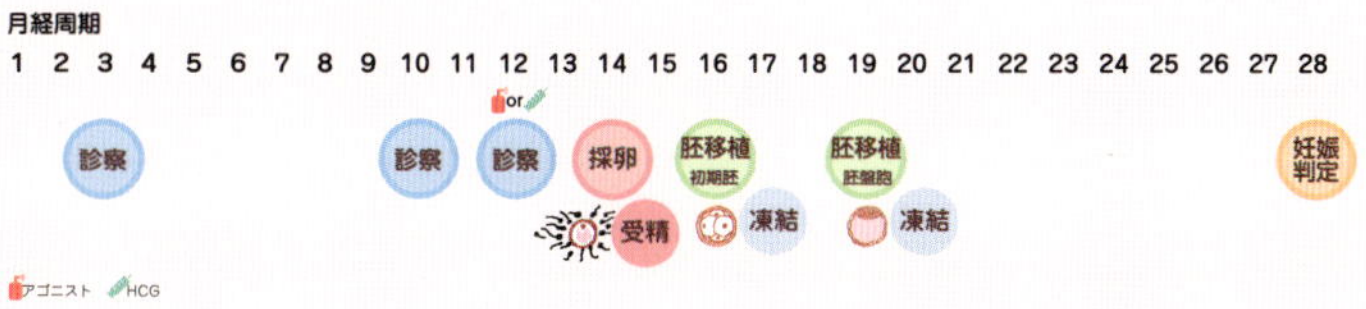

適応対象
- 多くの人に適応
- 卵巣機能低下のある人（FSH 値が高い、AMH 値が低いなど）
- 月経周期初期の胞状卵胞の数が少ない

など

特徴
- 体、卵巣に負担が少ない
- 採卵数は1個程度
- 卵胞の発育によっては、診察回数が増えることもある

など

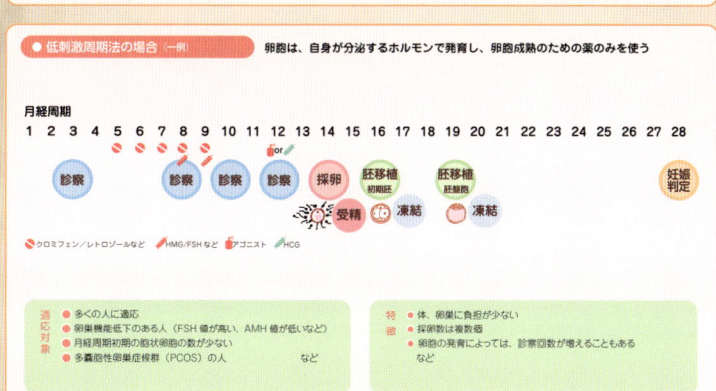

低刺激周期法の場合（一例）

卵胞は、自身が分泌するホルモンで発育し、卵胞成熟のための薬のみを使う

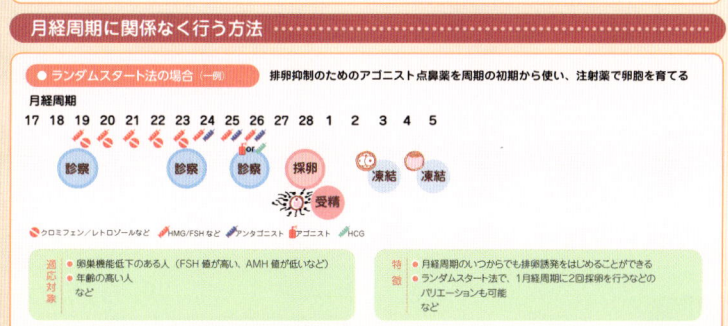

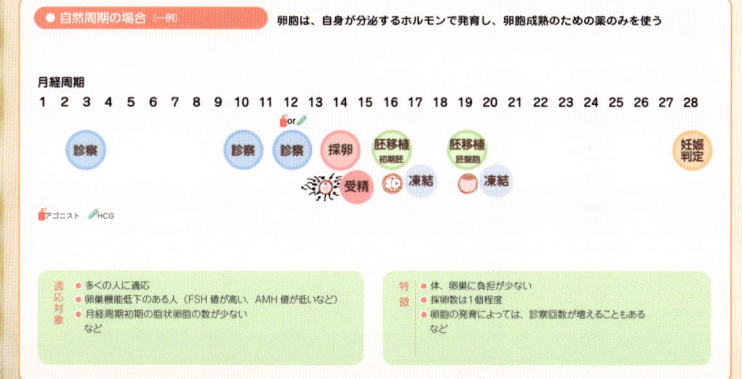

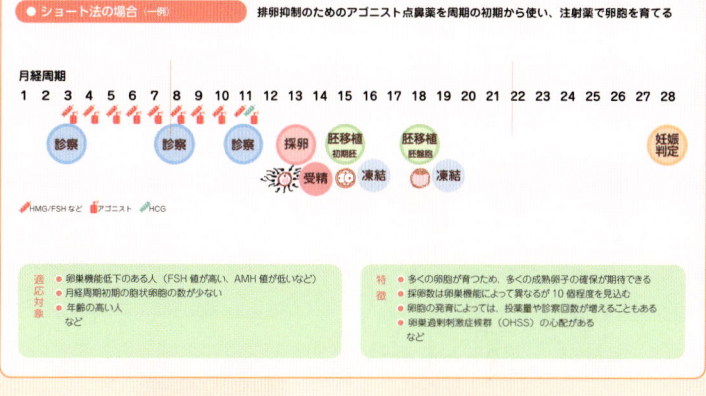

適応対象
- 多くの人に適応
- 卵巣機能低下のある人（FSH 値が高い、AMH 値が低いなど）
- 月経周期初期の胞状卵胞の数が少ない
- 多囊胞性卵巣症候群（PCOS）の人　など

特徴
- 体、卵巣に負担が少ない
- 採卵数は複数個
- 卵胞の発育によっては、診察回数が増えることもある

など

保険診療による体外受精・排卵誘発スケジュール例

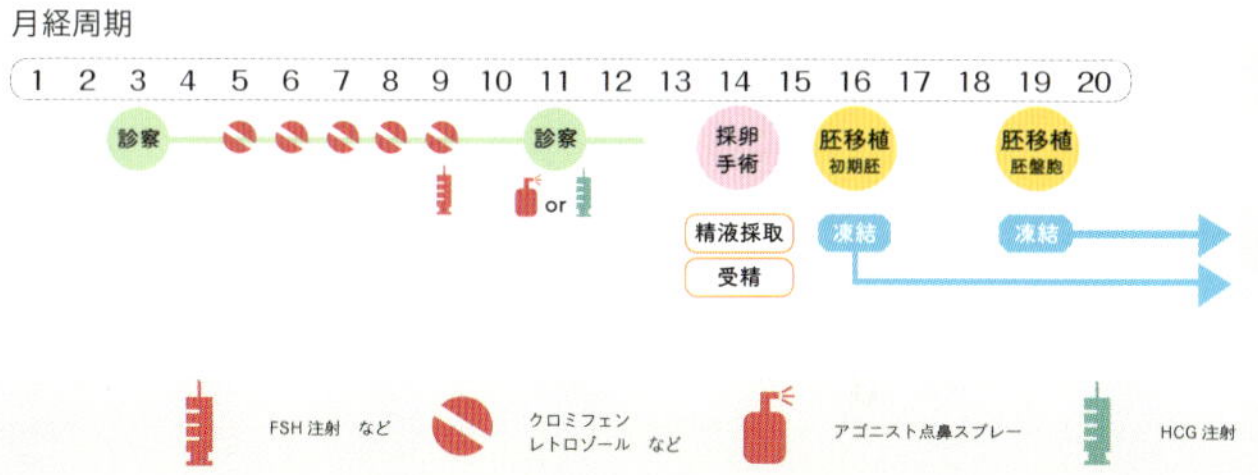

排卵誘発方法と使用する薬の例

早期排卵を抑制しない方法	自然周期法	卵胞発育	使用しない
		卵胞成熟	アゴニスト点鼻薬、hCG 注射
	低刺激周期法	卵胞発育	クロミフェン、レトロゾール
		卵胞成熟	アゴニスト点鼻薬、hCG 注射
早期排卵を抑制する方法	アンタゴニスト法	排卵抑制	アンタゴニスト
		卵胞発育	hMG、FSH 、recFSH
		卵胞成熟	アゴニスト点鼻薬、hCG 注射
	ショート法	排卵抑制	アゴニスト点鼻薬
		卵胞発育	hMG、FSH 、recFSH
		卵胞成熟	hCG 注射
	PPOS 法	排卵抑制	黄体ホルモン剤
		卵胞発育	hMG、FSH 、recFSH
		卵胞成熟	アゴニスト点鼻薬、hCG 注射
	ロング法	排卵抑制	アゴニスト点鼻薬
		卵胞発育	hMG、FSH 、recFSH
		卵胞成熟	hCG 注射
月経周期に関係なく行う方法	ランダムスタート法	自然周期、低刺激周期、アンタゴニスト法、ＰＰＯＳ法などで行われる	

卵子の成熟度

体外受精では、卵胞から精子と受精できる状態が整った「成熟した卵子」を採ることが目標となります。なぜなら卵子が成熟していないと精子と受精ができないからです。医師は、複数の卵子を一度の採卵で採取することを目指し、ホルモン剤を用いて卵胞を発育させます。そして、エコーを用いて卵胞径の測定やホルモン検査をすることで採卵日を決定し、採卵当日を迎えます。

しかし、ホルモンは、すべての卵胞に同じように作用しません。つまり、すべての卵胞が同じように発育するわけではありません。採卵当日を迎えても、成熟した卵子以外の未熟な状態の卵子も採れます。

成熟卵

採卵された卵子には、大きく3種類あります。MⅡ卵、MⅠ卵、GV卵です。この中で、精子と受精する可能性のある卵子はMⅡ卵です。病院やクリニックではこれを「成熟卵」と説明することもあります。MⅠ卵やGV卵は「未熟卵」とされています。

MⅡ卵は、卵の殻（透明帯）の中に、極めて大きな細胞の傍に小さい楕円形の細胞がある卵子のことです。この楕円形の細胞は「極体」と呼ばれています。

MⅠ卵はこの極体が観察できないもので、GV卵はMⅠ卵の一歩手前の状態であり、大きな細胞の中に丸い大きく抜けた部分があります。この抜けた部分を「卵核胞」と呼びます。

未熟卵は受精できない？

未熟卵であっても、採卵当日にMⅡに成熟することができれば受精することができます。MⅠ卵はMⅡ卵になることもありますが、GV卵は当日に成熟してくることが難しいと言われています。

採卵当日に成熟しなくても、遅くとも次の日に成熟した卵子であれば、受精作業を行う施設もありますが、クリニックによって違いがあるため、疑問がある際は医師や胚培養士に相談するとよいでしょう。

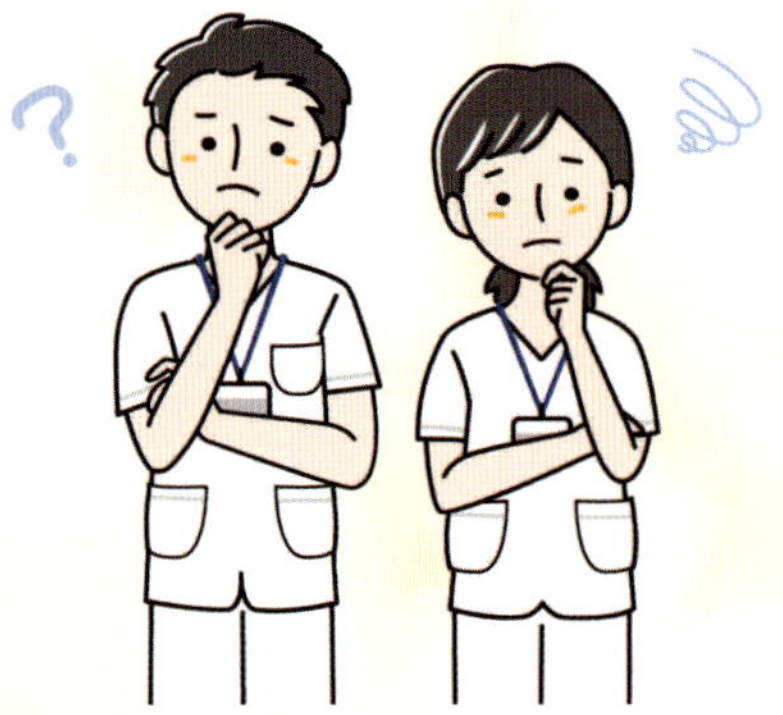

卵子の成熟度

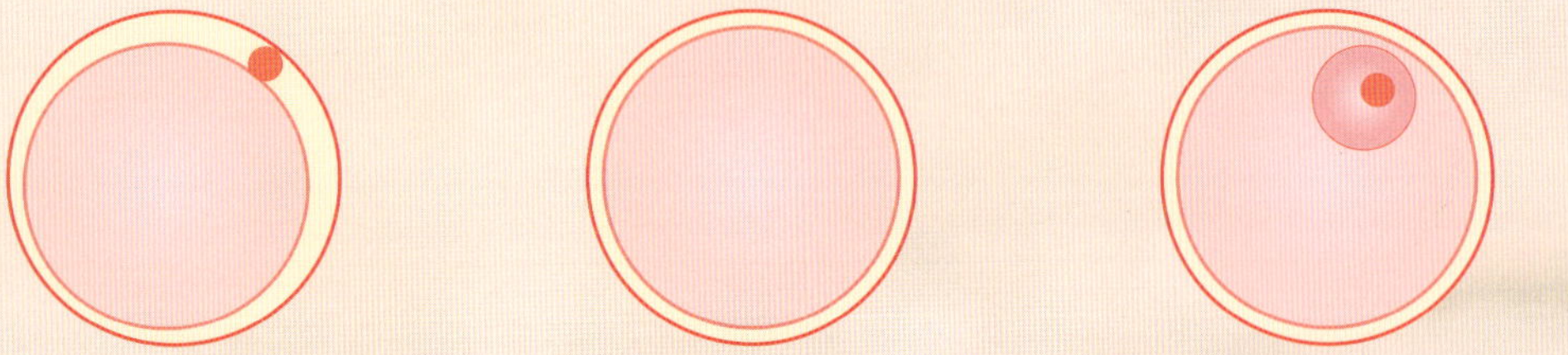

MⅡ卵（成熟）受精可

MⅠ卵まで通常の２倍あった遺伝子の半分を極体として放出し、細胞内の染色体数は通常の数です。極体の有無で成熟しているか判断します。

MⅠ卵（未熟）受精不可

GV卵から１つ成長した段階です。卵核胞は消えましたが、染色体の数は通常の２倍のままのため、精子を受け入れられません。

GV卵（未熟）受精不可

中央にある卵核胞と呼ばれる場所には染色体が通常の２倍含まれており、精子を受け入れる態勢はまだ整っていません。

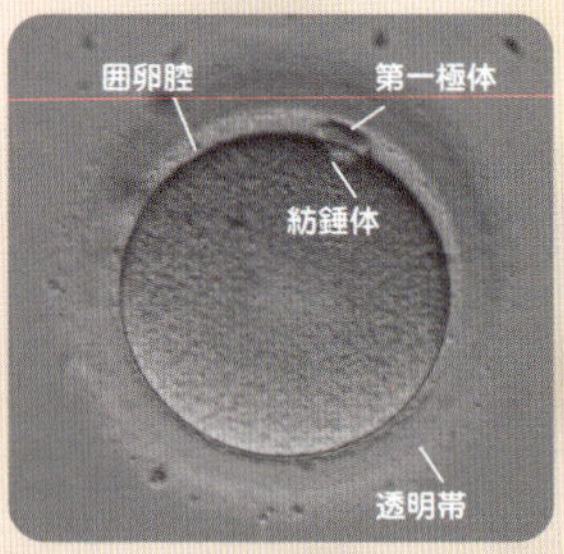

成熟卵子

卵子の周りには、透明帯があり、卵子の細胞質のすぐ外に第一極体があります。 極体のすぐ下に、紡錘体（細胞が分裂する時、新しくできる細胞に染色体を移動する装置）が見えます。

未成熟卵培養

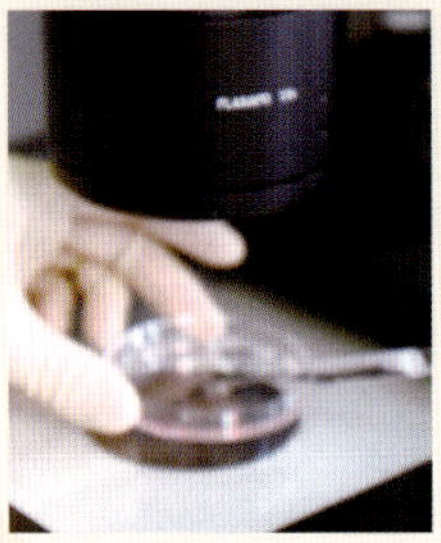

採卵した卵子は、ＭⅡ卵子（成熟卵子）とは限りませんし、患者さんによってはＭⅠ卵子やGV卵子しか採卵できない人もいます。

ＭⅡ卵子でないと、精子を受け入れる態勢は整っておらず、仮に精子を入れたとしても受精しないことが知られています。

そのため、そのような場合には、培養液内で成熟させてから顕微授精をすることがあります。

ＭⅡ卵子のみが受精する理由には、染色体が関わっています。ＭⅡ卵子は通常の染色体数（２ｎ＝４６本）ですが、ＭⅠ卵子やＧＶ卵子は、その２倍の染色体数を持っているため（４ｎ＝９２本）、受精することができません。

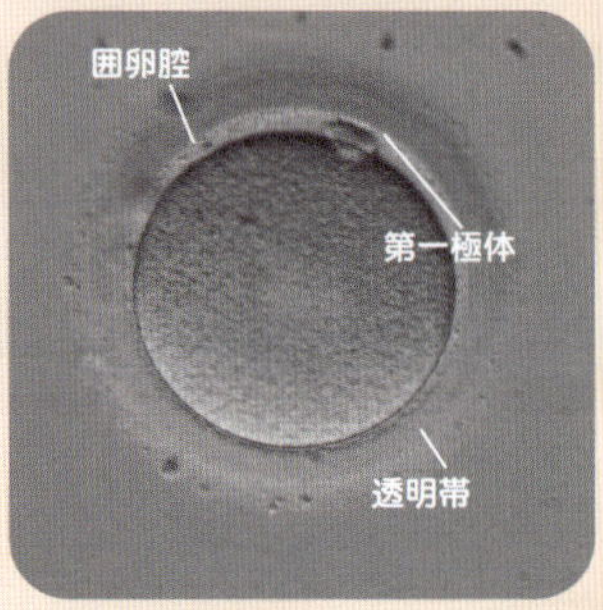

顕微授精をするときは、卵丘細胞を取り除きます。これは成熟卵子で、第一極体があります。

AMH値

卵巣に残された卵胞（卵子）数の指標とされるホルモンがAMH（抗ミュラー管ホルモン）です。

AMH値は、年齢に対して中央値や平均値から数値を出して参考にします。

グラフ2は、2010年にアメリカの学会誌に発表されたもので、年齢ごとの中央値と平均値になります。グラフの高低線を見るとわかるように、AMH値の幅は広く、どの年齢にも大変低いケースが存在します。

全体的に見ると、年齢を追うごとに低下することがわかります。

AMH値は、卵巣に残っている卵胞数の指標になり、それが妊娠へのトライを早めた方がいいのか、また積極的に治療に取り組んだ方がいいのかなどの目安にもなります。そのため、プレコンセプションケアなどでも、AMH値が測られ将来的な家族計画の参考とされています。

ただし、AMH値は、妊娠を保証するものではありません。妊娠するためには卵子の質が大きく関係します。AMH値が低くても、年齢が若ければ妊娠する可能性は大いにありますが、AMH値が高くても、40歳を過ぎていると卵子の質が問題となり妊娠が難しいケースもあります。

卵子と精子の減数分裂

卵子と精子は、母方と父方の遺伝情報を受け継ぐために減数分裂という特別な分裂を経て、通常の細胞の半分の染色体の細胞となり、受精して双方のDNAを持つ細胞となって人への成長を始めます。

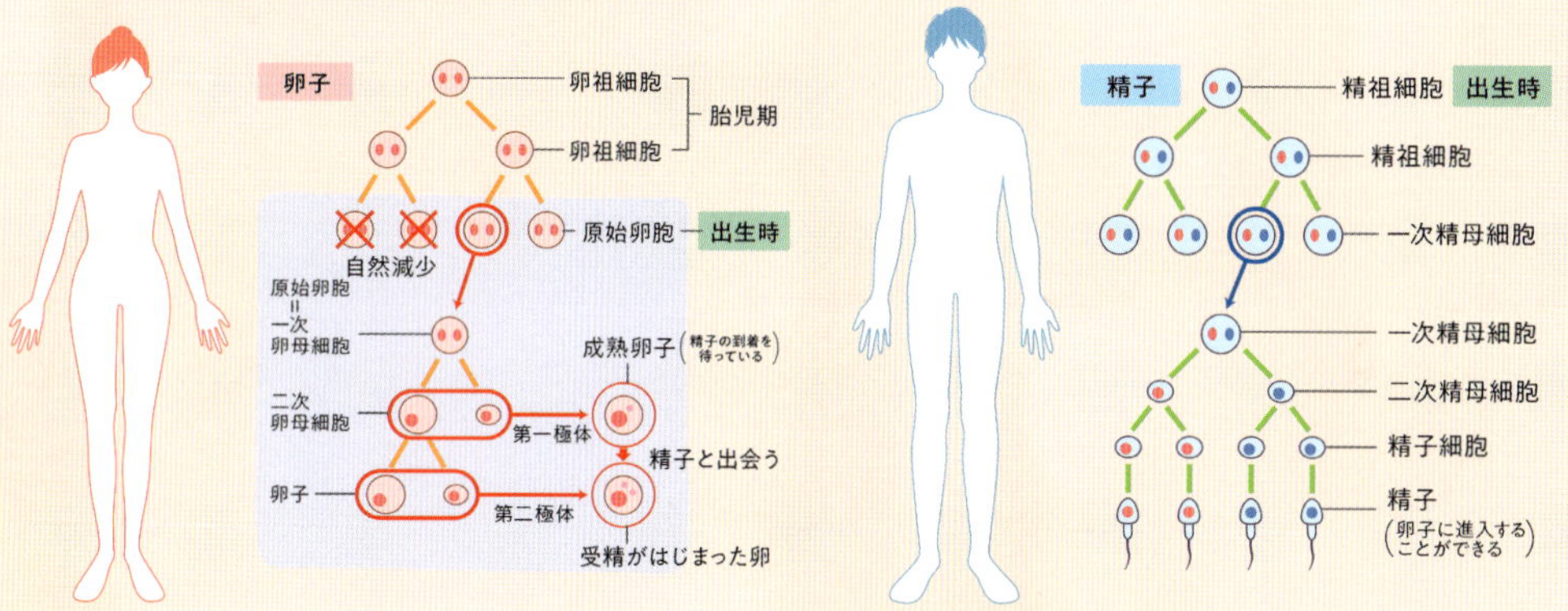

年齢と AMH 値

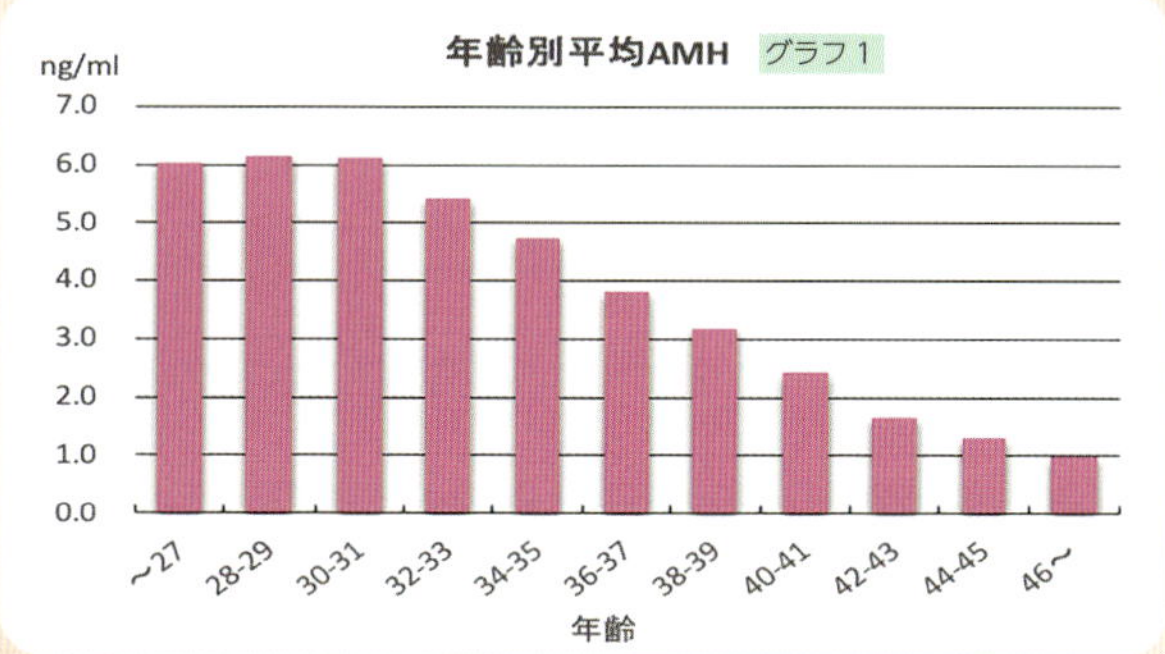

AMH の値は、卵巣予備能ともいい、卵巣に卵子がどのくらいあるかの目安にします。この値を 2 歳幅で示した平均値グラフ（左）は、数値が高ければ残り卵子の数は多く、低ければ数が少ないことを示しています。

グラフは「女性の生殖年齢適齢期を如実に示す」かのように、年齢によって下がっていくことがわかります。不妊治療では、この情報も加味されて治療計画が立てられます。

（グラフ：とくおかレディースクリニック提供）

年齢と卵子数

左は、卵巣にどのくらい卵子があるかを予測する卵巣予備能・AMH 値の関係（対年齢）。右は、年齢と胚盤胞まで育った受精卵の染色体異常率。

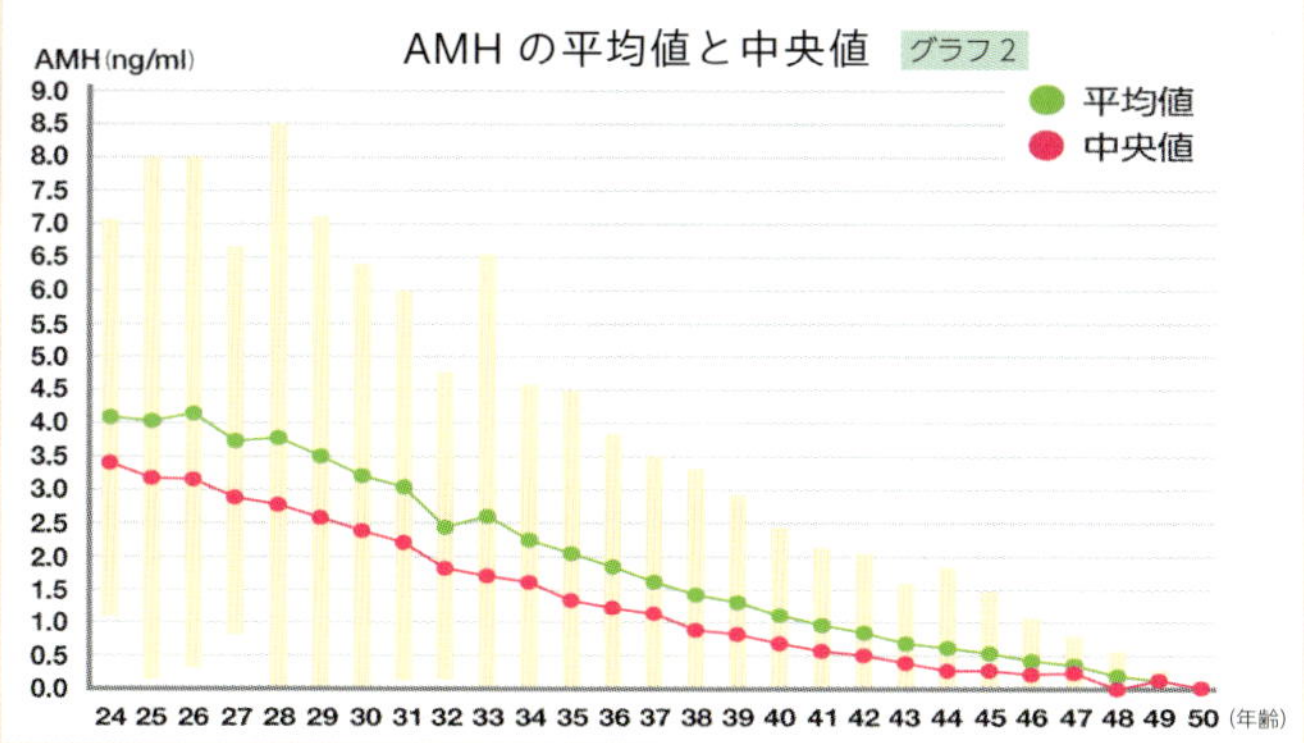

Age-specific AMH values for U.S. clinics. Fertil Steril 2010.

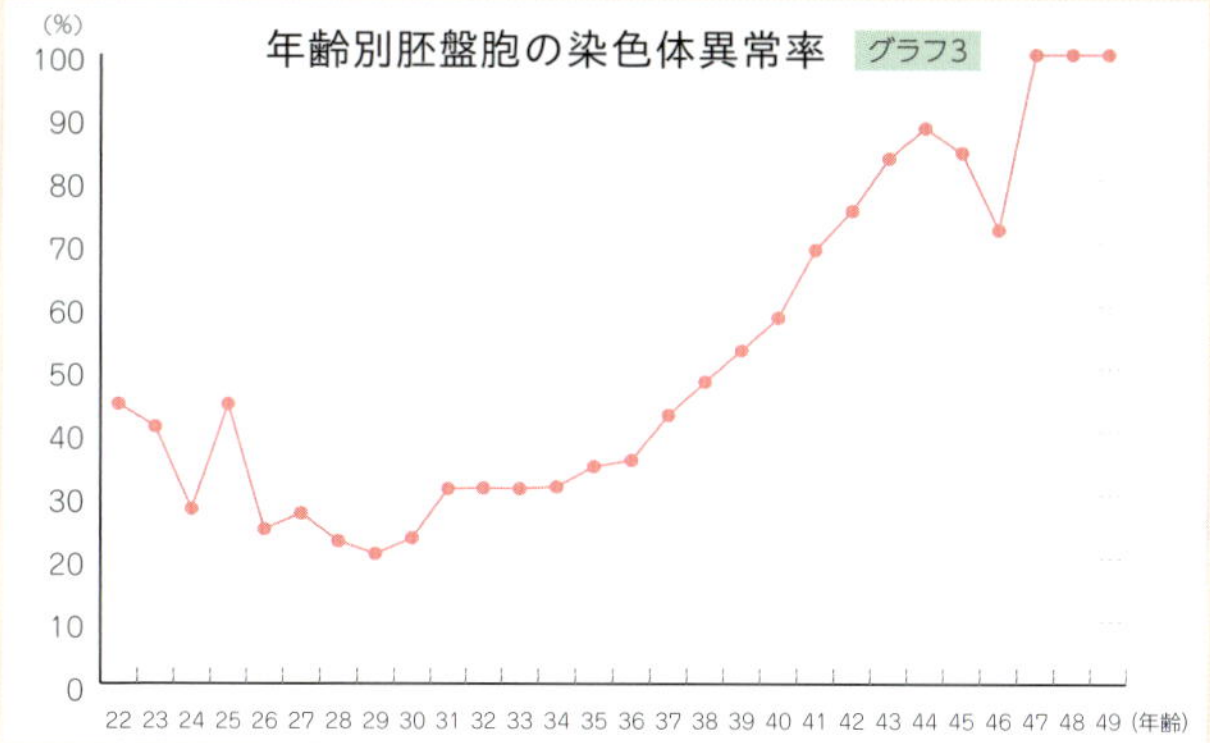

Franasiak JM. et al: Fertil Steril 101, 656-663, 2014

6 精子の調整と精子の質

体外受精の治療を始める時には、事前に精液検査を行い、精液の内容を測定します。精液の状態は日によっても大きく変動することが知られていて、クリニックによっては数回測定することもあります。精液の状態はWHOの基準値で測られ、精液量、精子濃度、総精子数、運動率、前進運動率、精子生存率、正常形態率などがあります。この基準値は、「避妊せずに1、2カ月以内にパートナーが妊娠した方のデータを利用し、その中で精液所見の低かった下位5%の方のデータ」を利用したもので、いわゆる自然妊娠で必要な精子の下限値です。ほとんどのクリニックでは、タイミング療法、人工授精、体外受精治療を選択する指標にしていて、例えば運動率が基準値より低ければ人工授精、場合によっては体外受精をクリニックからすすめられます。このように、治療の選択肢も変わってくる、精子について見ていきましょう。

精液はそのままでは治療に使えない

性交中に射出される精液中には、精子だけでなく、ドロドロとした粘性のある精漿が含まれています。この精漿が精液の9割を占め、腟内から精子が漏れるのを防いだり、精子が卵子に届くまでにエネルギーを使いすぎないように運動性を抑えたり、精子を活性酸素などから守る役割をしています。

しかし、体外受精では卵子と精子をすぐ受精させる必要があるため、精漿を取り除く必要があります。精漿成分が残っていると受精を阻害することも知られているため、胚培養士の手によって受精作業に使える状態にします。これを精子調整といい、精子調整には他にも目的があります。射出された精液には細菌や白血球、その他の細胞も含まれているため、それらを除去したり、動いていない精子をなるべく除去したりすることなどです。

精子調整にはいくつかの方法があり、多くのクリニックで用いられているのは精子の重さに注目した密度勾配遠心法や精子の動きを利用するスイムアップ法です。近年では先進医療にも認定されたス

精子の調整方法と良好精子の選択

精子調整とは

精液の中には、体外受精治療に使用できる成熟精子だけではなく、死滅精子、未熟な精子、細菌、白血球なども含まれています。精子調整とは、それらを取り除き、成熟精子のみを取り出す方法です。

① 密度勾配法

密度勾配遠心法は、細胞の比重を利用し、成熟精子を取り出す方法です。細胞には重さがあり、成熟精子の重さは1.11～1.12pgと言われています。その重さのみを通過させる特殊な溶液の上に、精液をのせ遠心分離をすると、下には成熟精子が溜まります。処理する時間も1検体あたり20分程と他の方法に比べて短いため、使用している施設は多いです。

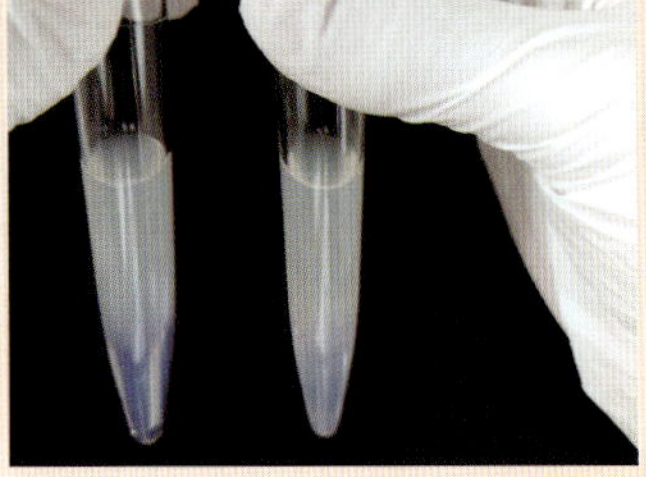

② スイムアップ

スイムアップ法は、精子の運動性を利用して精子を取り出す方法です。精液に培養液を加えて遠心分離をし洗浄をした後、新しい培養液を上に乗せます。30分~1時間後、上層まで到達した精子を回収し、使用します。施設によっては、密度勾配遠心法で精子を洗浄濃縮した後にスイムアップ法を行う施設もあります。

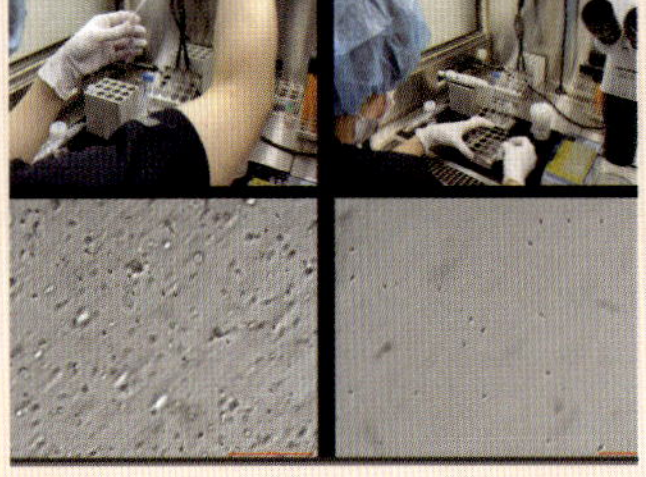

③ スパームセパレーター

スパームセパレーター (Zymot) は、遠心分離機を用いずに良好な精子を回収できる方法です。遠心分離を用いた精子精製法は、精子DNAの損傷などのダメージが起きると考えられていることからスパームセパレーター導入施設も増えてきています。Zymot内部の特殊な膜は、良好運動精子のみが通過でき、運動性の低い精子や死滅精子などは除去できます。

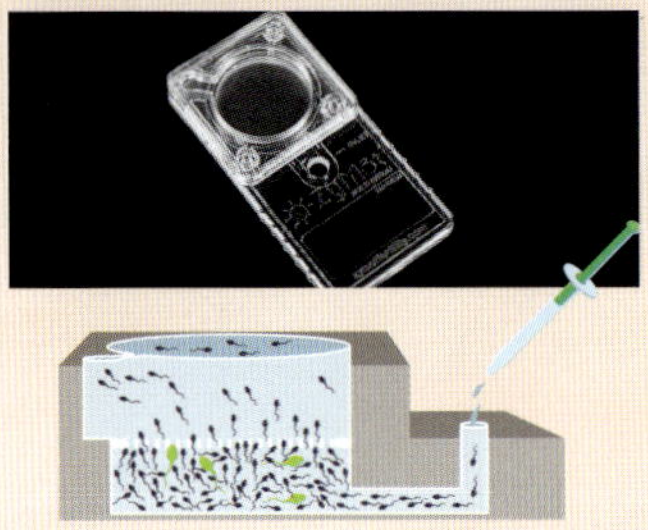

パームセパレータを用いた方法もあります。それぞれにメリットとデメリットがあるため、クリニックでは治療の目的や患者さんの症状ごとにそれら方法を使い分けることもあります。

良い精子とは

一般的には、形が綺麗でよく前に進むことのできる運動性の高い精子が良いとされています。前に力強く泳ぐ精子は、卵子に到達する力を持っています。

また、精子の形も重要です。

精子は、尾が2本あるもの、頭が細長いもの、頭が2つあるものなど様々な形のものがあります。その奇形比率を表したものが奇形率で、動いていて元気な精子であったとしても、精子が奇形なものでは卵子と受精することが難しかったり、受精したとしても異常な受精となる可能性が高くなることが知られています。ですから良い精子を厳選することは、体外受精治療において非常に重要なことだと言えるでしょう。

精子の質

最近、精子の質という言葉をよく聞くようになりました。精子の質とは、前記の良い精子に加え、いわゆる染色体（DNAの集まったもの）の正常性を言います。この精子の持つ染色体の正常性は、精子を見ただけではわからず、1個1個の精子を検査することではじめてわかるものです。

しかし一度検査をすると、その精子は死んでしまうため、検査して染色体に問題がないとはっきりわかる精子を体外受精に使用することはできません。ただ、精子の形と染色体の状態には相関があるとされているため、精子が奇形であったり、頭部に空胞があったりすれば、染色体に損傷がある可能性があることがわかっています。

また、精子調整で多く使われている密度勾配遠心法では、遠心分離を行いますが、これが精子のDNA損傷を引き起こす可能性があることも知られています。施設によってはこれを避けるため、遠心分離を使用しない方法で精子調整を行っています。

精子の質を改善させる方法、精子データを改善させる方法は、はっきりとはわかっていませんが、精液を溜め過ぎないで定期的に射精を行うことや、適度な運動、バランスの良い食事、質の良い睡眠、睾丸を温めすぎるサウナやボクサーパンツは控えるなどが言われていますが、はっきりと良くなると言えるわけではありません。そのほか、施設によっておすすめの方法があるため、医師に確認するとよいでしょう。

精子の形態

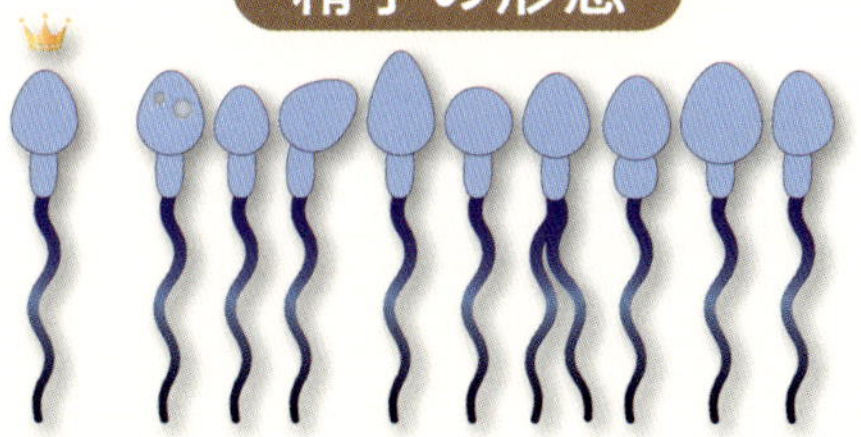

精子の全長は、約 60μm（0.06mm）で、一番左が形の良い精子です。そのほか、頭部に空胞があったり、頭部が小さかったり、尾が2本あったりと、さまざまな形の精子があります。

WHO の精液所見下限基準値では、正常な形の精子は4％程度とされています。つまり 96％くらいは形がよくない精子ということになります。

精子の構造

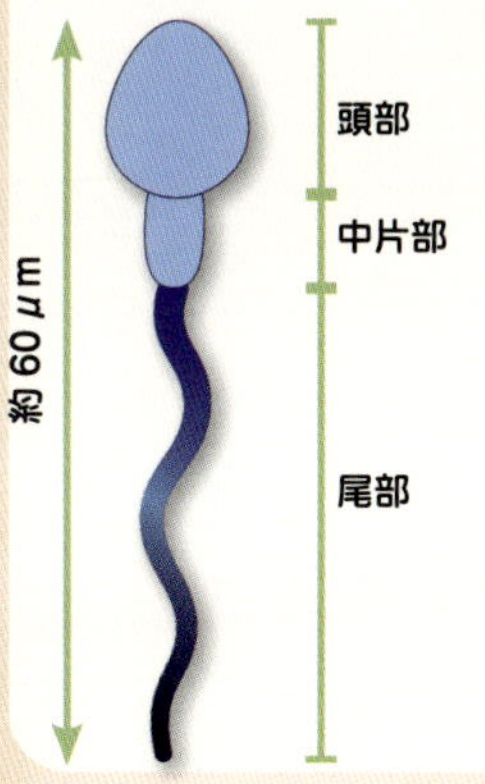

WHO 精液所見下限基準値 2021

精液量	1.4cc
精子濃度	1600 万／ml
総精子数	3900 万
運動率	42%
前進運動率	30%
生存率	54%
正常形態率	4 %

精子の特殊な回収法 TESE

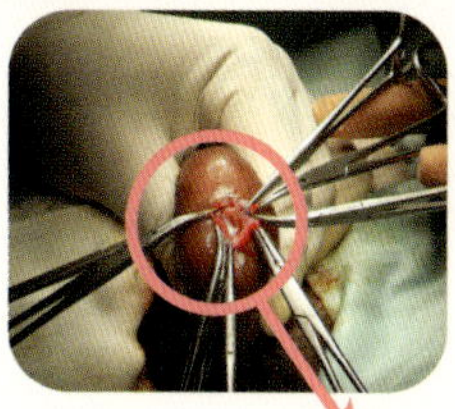

TESE
精巣に直接メスを入れて精子を回収する方法。無精子症ないし重症乏精子症の男性が対象。

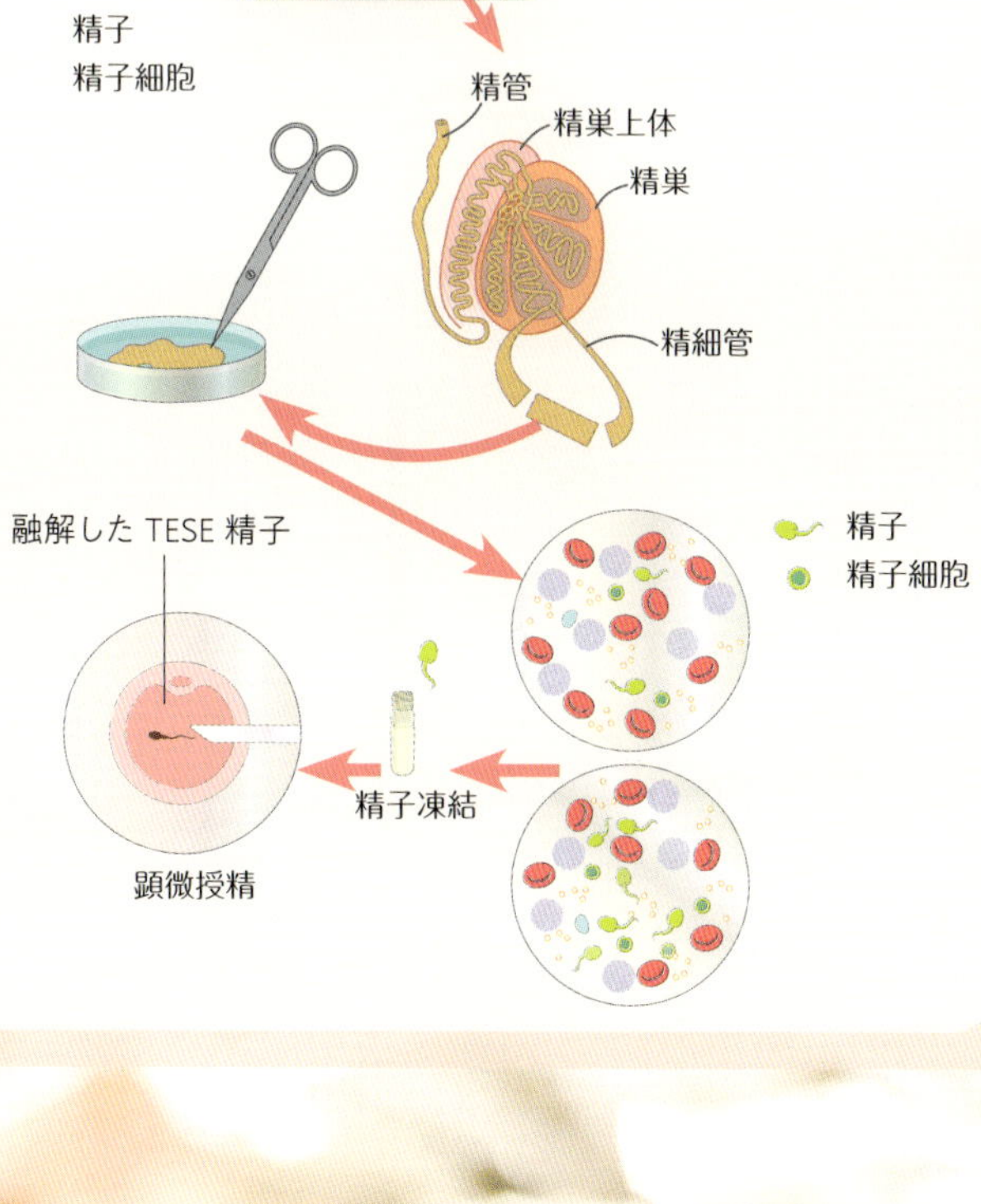

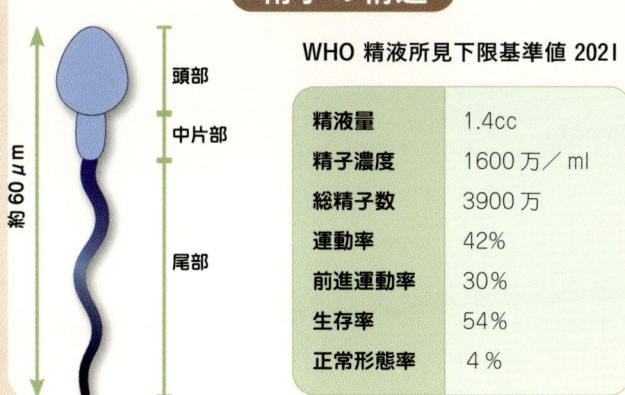

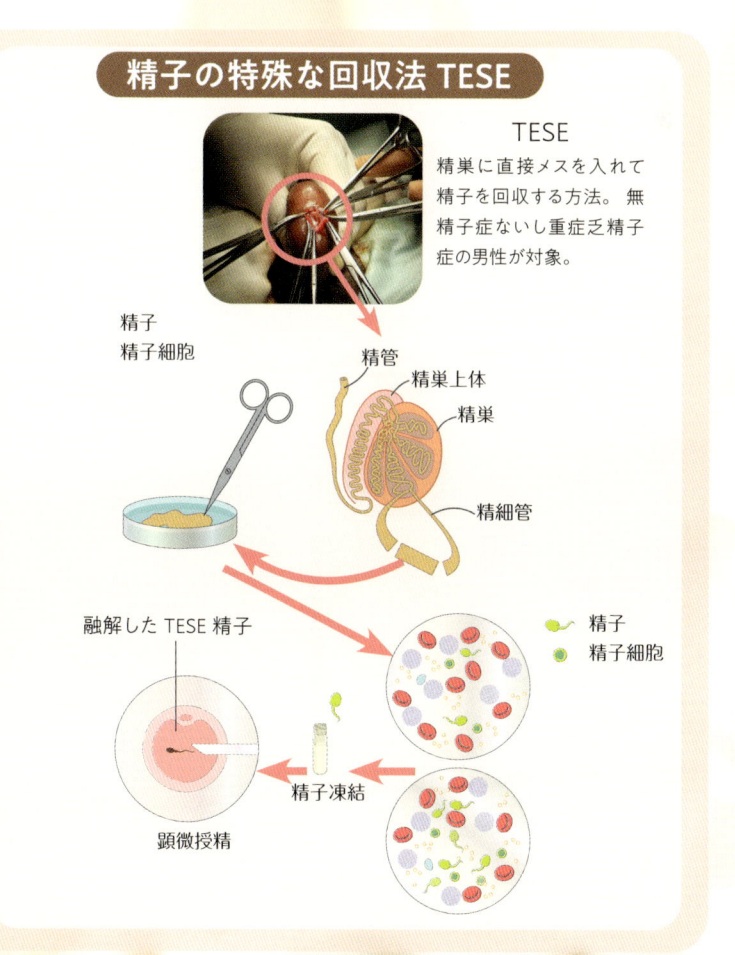

7 採卵から検卵 そして卵子の質

体外受精では、採卵手術によって卵子を体外に取り出し、培養室内のクリーンベンチで培養士の手で精子と出会わせて受精に導きます。

採卵手術の当日、クリニックの開院時間にもよりますが、採卵手術は8時30分～9時頃から始まります。それまでにご主人の精子を持参するか、ご主人と来院し、受付をすませます。ご主人は採精室で採精し、奥様は術衣に着替えてリカバリールーム（安静室）で待ち、手術室の準備が出来次第、採卵に臨みます。採卵時間は5～15分程度ですが、誘発方法や発育卵胞数によって、長くなったり短くなることもあります。

採卵時、医師は経腟超音波エコー装置（モニター）で卵胞の位置を確認しながら、採卵針で、卵胞液とともに卵子を吸引し回収します。この時、採卵針は腟を貫通して卵巣内で育った卵胞に到達させる必要があるので、手術の多くは麻酔を使用し痛みを和らげます。卵子ごと吸引した卵胞液は、パスボックスを通して、あるいは直接培養室に運ばれ、卵子が確実にあるか確かめられます。

採卵後、奥様は先ほどのリカバリールーム（安静室）で安静後、医師もしくは胚培養士と卵子と精子の状態を確認し、受精方法についてお話しをする流れになります。

また、精子については、仕事の都合などで当日の採精が難しい場合は、クリニックで事前に精子を凍結しておく方法もあります。

採卵される卵子の状態

卵子は、透明帯と呼ばれる卵子の殻と、それに包まれる大きな細胞質で構成されています。採卵で得られる卵子の形態は様々で、胚培養士はそれぞれの形態を見極めて受精方法を決めたり、受精自体が難しい状態であったら培養中止の判断を行います。

例えば、透明帯が厚かったり、透明帯がない細胞だけの状態であれば受精はできますが、まれに細胞がない状態の卵子や、すでに細胞が死んでしまっている卵子も採卵されます。これらの卵子は受精することができません。また、卵子全体が通常よりも大きいものもあります。このような卵子は、通常の倍の遺伝子量を

採卵から検卵

卵胞液ごと卵子を受け取る

看護師は、採取した卵胞液が、スピッツと呼ばれる容器に溜まるとすぐ、培養室につながるパスボックスに入れます。

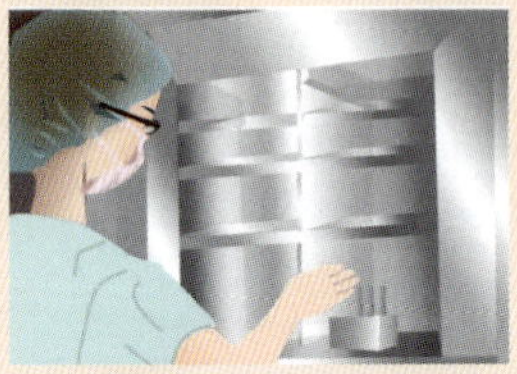

検卵（卵子を確認）

胚培養士は卵胞液を受け取ると、シャーレに広げ、その中から卵子を探します。「ありました！」など培養室から聞こえることがあります。

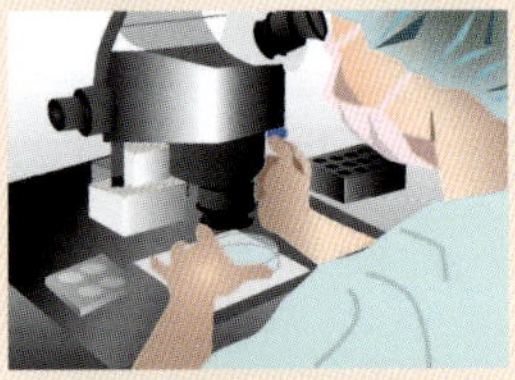

検卵後に報告・受精へ

報告へ報告

胚培養士は、採卵卵子の個数や卵子の所見、旦那さんの精子の状態などを医師に伝えます。

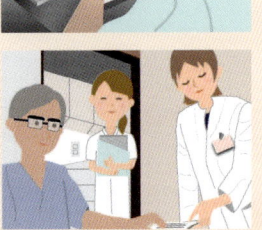

診察（患者さんへ）

胚培養士から聞いた情報を元に、医師は患者さんと媒精方法を決めていきます。

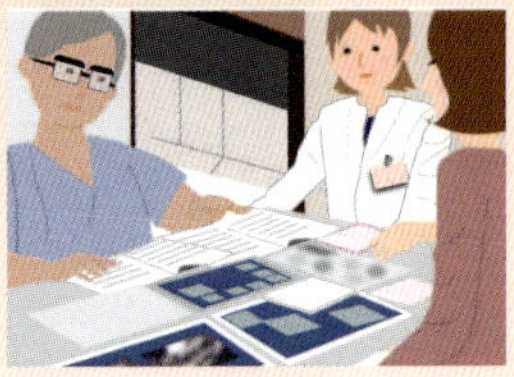

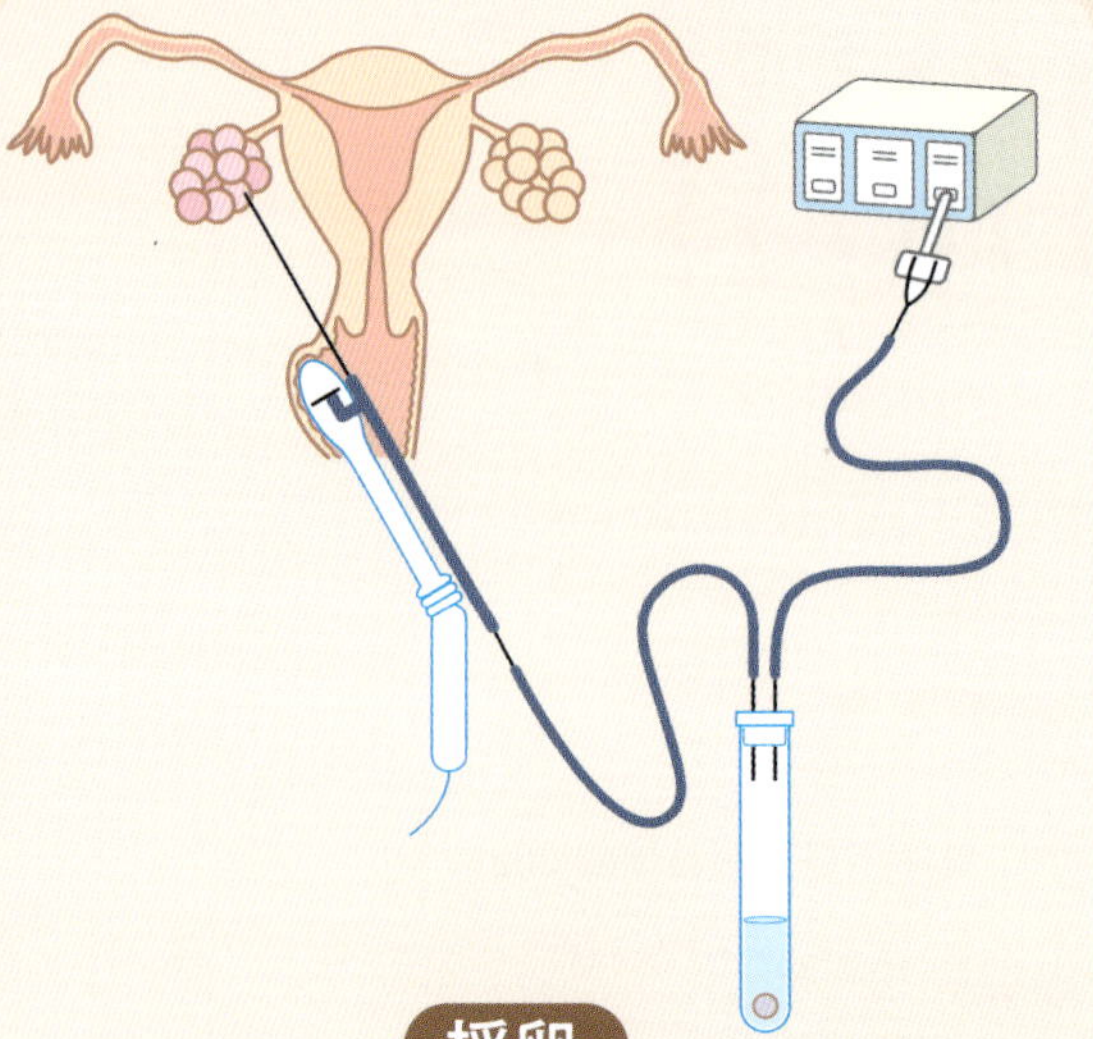

採卵

医師が採卵手術を行い、看護師がサポートをします。腟から経腟超音波プローブを入れ、卵巣の位置を確認しながら、採卵針と呼ばれる長い針で、卵巣表面にある卵胞から卵胞液を採取します。

採卵時に、針を刺す痛みを軽減するために麻酔を用いる施設もあります。全身に麻酔をする全身麻酔、一部に麻酔をする局所麻酔などがあり、施設によって異なるため、痛みについて心配な時は迷わず医師に確認しましょう。

持ち、受精させても異常な受精になる可能性があるため、受精作業は行いません。

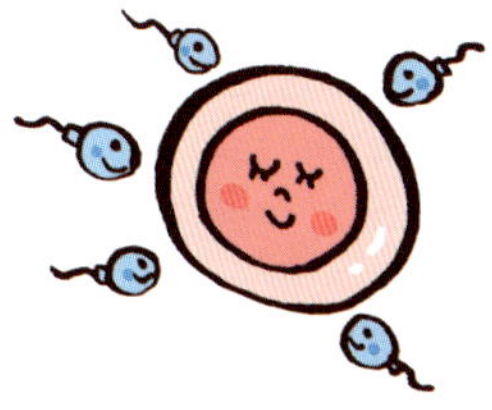

卵子の質

卵子の形態は様々ですが、受精のためには精子の質と同様に、卵子の質も重要です。

卵子の質をみるのには、形と染色体の2つの要素があります。形とは、採卵直後の卵子の状態のことです。人によっては形態が異常な卵子ばかりで、採卵され、受精できると考えられる卵子が採れない、もしくは思っていたより少ないことがあります。この場合は、誘発方法や、使用する薬剤が合っていないことも考えられるため、医師は次周期以降に違った誘発方法や、違う薬剤を使用するといった対処をとることがあります。

次に卵子内の染色体についてです。卵子1個1個の染色体は、目で見るだけでは良し悪しの判断ができません。受精させてみて異常受精が多かったり、受精は問題なかったのに成長しなかったり、経過や結果から卵子の質を疑うことがあります。

卵子の質（染色体、DNA）は改善できる？

では、卵子の質を改善する方法はあるのでしょうか？ 残念ながらそれはまだわかっていません。それだけ卵子の質を良くすることは難しいと考えられています。それには、卵子ができる成り立ちが関係しています。

卵子（のもととなる細胞の卵祖細胞）ができるのは、その卵子を持つ女性が胎児の頃です。つまり産まれる前のことで、その時に一生分が作られます。誕生した後は、生理に関係なくその数を減らし、増えることはありません。さらに卵子は、他の細胞と同じく時間により劣化していき、細胞質内に存在する染色体も劣化していきます。また、通常の細胞は、細胞分裂によって自分のクローンとなる細胞を作りだすことができますが、卵子はそれができません。それが質にも影響し、採卵される卵子にも受精卵にも影響し、年齢が増えることによって妊娠率が低くなり、流産率が高くなっていくと考えられています。

ただ、質の低下スピードを遅らせる可能性については、抗酸化作用のある成分（PQQ、コエンザイムQ10、ポリフェノールの一種など）を定期的に摂取することで、体外受精での成績が良くなったという学会発表や論文がありますが報告数も少なく、エビデンスが乏しいため、はっきりとはわかっていません。

さまざまな卵子の状態

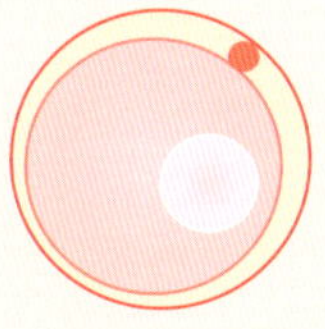

空胞のある卵子

卵子の細胞質内にある、細胞の抜けた部分のことを空胞と言います。顕微授精では、空胞を避け細胞質内に精子注入できれば問題なく受精します。

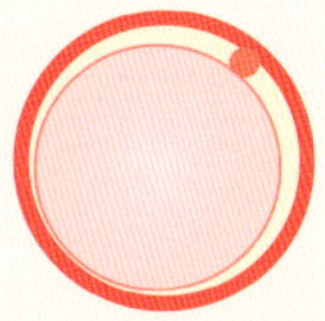

透明帯が変形した卵子

卵子の細胞を守る殻のことを透明帯と言い、厚かったり、細長く変形していることもありますが、細胞質内に精子が入れば受精することができます。

透明帯のない卵子

透明帯は、複数の精子が侵入する多精子受精を防ぐ役割があるため、透明帯のない卵子が採れた場合の媒精方法は顕微授精となります。

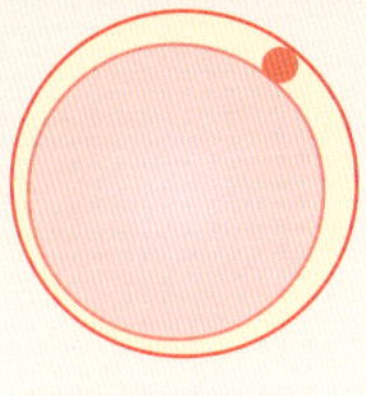

巨大な卵子

卵子の大きさは120μm前後ですが、130μm以上の卵子が見つかることがあります。そういった卵子は、染色体数が2倍あるため、培養中止となります。

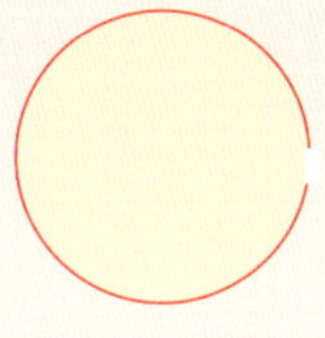

細胞質のない卵子

検卵時、透明帯のみ見つかることがあります。こちらは細胞質がないため治療に使用できません。

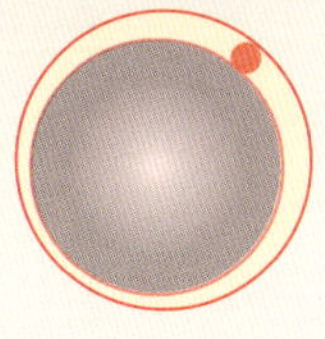

変性した卵子

検卵時、細胞質が黒ずんで見える卵子があります。細胞質が壊れてしまっているため治療に使用できません。

8 受精の方法

受精とは、卵子と精子が出会い結びつくことです。体内では、性生活によって腟内に射精された精子が子宮内腔を通過して卵管へ到達し、卵管膨大部で卵子を待ちます。そこに排卵された卵子が卵管采によって卵管膨大部に取り込まれ、精子と出会うことで受精が起きます。その後、受精卵は分割し成長しながら、精子が元来た道を通り子宮内に到達、子宮内膜に着床して妊娠にいたります。

体外受精では、精子が到達するまでの道筋と、卵子が排卵され、卵管采にキャッチされるプロセスを省いてあげることで、着床までの流れを乗り切りやすくしています。その結果、体外受精は妊娠率の高い不妊治療となっています。

受精方法

卵子と精子を受精させる方法は大きく2通りあります。体外受精（ふりかけ法）と顕微授精（ＩＣＳＩ法）です。ふりかけ法は、1個の卵子に10～15万個の精子をふりかけて、精子の力で卵子内に入る受精を目指す方法です。この時、精液調整を行いますが、それは、より運動性の高い精子を抽出してふりかけるためです。その後、ふりかけられた精子は卵子の周りの卵丘細胞に一気に群がり、卵丘細胞を通過する過程でより運動性が高くなり、透明帯を溶かしながら細胞内部に到達します。

顕微授精の場合は、胚培養士が運動性の高い、形の良い精子を選択し、動きを止めた上で、卵子の細胞質に針を用いて注入します。

顕微授精における特殊な方法

・SL-ICSI
（紡錘体可視化装置を利用したICSI）

卵子がしっかりと成熟し、精子を受け入れる態勢になると、細胞質内に紡錘体が出現します。この紡錘体は、染色体の集まったもので、糸のような性状をしているため、通常の顕微鏡では中々

採卵から体外受精

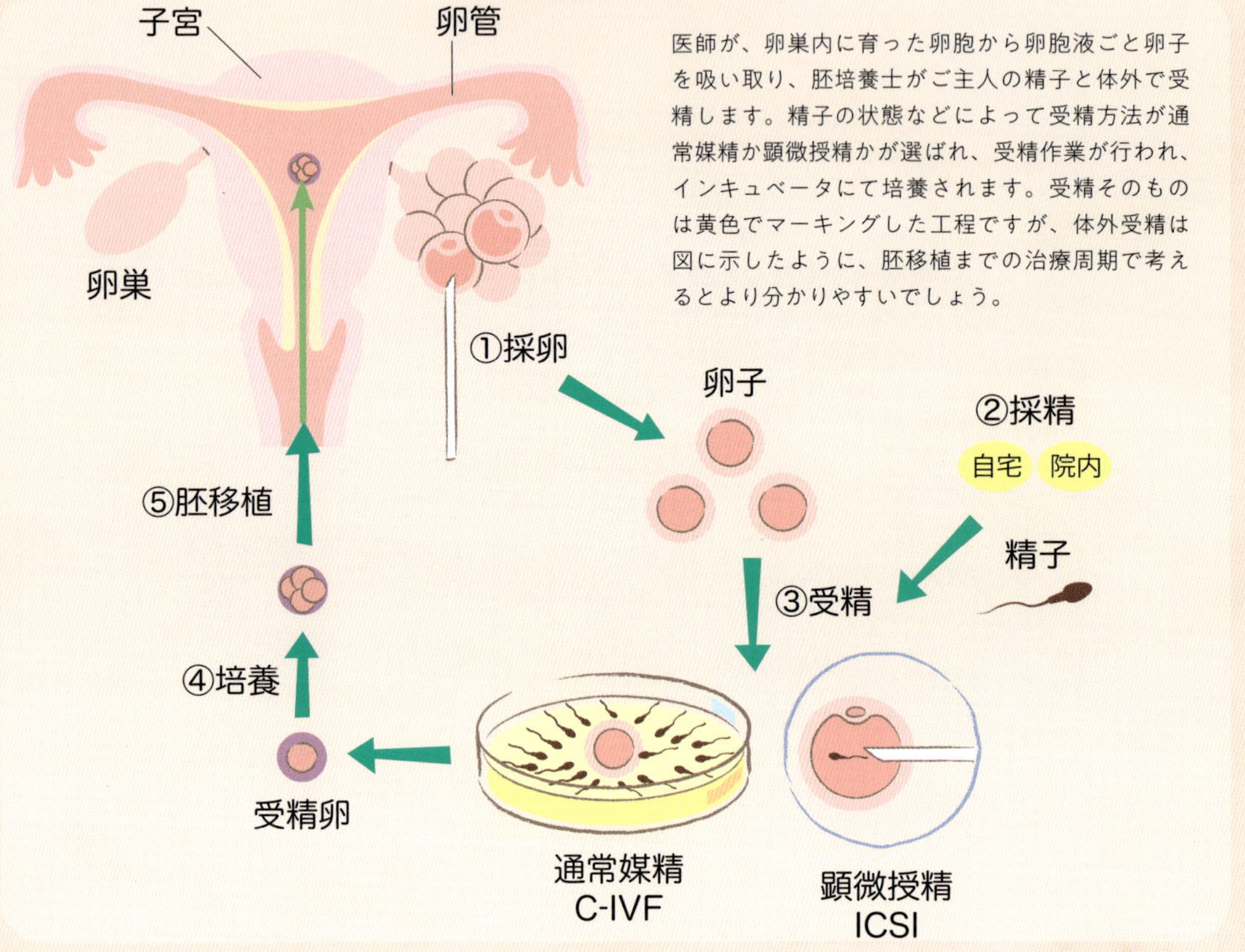

医師が、卵巣内に育った卵胞から卵胞液ごと卵子を吸い取り、胚培養士がご主人の精子と体外で受精します。精子の状態などによって受精方法が通常媒精か顕微授精かが選ばれ、受精作業が行われ、インキュベータにて培養されます。受精そのものは黄色でマーキングした工程ですが、体外受精は図に示したように、胚移植までの治療周期で考えるとより分かりやすいでしょう。

わかりにくく、ICSIによって傷つけてしまうと受精しなかったり異常な受精になることがあります。

紡錘体可視化装置を顕微鏡に設置することで、紡錘体を避けて顕微授精をすることができます（下の図A）。

・PIEZO-ICSI
（微細な振動を用いたICSI）

通常の顕微授精は、先端のとがったピペット（針様のガラス管）で、針内の陰圧で、物理的に透明帯や細胞の膜を破り精子を卵子内に注入します。

卵子の細胞膜は、卵子ごとに膜の強さが違うため、膜が弱い場合、針を刺した衝撃で細胞が死んでしまうこともあります。胚培養士は経験によってそのような卵子を判別していますが、対処法は明確に決まっているわけではありません。

PIEZO-ICSIは、先端の尖っていない針で微細な振動（パルス）を用いて透明帯や細胞膜を破る方法で、物理的に細胞膜を破る方法ではないため、傷つけるリスクが低いとされています。

それでも卵子によっては変性してしまうこともあり、通常のICSIとPIEZO-ICSIのどちらがいいかは判断が難しいようです。

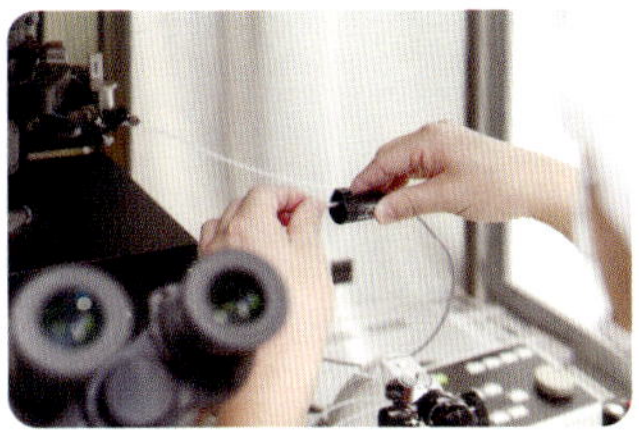

卵子の活性化

顕微授精では、卵子に精子を入れれば確実に受精するというわけではありません。患者さんによっては受精しなかったり、受精しにくいケースがあります。

一般的な顕微授精での受精率は、70％程度といわれています。

受精では、卵子に精子が入ることで、精子に含まれる卵活性化物質が卵子を活性化させます。この時、カルシウムイオン濃度が上昇します。この上昇が受精を促すとされていますから、卵活性化物質を持っていない精子を卵子に注入した場合、受精は起こらないとされています。そこで、卵子活性化処理を人為的に行うことがあります。

一番導入されているのはCaイオノフォアです。この液体は強制的に卵細胞内のCaイオン濃度を上昇させる働きがあり、強制的に卵子のCaイオンを上昇させる事で、人為的に受精を起こさせます。保険診療による診療にも含まれています。

卵子の活性化には、他にも電気刺激を与える方法や、アルコールによる刺激法などがあり、クリニックによってはCaイオノフォアでも受精しないケースに用いられることもあります。

体外受精での受精方法

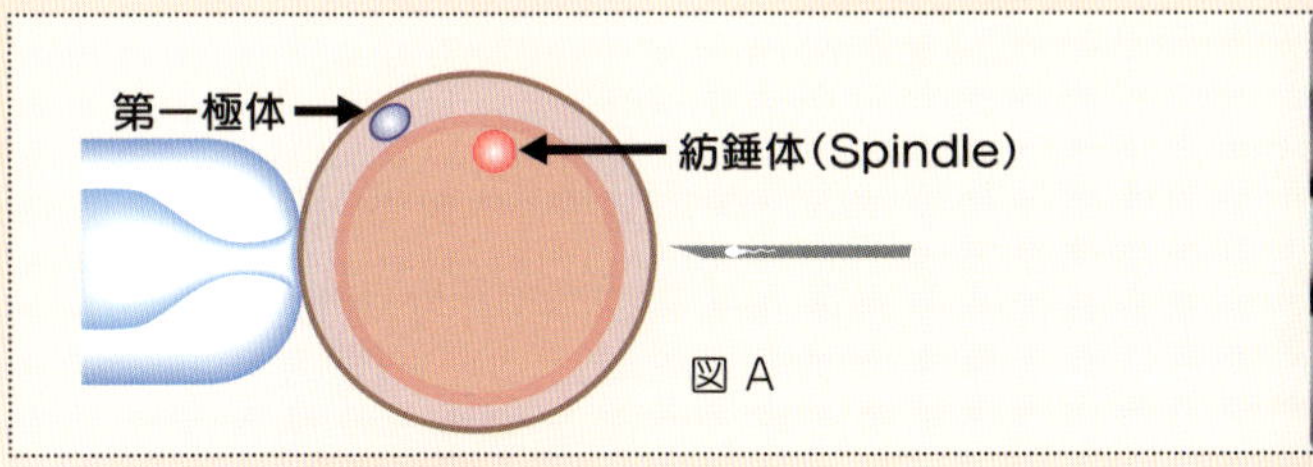

図A

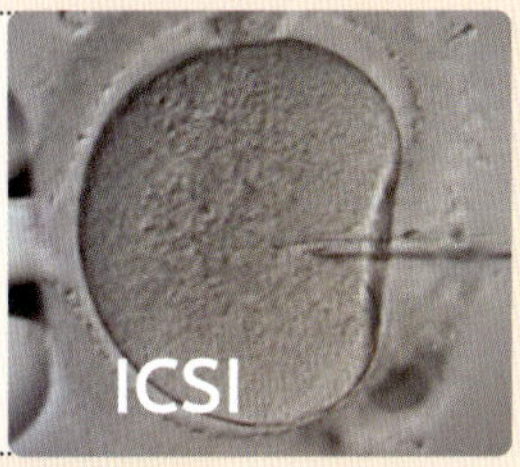

顕微授精

胚培養士が極細の針を用いて精子を1個捕まえ、卵子の中に注入します。精子を選ぶ技術など、施設によって差があります。

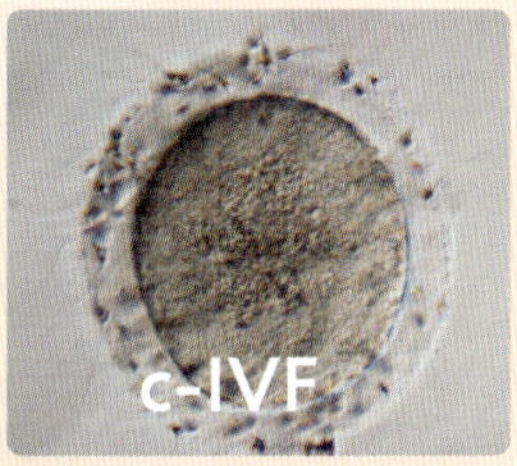

通常媒精

精子の泳ぐ力を利用して受精させます。自然に近い形で受精させることができますが、一定量以上の運動精子が必要です。

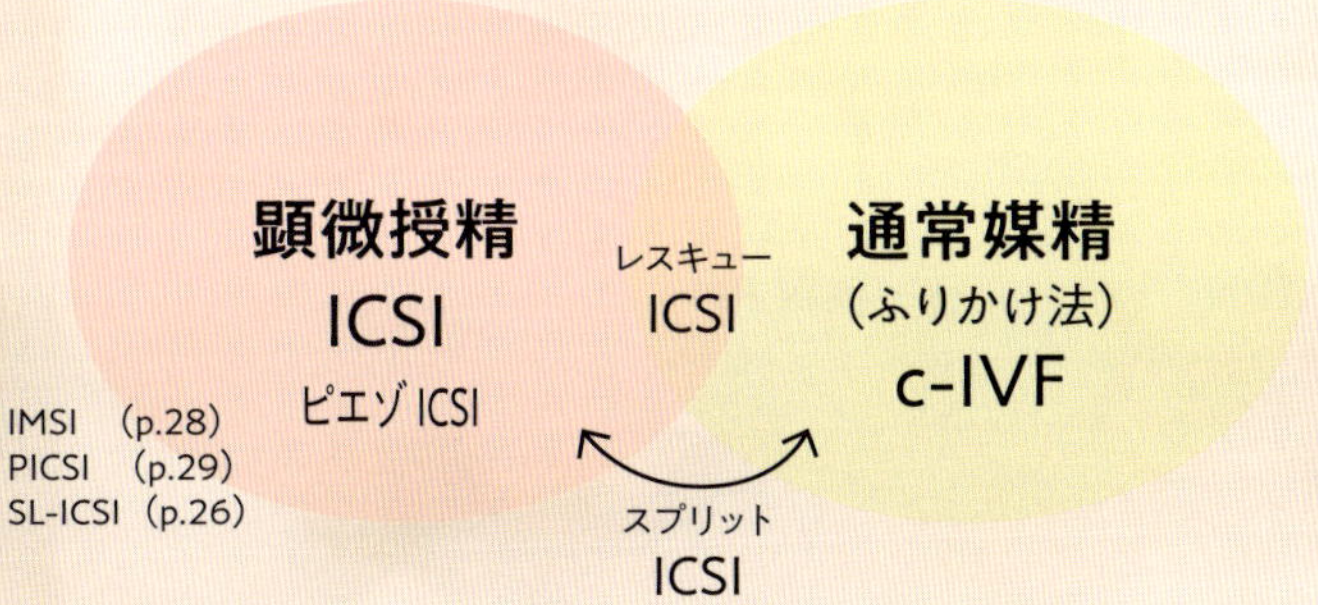

レスキューICSI

C-IVFで受精しなかった卵子にICSIする。媒精後4～6時間で受精の兆候が見られなかった場合に行う施設もあれば、媒精の翌日受精確認時に受精が完了していない卵子にICSIを行う施設もある。

スプリットICSI

1回の採卵で複数個の卵子が確保できた場合、卵子をC-IVFとICSIの2グループに分け受精を行う。

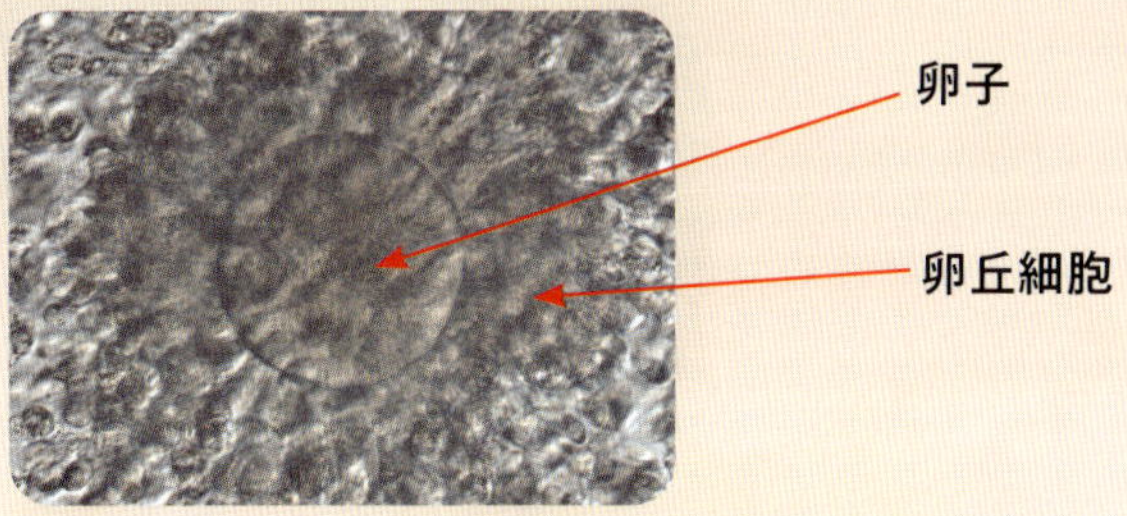

卵丘細胞卵子複合体

採卵直後の卵子は、周りに卵丘細胞が付着しています。この卵丘細胞には、卵子へ栄養を伝える、一度に複数の精子を卵子に到着させないようにする、精子の運動性を更に上げて透明帯を通過できるようにする、などの役割があります。

受精に関する先進医療

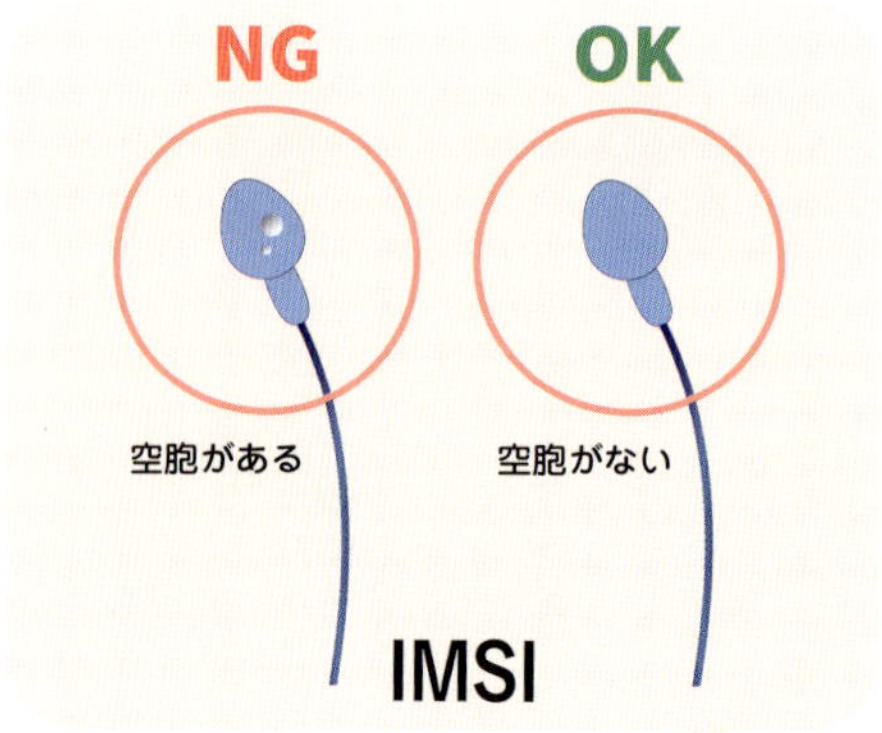

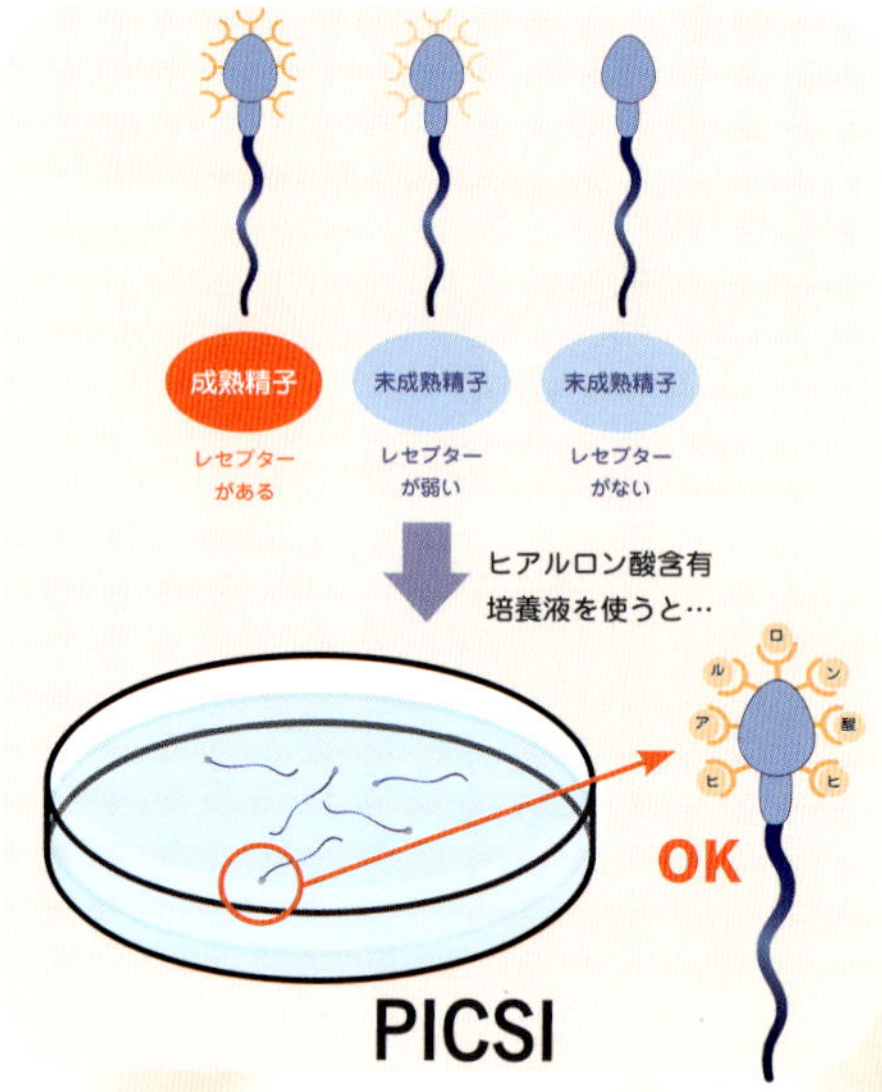

IMSIとは？

IMSIは、通常の顕微鏡よりも高倍率で確認できるレンズ（1000倍以上、最大倍率6000倍）を使って精子を観察し、良好精子を選別する技術です。顕微授精（ICSI）の時に用いる方法の1つです。

精子のDNAに傷があると、受精や胚の発育に影響を及ぼし、流産率が上がるといわれています。この精子のDNAの傷は、精子頭部の空胞と関係があるといわれていることから、顕微鏡の倍率を上げて精子を観察し、頭部に空胞のない精子を選んで顕微授精に用います。

しかし、精子頭部に空胞がないからDNAにも問題がないとはいえないため、空胞については、あえて確認しなくてもよいのではないかと判断する医師もいます。また、空胞の有無に関わらず、男性の年齢が上がるとDNAに傷のある精子が多くなるという見解もあります。

●対象となる患者

顕微授精の適応は、精子そのものの数が極端に少ない、運動率が低い、奇形が多い場合、あるいは精巣精巣上体から手術によって回収した精子を用いるなど、精子に問題がある時です。また、前回の通常媒精で受精率が低かった、また受精が起こらなかったなどの場合が、顕微授精の対象となります。これに加えて、過去の顕微授精におい

正常受精

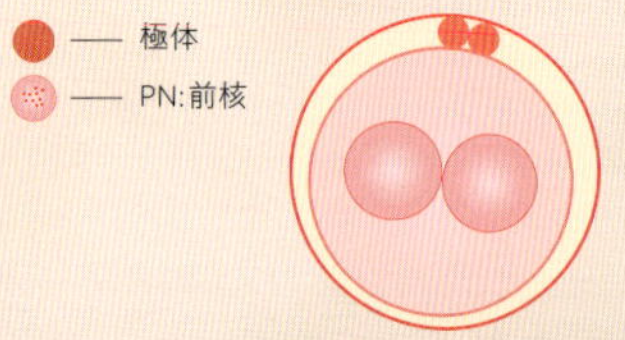

培養業務では、受精確認が特に重要です。精子由来と卵子由来の核（PN: 前核）の2つが見えれば正常受精です。

異常受精のいろいろ

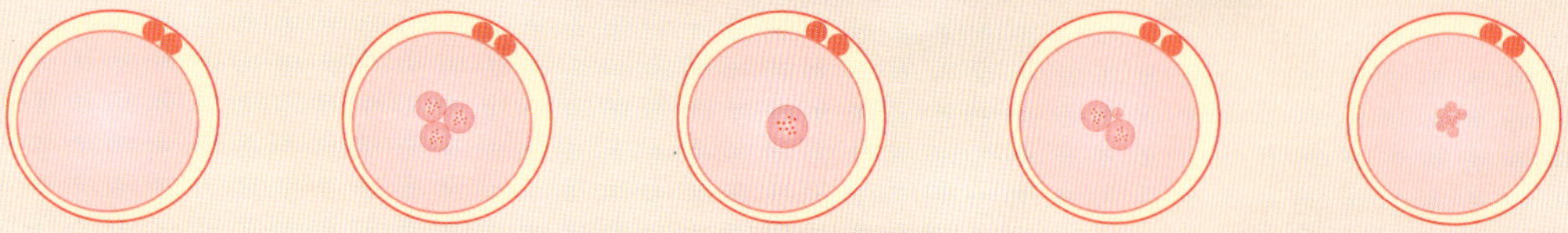

OPN

受精の兆候が出現した後に消えてしまったか、受精していないかなど理由は様々です。

タイムラプスインキュベータを利用している施設では、常に胚の成長を写真撮影しているため理由がわかりますが、導入していない施設では胚盤胞に発生した場合に移植胚の対象かの判断をすることが多いようです。

3PN

c-IVF では複数の精子が侵入した多精子受精を疑い、ICSI では卵子の異常か受精後の異常を疑います。染色体の異常が疑われるため、移植の対象から外し、培養を中止します。

1PN

2つの前核が融合してしまった場合や片方の前核の発生が遅れている場合や、卵子と精子が合わさることなく単独で発生してしまう場合が考えられます。移植対象から外す施設や、胚盤胞まで成長したものは移植の対象にする施設など、違いがあります。

2.1PN

2つの前核と小さい前核の3つが見えます。まだ研究報告が少なく、施設によって判断がわかれます。

染色体の数も正常で移植して生児を得たという報告が複数あるため、患者さんの同意のもと移植する施設もあります。

小・複数 PN

抗セントロメア抗体陽性の方の胚で見られる異常な受精です。

通常の成熟卵子では集まっている染色体が細胞内に散っているために起こるのではと考えられています。

正常受精卵がとれるまで採卵を続けることが多いようです。

て正常受精率もしくは胚発生率が低い、着床しない、流産した場合などがIMSIの対象となります。

保険診療が開始する前は、顕微授精を選択した夫婦の全てのケースをIMSIで行っていた治療施設もありました。しかし、保険診療が始まり先進医療として認められるようになってからは、適応にしたがって案内され、夫婦が希望した場合にIMSIが用いられます。

●期待できる効果と問題

精子頭部に空胞のない精子を高倍率で選択して用いることで受精が起こる、また胚が順調に発育する、胚盤胞到達率や胚のグレードが良くなることなどが期待でき、それが着床率、妊娠率の向上と流産率の低下につながるとされています。

ただ、受精率、胚発生率、良好初期胚率、胚盤胞到達率には明らかな差はないとする研究報告や意見もあります。その一方で、良好胚盤胞へと発育する確率は上がった、流産率が下がったとする研究報告も多くあります（グラフ1、2）。

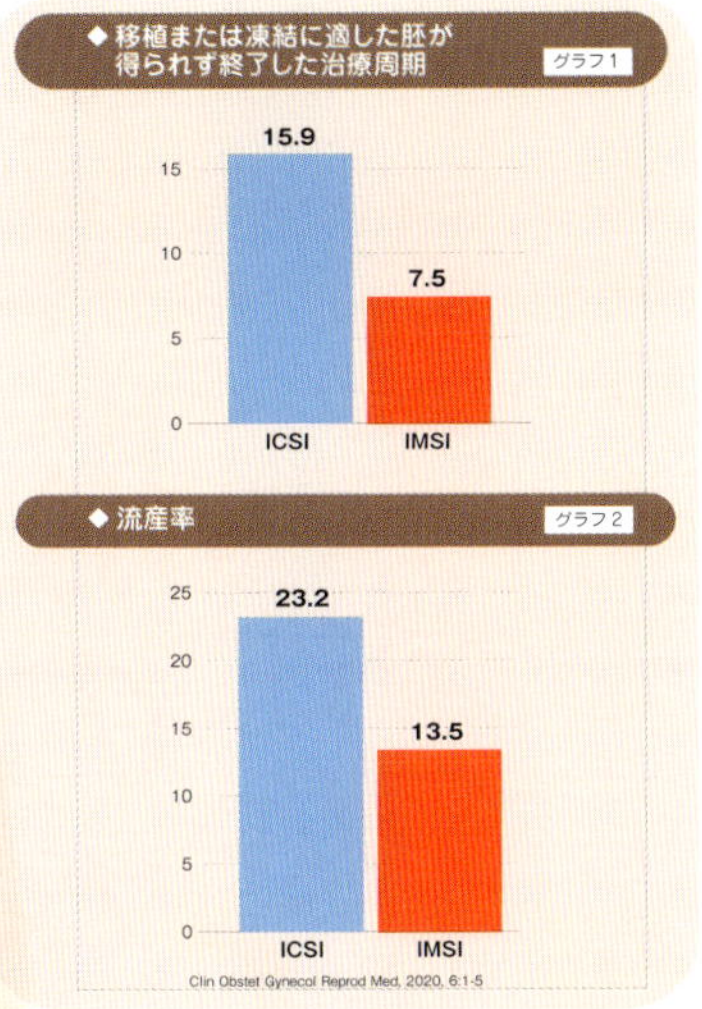

また、高倍率にすることで観察する領域が狭くなり、特に運動精子数が極めて少ないカップルの場合は、精子選別に時間がかかることがあるという心配の声もあります。熟練した技術を持つ胚培養士の腕も、IMSIには必要になってきます。

●方法

射出精液を密度勾配法やスイムアップ法などで調整し、運動性のある精子などを抽出します。

従来法の顕微授精では、胚培養士が400倍の顕微鏡を使って、まっすぐ速く泳ぐ形の良い精子を選別して、極細の針で吸引し、卵子の細胞質内に注入します。

一方、IMSIでは、顕微授精用の顕微鏡に高倍率のレンズを装着し、精子頭部に空胞のない精子、また中片部に問題のない精子から、さらに形の良い精子を選別して顕微授精を行います。

PICSIとは?

PICSIは、ヒアルロン酸が含まれた培養液を用いて成熟した精子を選択する技術です。ここで選択された精子を顕微授精に用います。

成熟精子にはヒアルロン酸とくっつくことができるレセプターがあり、その発現が弱いもの、レセプターがないものを未成熟精子としています。

調整された運動性のある精子の中にも、実はヒアルロン酸に対するレセプターの弱いものやないものが含まれています。これらの精子はDNAに傷がある可能性が高く、卵子と受精すると胚が順調に発育しない、また流産が起こりやすくなることが知られているため、ヒアルロン酸を用いてレセプターがある精子を選択し、顕微授精を行うことで正常受精を目指します。

●対象となる夫婦

胚移植をしても流産を繰り返している夫婦や、あるいは精液所見で奇形精子（正常形態率4％以下）のある患者が対象になります。

胚が順調に発育しない、胚盤胞のグレードが低い、流産してしまう、また着床しないなどは、卵子の質ばかりでなく精子のDNAに傷があることが要因になっていることもあります。これらに加えて精液検査で問題があった場合には、早めに男性不妊外来や男性不妊を診察できる泌尿器科へ受診しましょう。精索静脈瘤が見つかった場合は、精子のDNAに傷がある可能性が高く、注意が必要です。女性の年齢が若く、適応があれば精索静脈瘤の手術を行い、術後は数カ月から半年ほど精子が現れるのを待つことができます。しかし、女性の年齢が高い場合は、手術よりもPICSIを勧められるケースもあるようです。

●期待できる効果と問題

胚発育の向上と流産率の低下が期待できます。論文では、着床率、妊娠率、生児獲得率が上がると報告するものもあれば、特に明らかな差はないと報告するものもありますが、共通して流産率が低下するという報告が多くあります（グラフ3、4）。

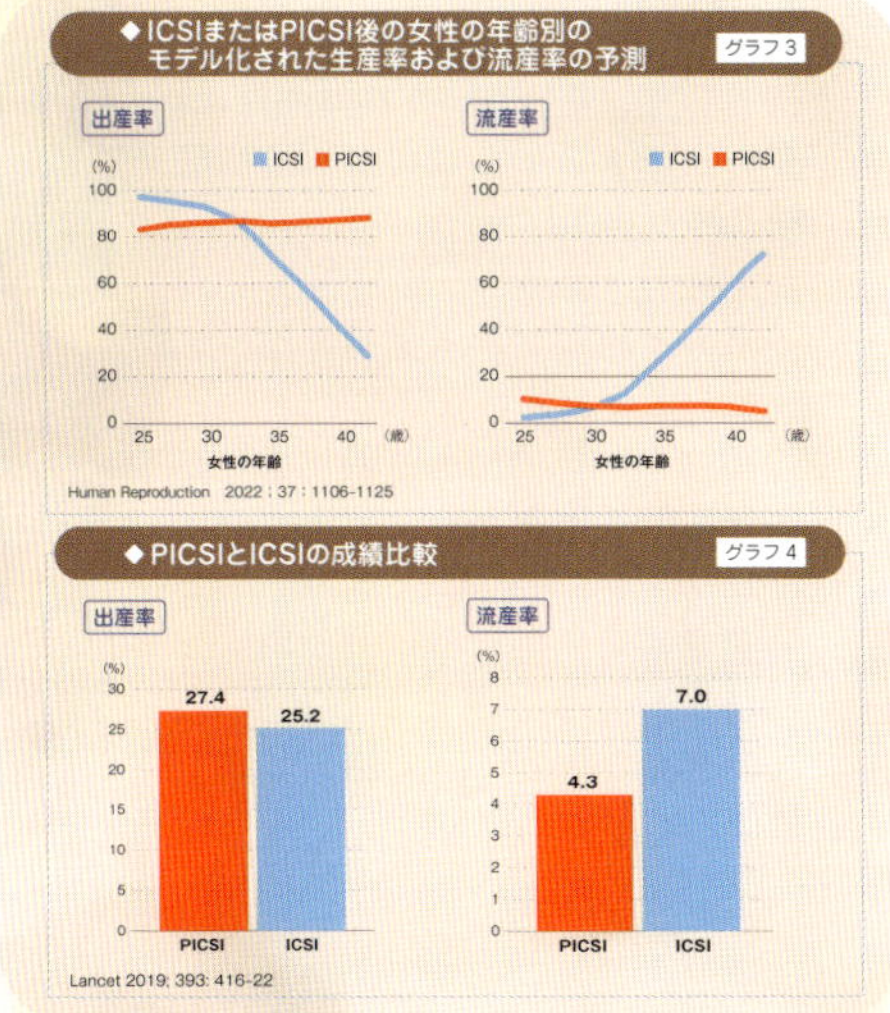

一般的には、女性の年齢が高くなるに従って、卵子の質が低下することは知られていますが、年齢が高くてもPICSIによって流産率が低下することから、受精に用いる精子の質も重要だと考えられています。

●方法

密度勾配法やスイムアップ法などで精子調整後、さらにヒアルロン酸含有培養液を用いて精子選別をします。

ヒアルロン酸と結合した精子は、頭部が重くなり、さらにヒアルロン酸のベタベタした特性からディッシュの底にくっつき、しっぽだけを動かし、モゾモゾと動くようになります。その状態の精子を探して、極細のピペットに吸い上げて顕微授精に用います。

通常の精子調整後、さらにヒアルロン酸を用いて精子選別をするため、精子の数が少ない、運動率が低いなどの夫婦には不向きなケースもあります。このような場合は、まずは運動性のある精子を確保することが先決となります。

9 胚の発生と培養

培養液と胚の発育

卵子と精子が受精し、前核とよばれる2つの核（融合する前の核で卵子側、精子側の遺伝情報を持つ）が細胞内に出現すると、細胞が徐々に増えていきます。これを胚の発生と呼び、胚は、培養3日目の8～16細胞期胚までを初期胚と呼びます。ある程度細胞が増えると、増えた細胞同士がくっつき、その後、将来に胎児となる部分と胎盤になる部分とに分かれた胚盤胞となります。その後、胚は着床をするために拡張と縮小を繰り返すことで、卵の殻（透明帯）を限界まで引き延ばし、やがて破り、細胞の塊だけが外に飛び出します。これを孵化（ハッチング）と呼びます。

受精した胚がすべて胚盤胞に育つわけではなく、途中で発育が停止してしまう胚もあります。染色体の異常によるもの、胚に育つエネルギーがなかったもの、様々な要因が考えられ、仮に受精結果が良かったり、初期胚で綺麗な分割をしていた胚で、胚盤胞まで育つと予想した胚であっても胚盤胞まで到達できるかどうかは最後までわかりません。

また、胚のグレードによっても妊娠率が異なることが知られていますが、発育スピードも重要です。採卵した日をDay０（培養開始日）とし、翌日の受精完了日をDay１とします。観察時間にもよりますが、Day２では２～４細胞、Day３では８細胞程度、Day４では桑実胚、もしくは初期の胚盤胞（胚盤胞になりたて）、Day５では胚盤胞以上というのが目安になるでしょう。

近年、タイムラプスインキュベータと呼ばれるカメラが内蔵され、一定の間隔で胚を撮影するインキュベータが主流となってきたため、発育スピードと胚グレードの関係性や、異常な分割をする胚は妊娠率が低いことなども報告されています。

培養液によって成績は変わる？

体外で卵子が受精、または受精した胚が育つのになくてはならないものが培養液です。ふりかけ法で卵子と精子を受精させるための培養液、精子や卵子をインキュベータの外で操作するために使用する培養液、発育させるための培養液、移植するための培養液など、培養液と一言でいっても、用途によって様々なものがあります。そして、それぞれの成分には

タイムプラスインキュベータで培養した胚の様子

❶中心に見える２つの丸は、それぞれ男性由来女性由来の核です。２つ見えるのが正常受精と判断します。
❷受精後は、１つの細胞が２つに分割し、徐々に細胞数を増やしていきます。
❸２つの細胞が４つの細胞になります。
❹４つの細胞が８つに細胞になります。
❺増えた細胞がくっつき、１つになります。
❻その後、くっついた細胞内部に、空洞ができます。この空洞を胞胚腔と呼びます。
❼胞胚腔が広がり、将来胎児になる部分と胎盤になる部分がはっきりとわかるようになります。
❽細胞が、外側にある透明帯と呼ばれる殻を破るため、拡大と収縮を繰り返します。
❾透明帯の一部分が破れ、細胞が飛び出します。着床するときは、この細胞だけが子宮内膜に着床します。

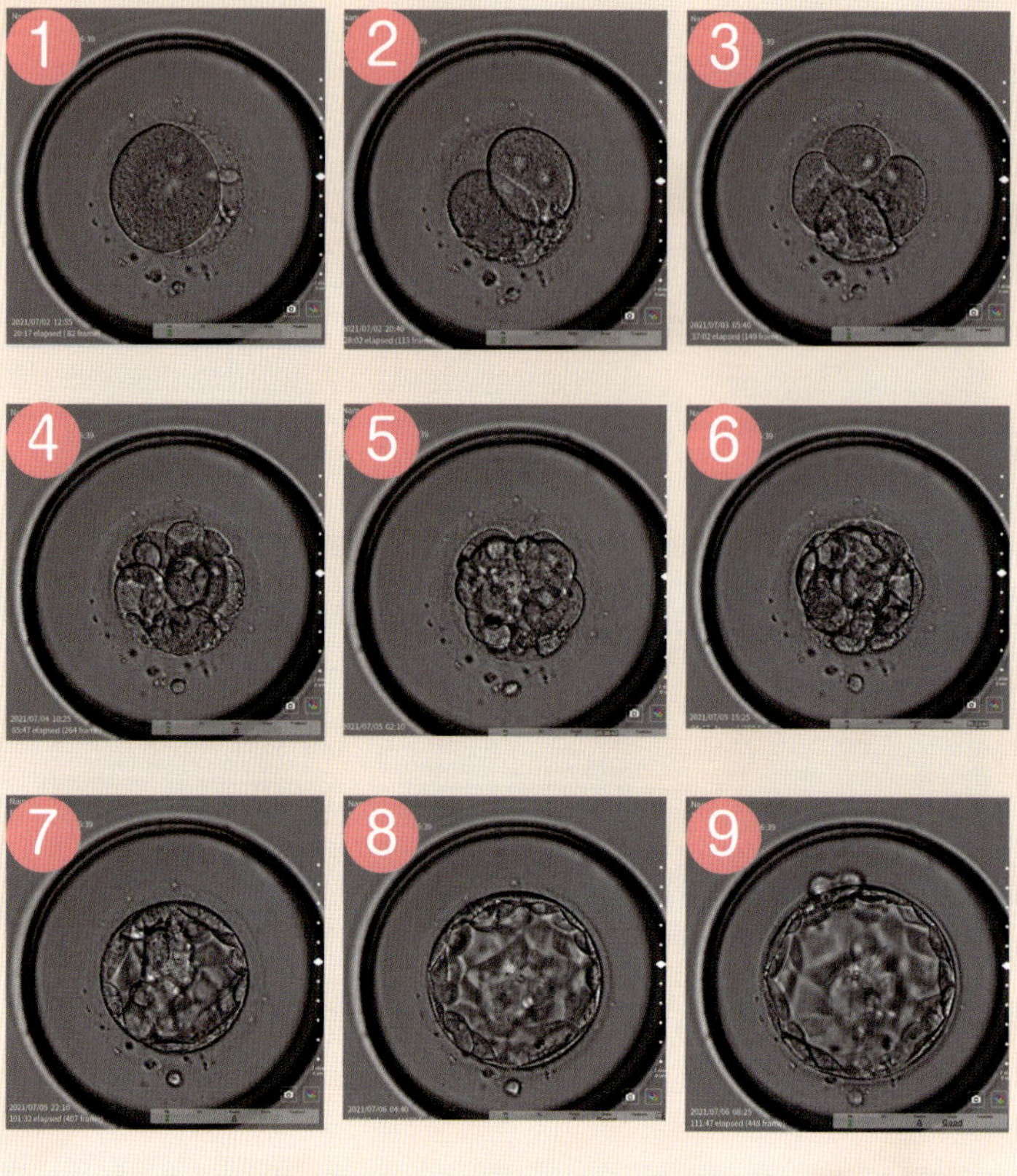

違いがあります。

●体外操作用

精子や卵子をインキュベータの外で操作するために使用する培養液です。インキュベータの外の環境は、体内の環境に比べて気相（空気の割合）や温度、湿度が違い、それらの変化は卵子や精子、胚にとってストレス要因にもなります。

迅速かつ的確な作業が求められます。特にpH（アルカリ性や酸性の指標）は重要ですから、体外操作によるpH変動がしにくい成分が含まれています。

●パーコール液

精子調整に使用される液体です。精子の重さと遠心分離を利用して精子調整を行います。

●受精用

受精にはグルコースが関係していることが知られていて、グルコースが多く含まれている培養液です。

●卵丘細胞除去用（ヒアルロニターゼ）

体外受精（ふりかけ法）は卵丘細胞の付着した卵子を利用しますが、顕微授精では卵丘細胞を除去してから行います。その理由は、顕微授精の針に卵丘細胞が付着すると操作性が悪いためです。卵丘細胞はそのままだと除去しにくいため、専用の培養液を用います。

●培養用シーケンシャル、ワンステップ

インキュベータ内で使用する培養液です。体内で胚が発育する環境であるヒト卵管内液の組成をベースに、胚の発育に必要なアミノ酸などが含まれています。

●凍結、融解液

・凍結用

体外受精実施施設での凍結は、ほぼガラス化凍結法という方法がとられています。凍結融解は細胞にとってダメージがあるため、細胞になるべくダメージを与えないように成分が配合されています。卵子や胚だけでなく、卵巣組織用のものもあります。

・移植用

移植時に使用する培養液には、子宮内膜に着床しやすいと考えられているヒアルロン酸が含まれています。

●特殊なもの

そのほかにも、卵巣から卵胞液を吸引した後に、卵子の取り残しがないよう卵胞内を洗浄するための培養液や、受精しない卵子に対して処理を行う卵子活性化処理用培養液、精子を凍結するために使用する培養液などがあります。

このように、体外受精で用いる培養液は様々で、製造メーカーも複数あります。医師や胚培養士が違うだけではなく、施設によって使用する培養液も違うため、同じ成績を出すクリニックは1つとしてないといえます。

また、培養液も常に同じものを使用しているわけではありません。新しい製品、興味のある製品があれば、培養室長が検討し、成績が上がれば本採用として利用するなど、体外受精治療で成績を出すために、非常に重要なファクターといえるでしょう。

培養液のいろいろ

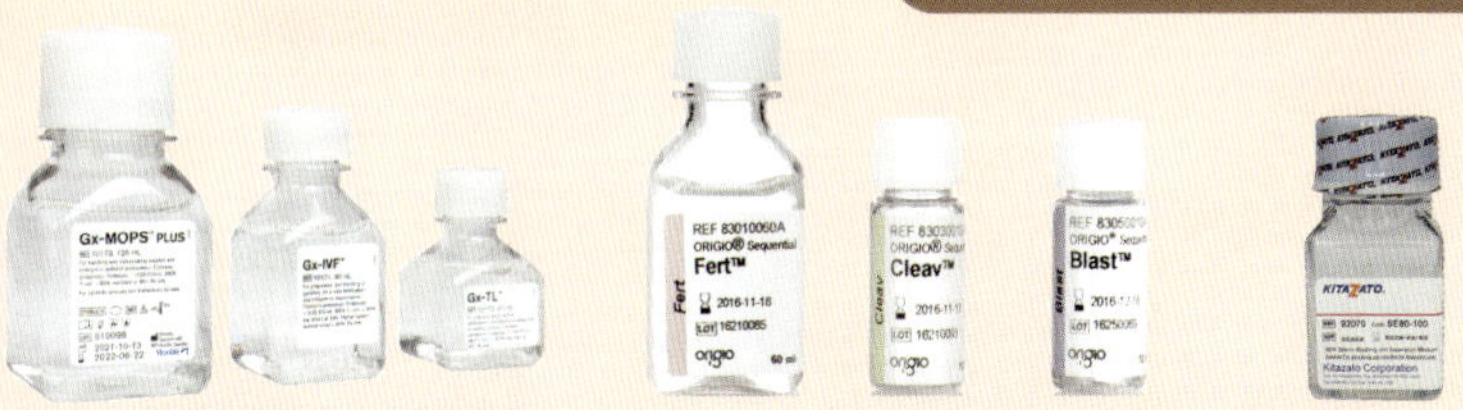

培養液には、卵子や精子の採取時に用いるもの、胚の発育サポートや、胚移植で用いるものなどがあります。胚は体外で培養すると、様々なストレスに晒されます。例えば酸素濃度は、酸化ストレスに直結し、正常な発育をしなかったり、発育が止まったりする要因となります。培養液には、これを防ぐための成分や、pHを中性に保つようにする成分などが含まれ、メーカーごとに工夫が凝らされています。また、培養液によって培養成績が変わることもあるようです。同じ製品であっても製造日によって成績が変わることもあるため、胚培養士は成績を常に見比べて培養液を用いています。

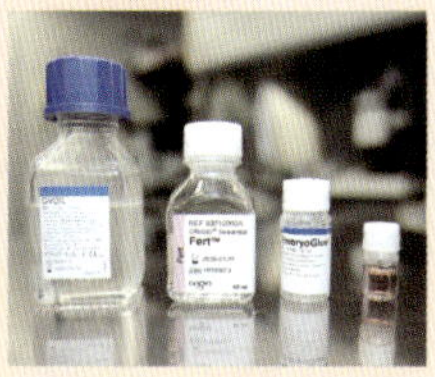

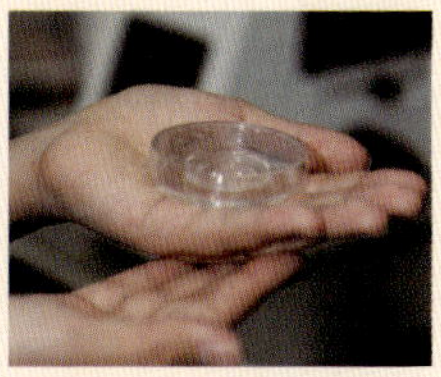

胚は、8細胞期あたりから必要となる栄養素が変わるため、成長に合わせて数種類の培養液を使い分けるステップタイプと、受精から胚盤胞まで1種類の培養液で行うワンステップタイプがあります。

最近では、ワンステップタイプの培養液を使う治療施設が増えてきています。

発生や発育に問題のある胚

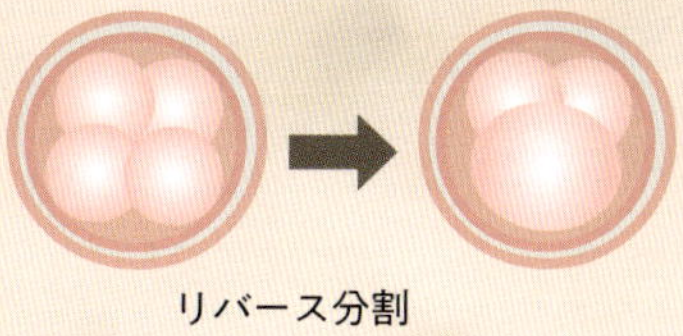

リバース分割

受精後、胚の細胞が2つ4つと増えますが、増えた細胞が途中で減ることがあります。これはリバースと呼ばれ、異常な分割とみられています。こうした胚は胚盤胞へ到達する確率が落ちることが報告されています。

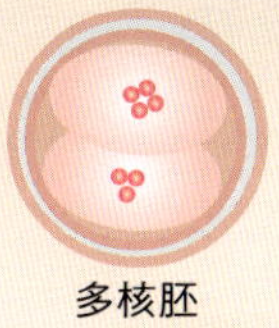

多核胚

正常受精後の胚は細胞分裂を繰り返して細胞を増やします。それぞれの細胞には核が1つあるのが通常ですが、細胞の中に2つ以上の核が確認できることがあります。これを多核胚といい、妊娠率が落ちるとの報告がありますが、生児獲得の報告もあるため、移植の優先順位を決める指針とする施設もあります。

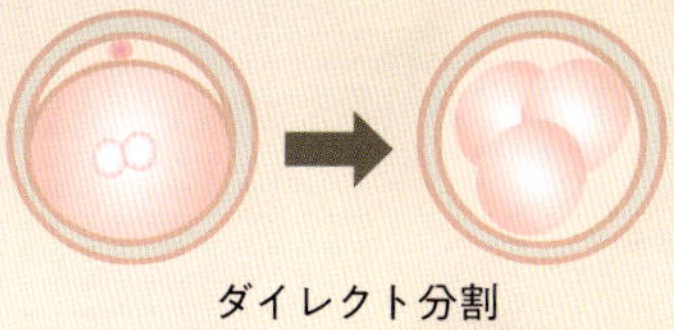

ダイレクト分割

通常、細胞は2つに分割します。細胞は倍々になり2つ4つ8つと胚の細胞は増えていきます。しかし、中には1つの細胞がいきなり3つ4つの細胞へ分かれることがあり、これをダイレクト分割と呼びます。こうした胚は胚盤胞へ到達する確率が落ちることが報告されています。

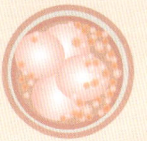

フラグメンテーション

小さい粒状のものがフラグメントで、核の入っていない細胞のようなものです。フラグメントは、細胞に悪影響を及ぼし、胚発育を妨げたりする要因になると考えられていますが、発生する原因や発育を妨げる理由については研究中です。

10 胚の評価グレード

胚のグレード評価は、移植や凍結を行う際に必要になります。より良いグレードの胚であれば統計学的に妊娠率が高い、出生率が高い、流産率が低いことが知られているため、移植回数を少なくするために良いグレードの胚から移植は行われます。
初期胚での移植と胚盤胞での移植の２パターンがあります。

初期胚の場合

初期胚とは、培養3日目、大体8細胞期程度までの胚をいいます。正常なスピードで発育している胚であれば、採卵当日から2日目には4細胞、3日目には8細胞程度になっています。

胚の評価は、グレード1～5（G1～5またはV1～5）で表されていて、G1が一番良い初期胚、G5が形態不良な初期胚となります。細胞1つ1つが時期相応の大きさや数である、細胞とは別の細胞断片（フラグメント）の量などによってつけられます。たとえば、培養3日目（D3）は8細胞程度あるのが正常スピードですが、4細胞しかなかったり、フラグメントが細胞の中のほとんどを占めていると、グレードは低くなります。

胚盤胞の場合

胚盤胞は、内部細胞塊（ＩＣＭ：将来赤ちゃんになる細胞）と栄養外胚葉（ＴＥ：将来胎盤になる細胞）に分かれています。また、ＩＣＭとＴＥの内側には胞胚腔と呼ばれる、水が含まれる空間があり、その広がり方によって1～6段階にグレード分けされています。これとＩＣＭとＴＥそれぞれがA、B、Cの3段階でグレード分けされています。細胞数が多く密なものがAで、細胞数が平均的なものが多くもなく、少なくもないものがB、細胞数が少ないものがCという評価になります。

例えば、「4ＢＡ」の場合は、拡張胚盤胞と呼ばれ、将来胎児になる部分の細胞は多くもなく、少なくもなく、将来胎盤となる部分の細胞は多く密である、という評価になります。

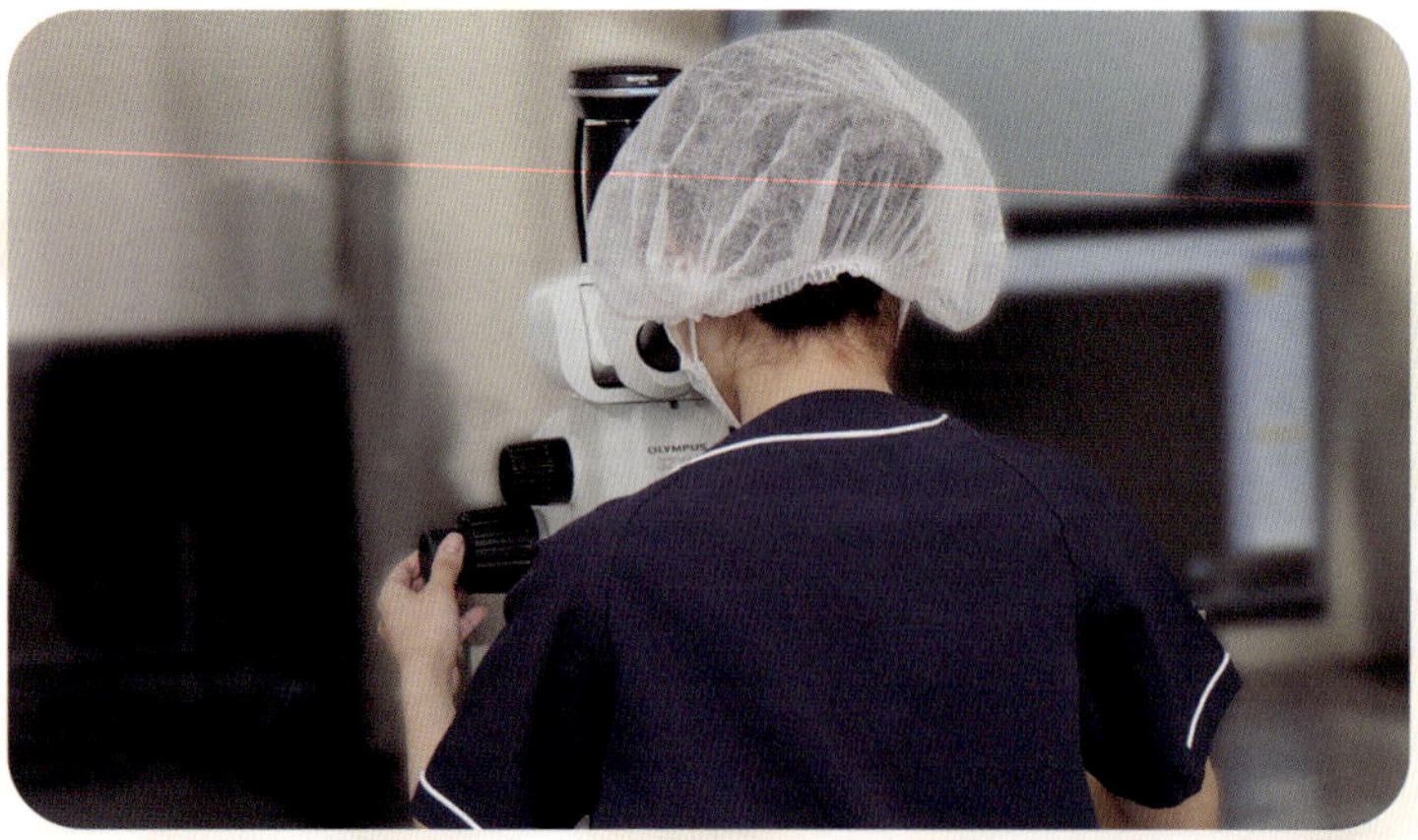

成長スピードも評価対象になります。受診先施設で「D5、4ＢＡ」、「D6、5ＣＢ」のように説明を受けることがあります。これは、培養5日目の4ＢＡ胚、培養6日目の5ＣＢ胚となりますが、通常は早く胚盤胞に到達した胚のほうが優先順位は高いと考えられています。

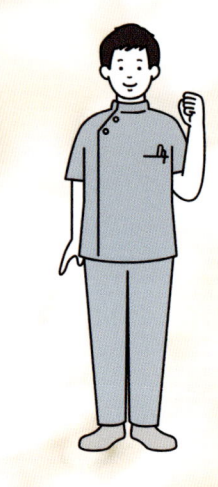

胚のグレードと妊娠率施設ごとの違い

しかし、胚のグレードは妊娠や出産を保証するものではなく、流産するしないを告げるものでもありません。同時に、評価が低いから妊娠、出産に結びつかないわけでもなく、胚の評価はあくまでも形態学上の評価です。評価が良い胚は染色体の問題が少ないとされていますが、評価が高くとも染色体に問題がある胚もあります。

ただ、評価の低い胚に比べて評価の高い胚は、問題の発生割合が低く、着床、妊娠成立がしやすく、出産につながる胚だろうとの予測は立ちます。

このような現状のため、より精密な胚評価をすべく、自施設の成績を元に独自の評価を加えて患者に伝えている施設もあります。

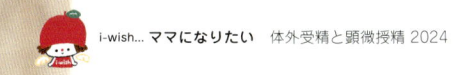

初期胚の発育とグレード評価（Veeck 分類）

Grade1 （V1）	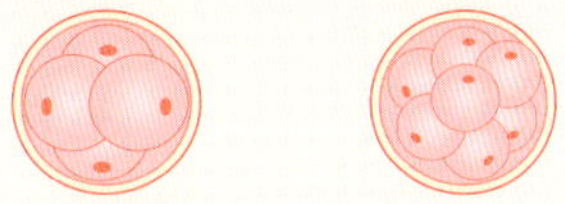	細胞の形態が均等 フラグメントがない
Grade2 （V2）	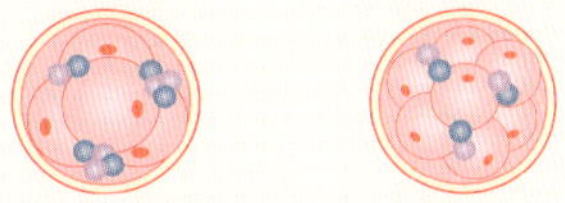	細胞の形態が均等 僅かにフラグメント
Grade3 （V3）	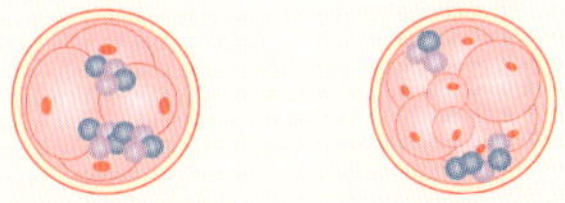	細胞の形態が不均等 少量のフラグメント
Grade4 （V4）	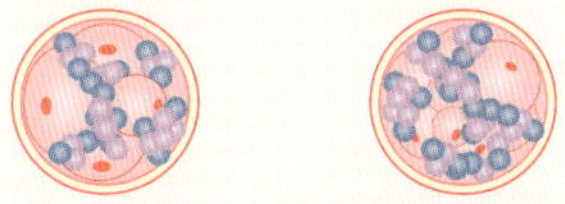	細胞の形態が均等 or 不均等 かなりのフラグメント
Grade5 （V5）	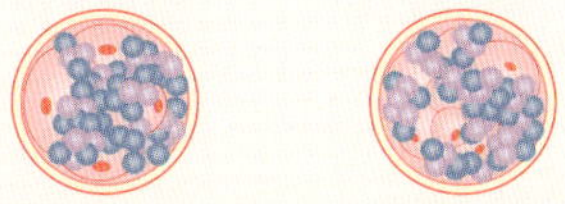	細胞をほとんど認めず ほぼフラグメント

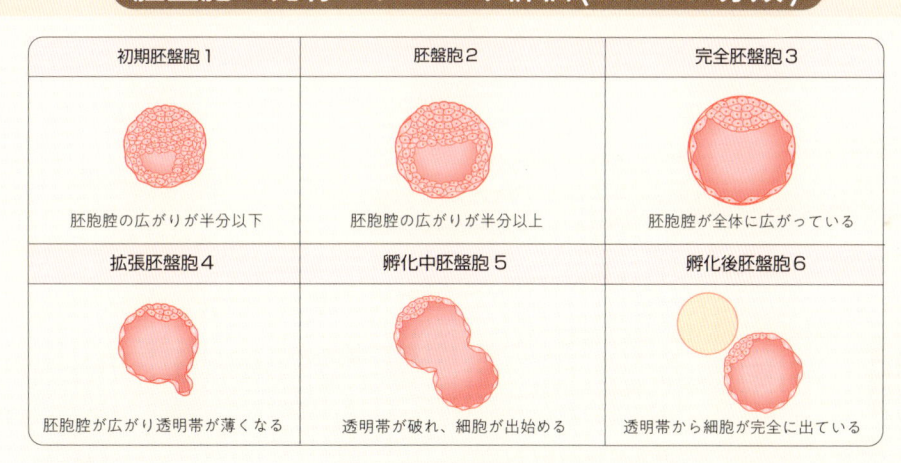

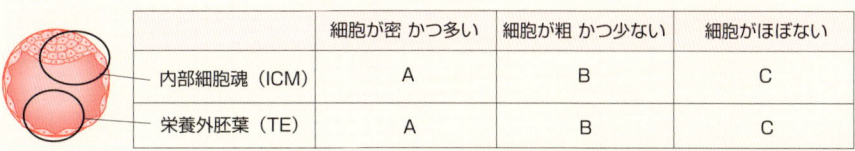

胚盤胞の発育とグレード評価 (Gardner 分類)

初期胚盤胞 1	胚盤胞 2	完全胚盤胞 3
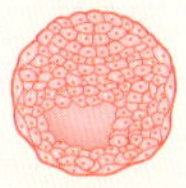 胚胞腔の広がりが半分以下	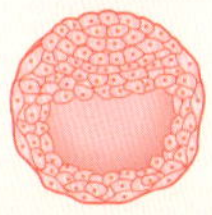 胚胞腔の広がりが半分以上	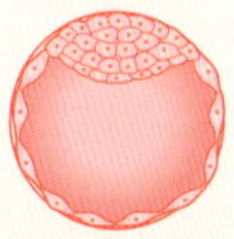 胚胞腔が全体に広がっている
拡張胚盤胞 4	**孵化中胚盤胞 5**	**孵化後胚盤胞 6**
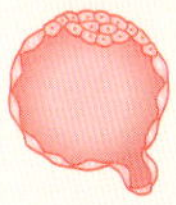 胚胞腔が広がり透明帯が薄くなる	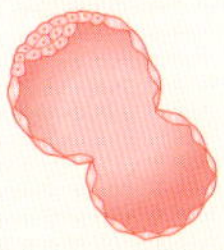 透明帯が破れ、細胞が出始める	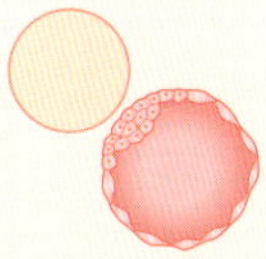 透明帯から細胞が完全に出ている

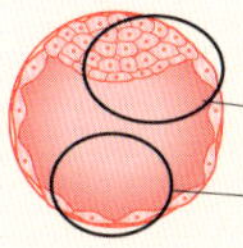

	細胞が密 かつ多い	細胞が粗 かつ少ない	細胞がほぼない
内部細胞魂（ICM）	A	B	C
栄養外胚葉（TE）	A	B	C

3AC という胚盤胞だったら？

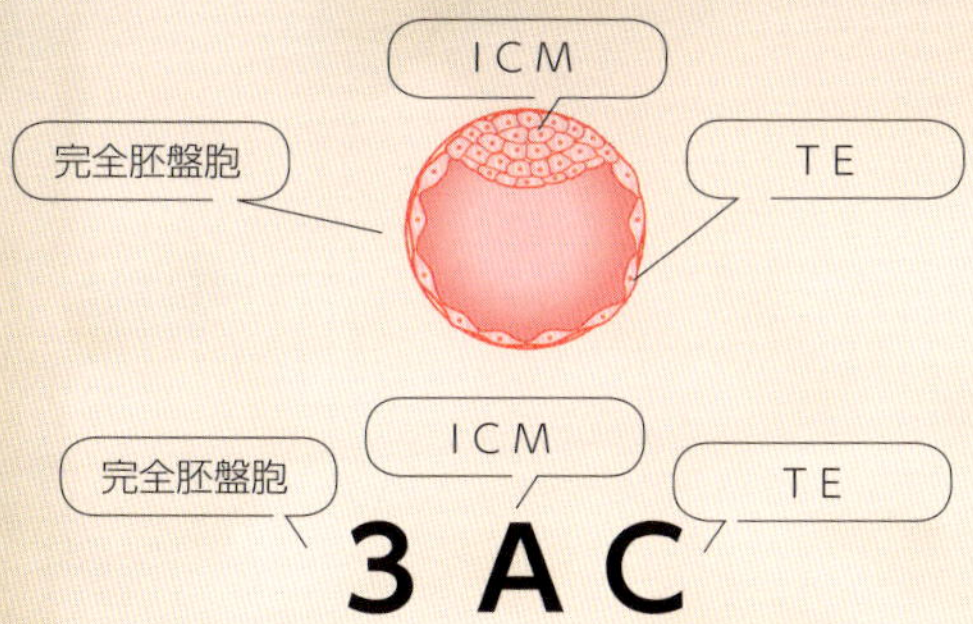

細胞の状態
A：細胞が密で、数が多い
B：細胞がまばらで、数が少ない
C：細胞の数が非常に少ない

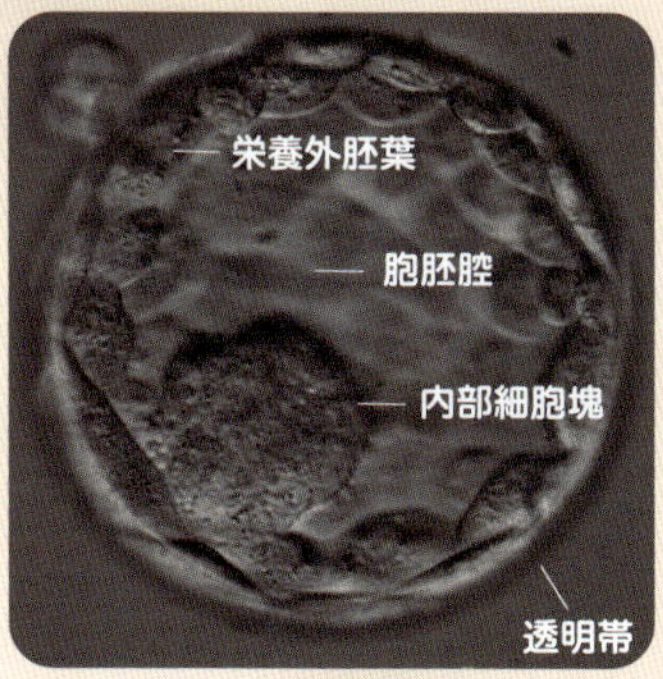

胚盤胞

胚盤胞には、将来赤ちゃんになる内部細胞塊と将来胎盤になる栄養外胚葉があります。
また、胚の中央には胞胚腔という空間があります。

11 培養器と先進医療
インキュベータとタイムラプス

体内では、胚は卵管内で発育します。この卵管を模したものが培養器（インキュベータ）です。卵管液の成分を模したものが培養液です。

そのため、インキュベータは、体外受精を実施している施設には必ず導入されていて、採卵や移植が行われる限り、常に稼働し、胚培養士による日々の機器チェックや、メーカーによる定期メンテナンスも欠かせません。胚培養士は胚の知識だけでなく機器についての理解や管理能力も必要です。

使用されているインキュベータは、施設によって若干の違いはあるものの、内部が温度37℃、酸素濃度5％、二酸化炭素濃度5～6％を常に保てるように設定されています。湿度はインキュベータによって違い、ドライ型であれば加湿をせず、ウェット型であれば水を入れたバットをインキュベータ内に設置して加湿を行います。

また、インキュベータは大きく3種類があります。内部が数段に分かれ、ドアが1つの集合タイプ、個室にわかれていて、患者さんごとに個別に培養できる個別タイプ、さらに個別に培養でき、カメラが内蔵され、インキュベータ内に胚を入れたまま撮影できるタイムラプスタイプがあります。

タイムラプスインキュベータ

タイムラプスインキュベータとは、インキュベータ内にカメラが内蔵されたもので、胚の分割や成長した胚の画像を数分間隔で撮影できます（施設によって時間が異なることがあります）。この画像を連続で再生することで、動画として記録・観察することも可能になっています。

施設によっては診察時に動画を見ることができ、1つひとつの胚についてより知ることができます。

インキュベータから胚を取り出すことなく発育を確認、観察できるため、結果的に胚へのダメージやストレスが少なく、取り出す際のアクシデントや取り違いを防止できると考えられています。タイムラプスインキュベータを利用した培養は、先進医療に含まれていて、保険診療と併用して行うことができます。

インキュベータの種類と特徴

タイムラプスタイプ

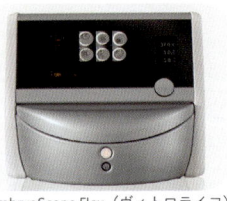

EmbryoScope Flex（ヴィトロライフ）

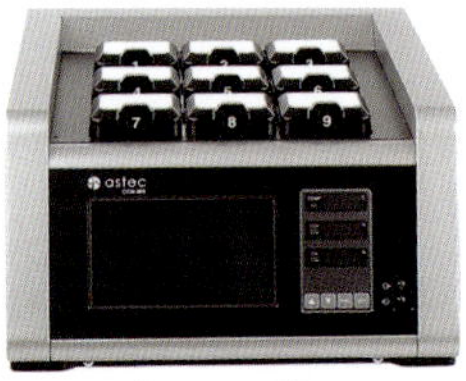
CCM-iBIS（アステック）

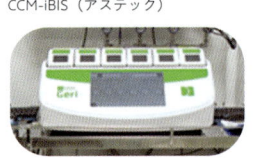

Geri（メルクセローノ）

インキュベータ内にカメラが取り付けられ、撮影された写真はモニターやPCで確認できます。

個別タイプ

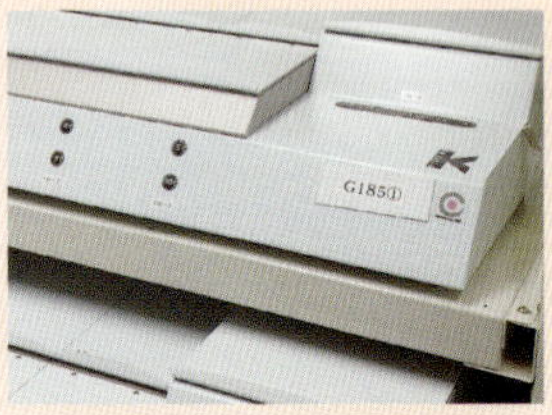

胚の培養のために使用されるインキュベータです。胚を個別で管理することで取り違えが起きるリスクを減らすことができます。

集合タイプ

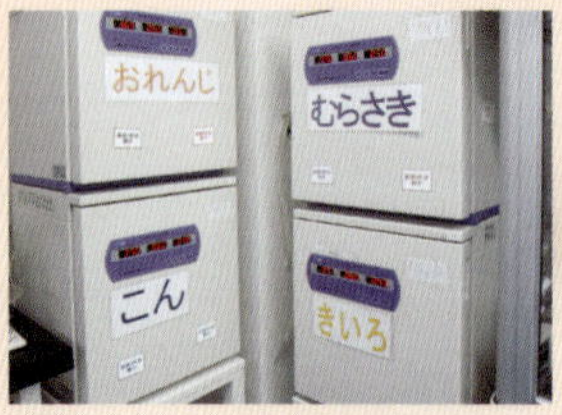

培養液の準備の際に利用されているインキュベータですが、胚の培養にも用いることができます。付属のバットに水を入れることで、直接加湿できます。

先進医療 タイムラプスインキュベータ

従来型インキュベータでは、培養2～5日目の間にかけて3～5回ほど胚をインキュベータから出して観察や撮影を行い、胚の発育状態を確認します。タイムラプスインキュベータでは、胚を外に出すことなく発育の観察ができるため、環境の変化が起こりにくく、胚へのストレスを軽減できると考えられています。

2022年4月から始まった不妊治療の保険診療化に伴い、タイムラプスインキュベータを利用した胚培養は先進医療として保険診療と併用して行うことができます。

培養器と培養作業と胚への影響

インキュベータは、体内環境を模しています。体内環境と体外環境の違いは、光や温度、気相、湿度であり、体内環境と大きく違えば、胚にとってはストレスとなってしまいます。胚に負荷がかかれば発育に悪い影響がでると考えられるため、なるべく体内に近い環境にしてあげることが必要です。

ただ、体内環境に近いインキュベータ内に胚を置けば問題はないかといえば、そうではありません。

受精の確認をしたり、胚の成長を観察したり、培養方法によっては培養液を変える作業が必要です。

その都度、胚を庫外に取り出すわけですから、胚には少なからず負荷がかかってしまいます。タイムラプスインキュベータを利用していれば、胚を庫外に取り出すこともなく受精や胚の成長を観察できます。保険診療では先進医療に含まれるため、保険診療で体外受精を受けている患者さんは、追加費用が発生しないよう使わないケースもあります。

現在のタイムラプスインキュベータの普及率が6割ほどとも言われていますから、クリニックに無いケースもあります。そのような場合でも、なるべく短時間で観察する、観察する際は培養室内を暗くするなどの細かな取り組みを胚培養士は行っています。

インキュベータの準備

インキュベータの主な用途は、胚を培養することですが、その他にも利用されます。

培養液は生もので、使用されるまでは冷蔵庫で保管されていて、使用が決まると開封されますが、すぐ使えるわけではありません。冷たいままの培養液を精子や卵子、胚に使用すると、ストレスとなり、細胞が死ぬことに繋がります。また、胚の培養で使用する培養液の場合は、培養液自体の気相も胚に合わせる必要があります。そこで、温度や気相をそれぞれに適した状態にしてあげるため2~3時間、場合によっては前日からインキュベータ内で保管します。

精子と卵子と胚の大きさ

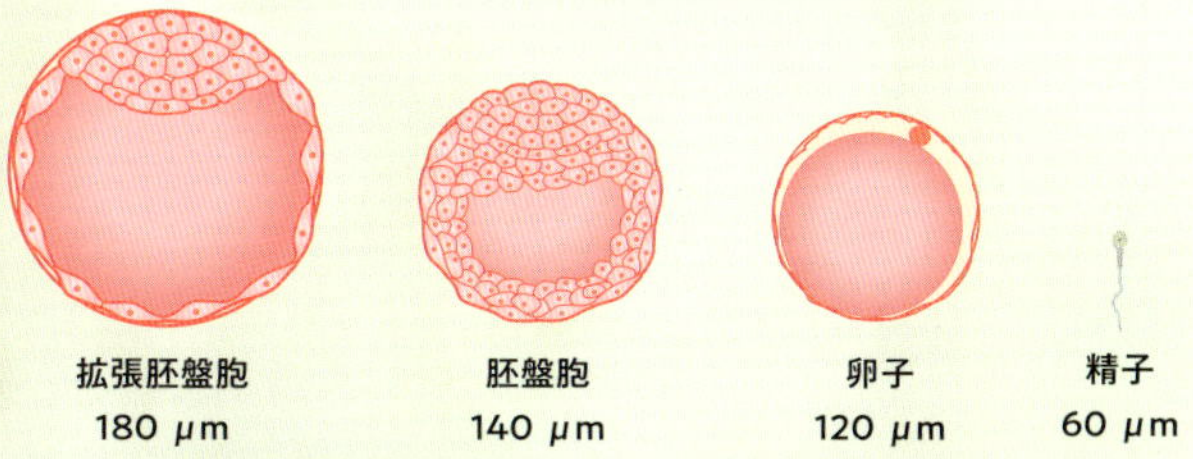

卵子は120μm、精子は尾部を含めて60μm程度で、精子の頭部にいたっては5μm程度しかありません。1mmが1000μmであるため、どれだけ小さいかがわかります。胚盤胞は着床に近づくと大きくなっていき、200μm以上となります。胚が小さいため、胚が育つディッシュも大きくありません。運ぶ際には、操作以上に気を遣います。

ミネラルオイルとディッシュ内の様子

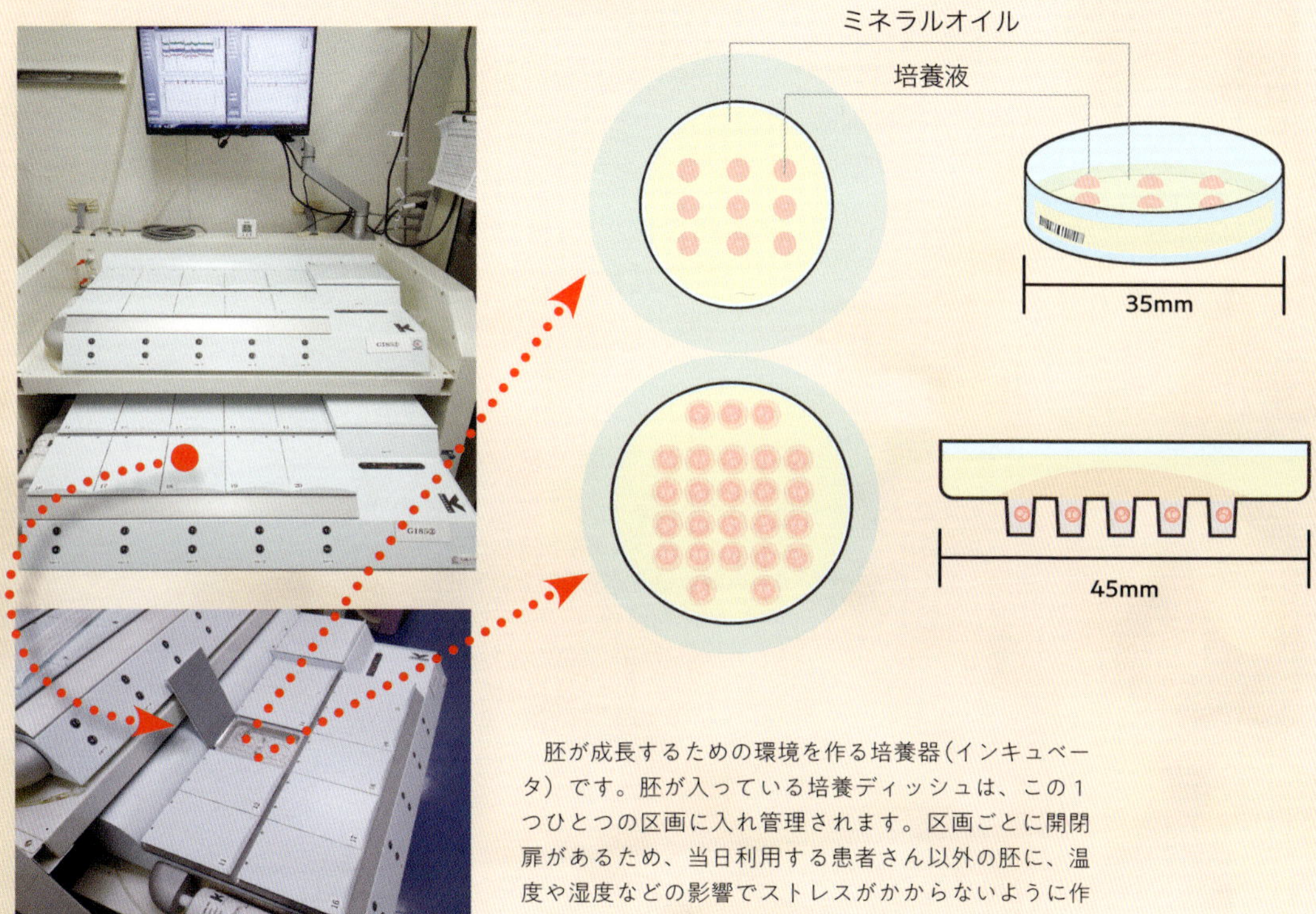

一般的な培養ディッシュで、培養液のドロップ1つに1個ずつ胚を入れて培養します。ディッシュ側面もしくは裏には、患者さんの氏名やIDが書いてあったり、識別するバーコードシールなどが貼ってあり、取り違えが起こらないように個別管理します。

この培養ディッシュは、胚を入れる溝があり、培養液を入れるだけで使用できるタイプのディッシュです。一般的な培養ディッシュに比べてやや大きいですが、入れられる胚の数が多く、ディッシュを動かすことで起こる胚の移動を緩和できます。

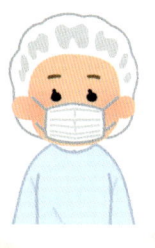

胚が成長するための環境を作る培養器(インキュベータ)です。胚が入っている培養ディッシュは、この1つひとつの区画に入れ管理されます。区画ごとに開閉扉があるため、当日利用する患者さん以外の胚に、温度や湿度などの影響でストレスがかからないように作業が行えます。

12 胚移植
胚の凍結保存と融解

移植可能な胚ができると、移植準備に進みます。移植には採卵した周期に戻す新鮮胚移植と一度凍結して後に戻す凍結胚移植があります。

新鮮胚移植の場合は、胚盤胞であれば採卵から5日ほど後に移植、初期胚であれば採卵から3日ほど後に移植となります。移植当日に、医師もしくは胚培養士からその日の朝に観察された移植胚の説明を受け、その後すぐに移植となります。

凍結胚移植の場合は、採卵周期に一度胚の凍結をし、次周期以降の移植に適した身体の状態の時に移植します。移植当日、胚培養士が胚を融解し、移植になります。

現在、日本国内での移植はほとんどが凍結胚移植となっています。

胚盤胞移植の場合、移植当日に胚にアシステッドハッチング（ＡＨＡ）処理を行うことがほとんどです。透明帯から胚が孵化しないと着床しないため、移植後に孵化しやすいように、透明帯の一部をレーザーや透明帯を溶かす専用の溶液で開口します。透明帯と細胞が密着している場合は、それを離すため、浸透圧を用いて脱水します。そのため細胞が少し収縮することがあります。

胚移植

移植は、採卵した周期に移植する新鮮胚移植と、一度凍結した胚を移植する凍結融解胚移植があります。胚は、初期胚から胚盤胞まで、どのステージでも移植することができます。

移植胚

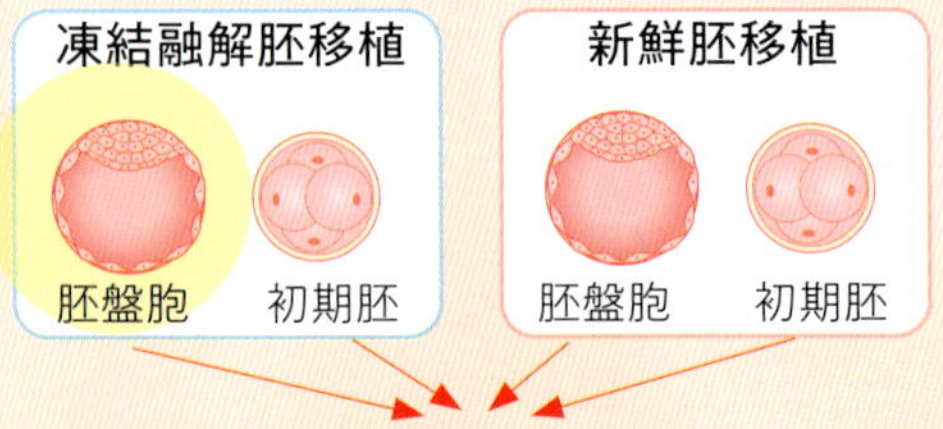

基本どれか一つを**胚移植へ**

現在は胚盤胞凍結胚融解胚移植が多い

胚移植

1

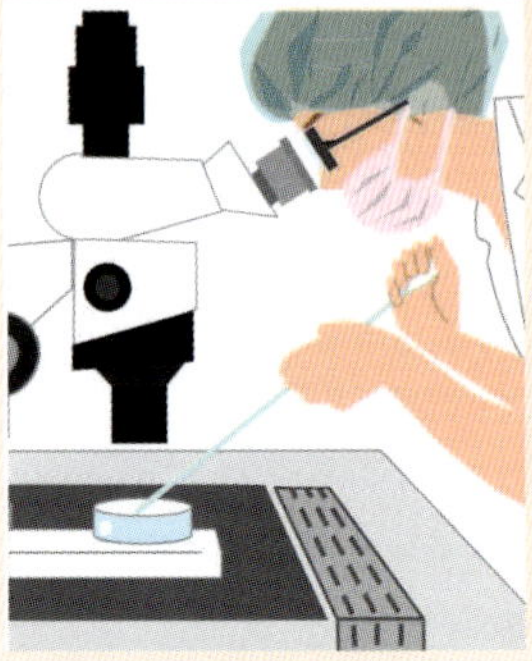

培養室で、胚培養士が移植する胚をカテーテルに吸い上げます。

その際に、カテーテルの先端に直接触れないようにします。

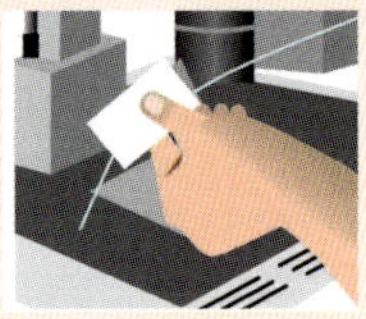

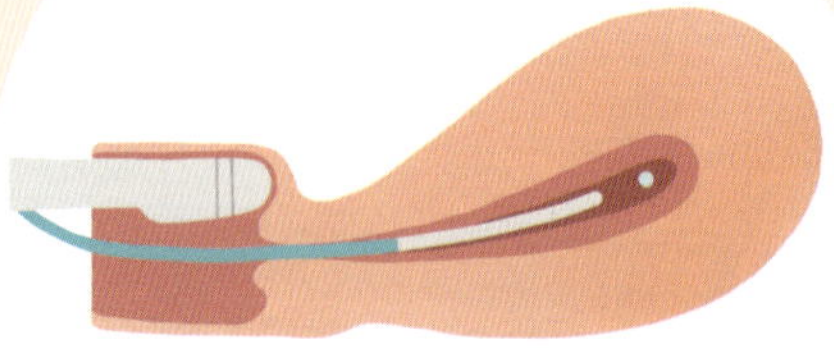

経腟超音波
ガイド下胚移植

2

培養室から、胚移植を行う手術室へカテーテルが渡ります。医師はエコーを確認しながら、子宮内膜などをカテーテルで突かないように挿入し、子宮底の少し手前にそっと置いてくるようにして移植をします。

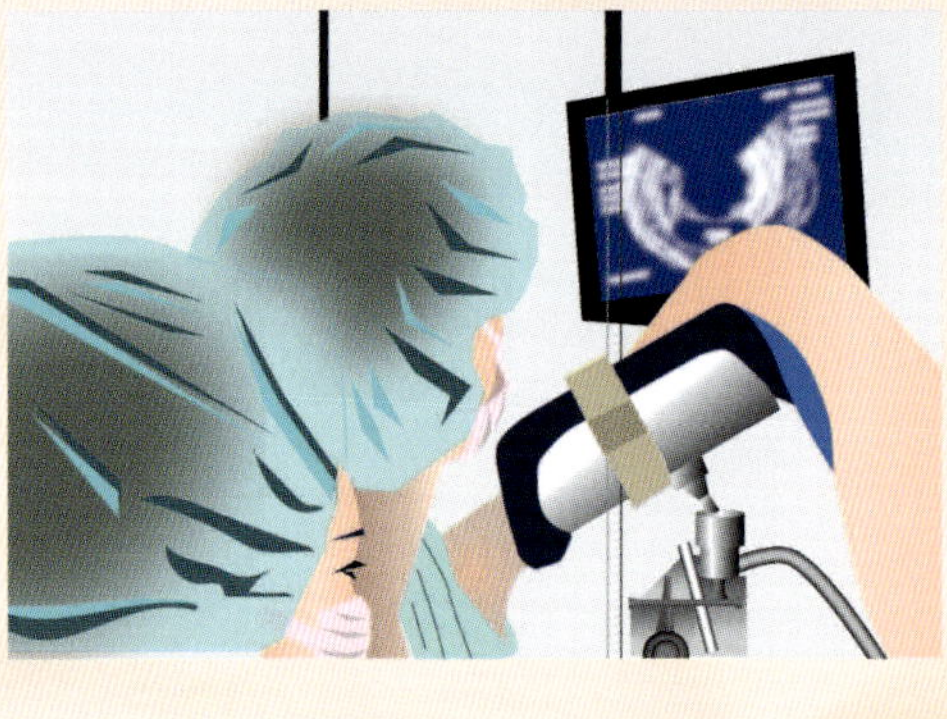

3

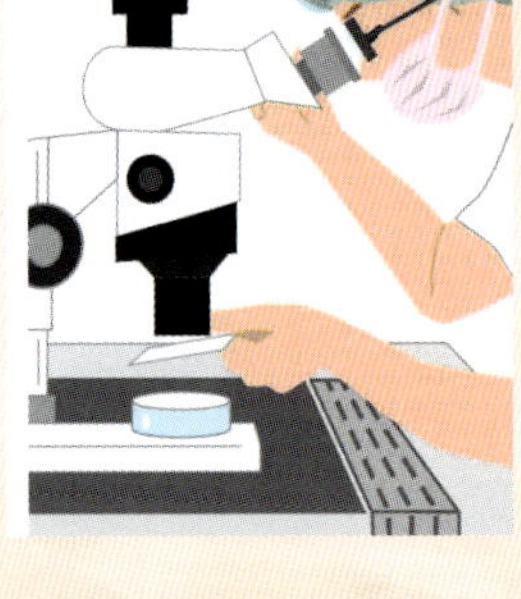

移植カテーテルは、再び培養室へと戻ってきます。

胚培養士が、カテーテルの内外に胚が残っていないかを慎重に素早く確認し、医師へ伝えます。

アシステッドハッチングのクリニックごとの違い

クリニックによって、アシステッドハッチングに違いがあることがあります。子宮内膜に着床する直前の胚盤胞は孵化胚盤胞と呼ばれ、透明帯（卵子の殻）が外れた状態であると考えられています。そのため、全て透明帯を外してから移植する方法を採用しているクリニックもあります。一方で、透明帯が外れ細胞だけになった胚盤胞は、移植するカテーテル内部に付着して移植が複雑になる懸念があり、透明帯の一部分だけを開口する方法を取るクリニックもあります。

開口部分は全体の4分の1、少しだけ開口する、といったようにクリニック毎にやや異なります。全ての透明帯を外すと着床率が上がる、一部分と変わらないといった報告もクリニックによって異なります。

着床のしくみ

胚は子宮内膜にくっつき、埋もれるように着床していきます。

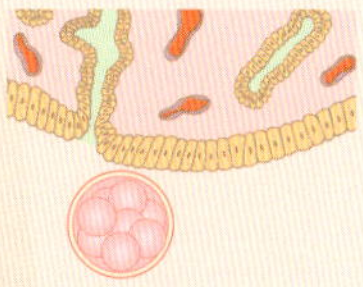

胚盤胞の状態にならないと着床しないため、初期胚で移植をした場合は、体内で胚盤胞まで発育します。

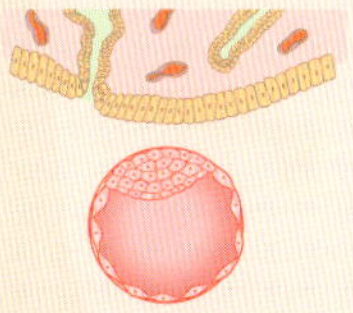

初期胚から胚盤胞まで成長した場合、もしくは胚盤胞で移植した場合は、細胞が透明帯から抜け出ようとし、徐々に大きくなっていきます。

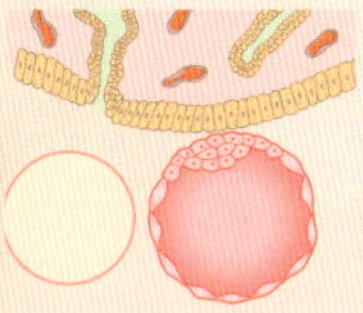

ある程度大きくなると、透明帯の一部に切れ込みが入り、そこから細胞が抜け出ます。これを孵化と呼びます。最終的に透明帯から抜け出し、孵化胚盤胞となります。

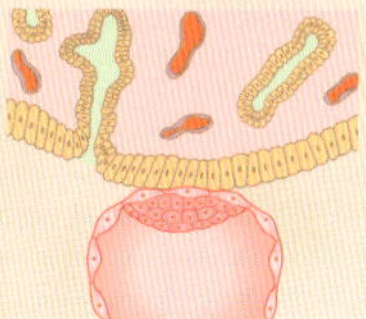

胚は、透明帯から脱出して将来赤ちゃんになる細胞（内部細胞塊）を子宮内膜にくっつけます。これが着床の始まりです。

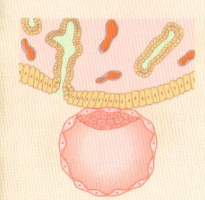

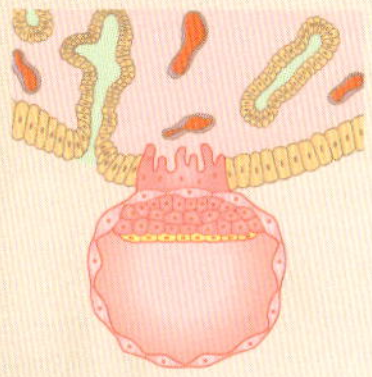

胚は、絨毛という根のようなもので子宮内膜に潜り込むようにして着床を進めていきます。

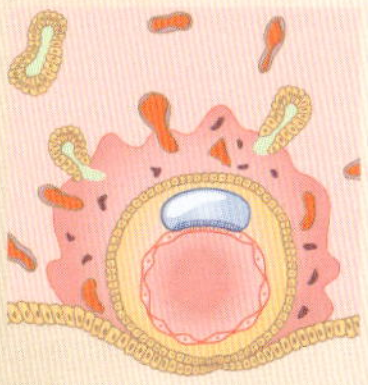

子宮内膜に潜り込んでいく間にも、まわりの細胞を取り込み、自分のものにしながらさらに潜り込んでいきます。このとき分泌されるのが、HCG（ヒト絨毛性性腺刺激ホルモン）です。

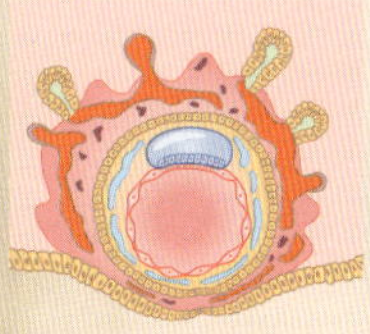

胚は、勢いよくHCGを分泌し、このホルモンが血液または尿中から検出されることで妊娠反応が陽性になります。

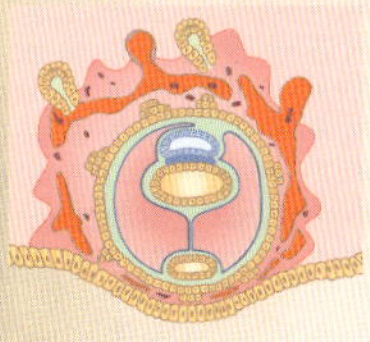

胚は完全に潜り込むと、その痕を塞ぎ、修復します。胚が完全に子宮内膜に潜り込んだら着床は完了です。

凍結・融解のしくみ

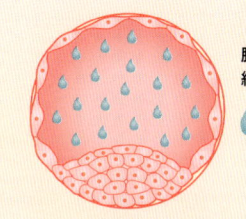

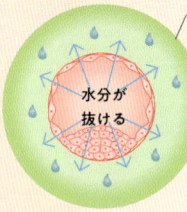

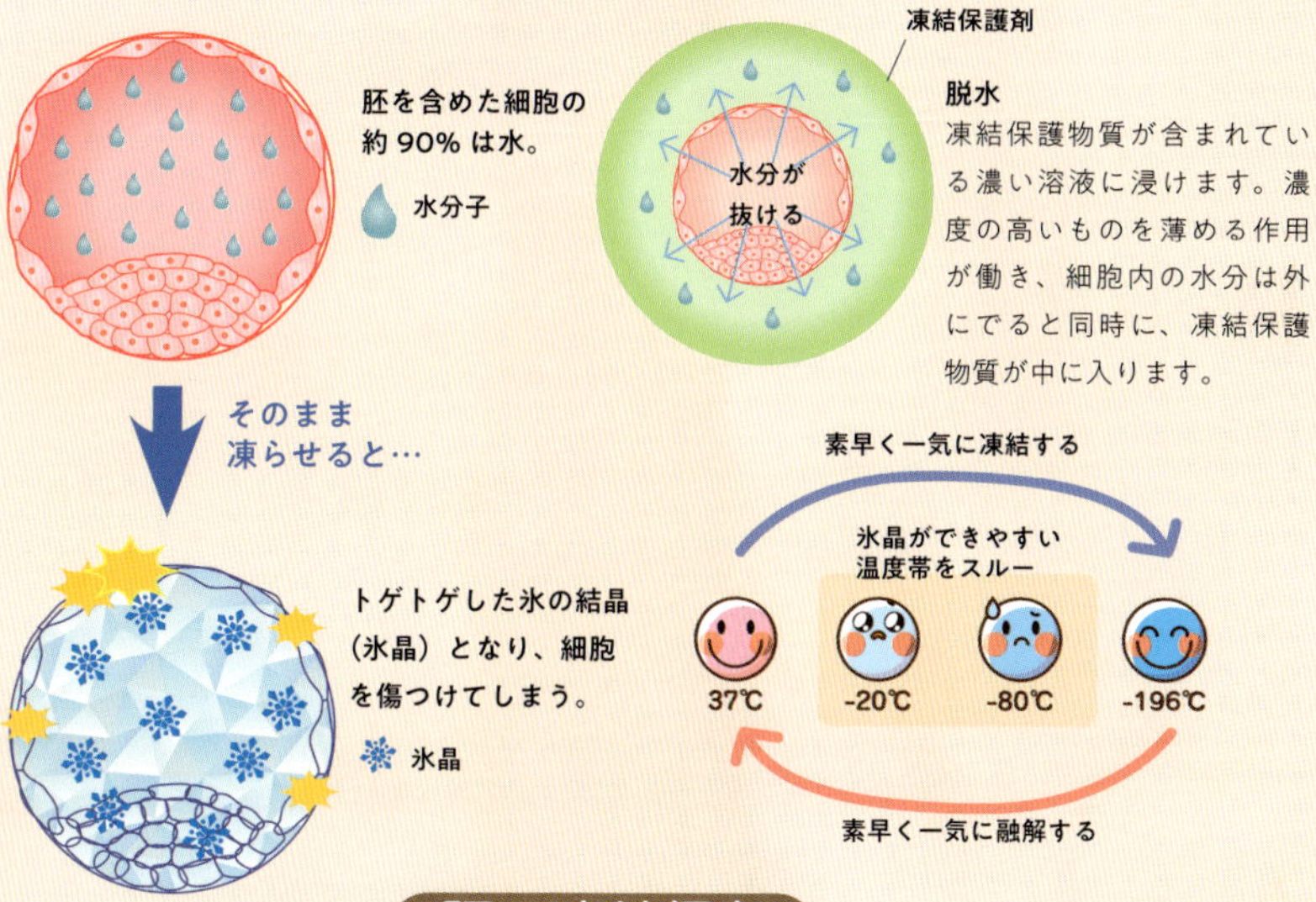

胚を含めた細胞の約90%は水。
水分子
凍結保護剤
水分が抜ける
脱水
凍結保護物質が含まれている濃い溶液に浸けます。濃度の高いものを薄める作用が働き、細胞内の水分は外にでると同時に、凍結保護物質が中に入ります。
そのまま凍らせると…
トゲトゲした氷の結晶（氷晶）となり、細胞を傷つけてしまう。
氷晶
素早く一気に凍結する
氷晶ができやすい温度帯をスルー
37℃
-20℃
-80℃

素早く一気に融解する

胚の凍結保存

半永久的

液体窒素の中で保存された胚は、液体窒素がある限りは半永久的に保存できると考えられています。胚や卵子、精子は凍結された状態のまま活動を停止していますが、融解すると、活動を再開します。

液体窒素は、-196℃ですが、温度が高くなるとすぐ窒素という気体の状態になり、なくなってしまいます。そのため胚培養士は定期的に液体窒素の補充を行うことで、半永久的に保存できる状態を作り出しています。

移植の時期に合わせられる

凍結するメリットは、胚をそのままの状態で保存できること、そして適切な時期に融解して胚移植できることです。

採卵周期は、排卵誘発を行い卵胞を発育させ、卵子を得ることを目的としているため、採卵周期の胚移植は、ホルモン環境や子宮環境が着床に適していないこともあります。そこで、胚を凍結させ、着床に適したホルモン環境や子宮環境に整え、着床のタイミングに合わせて胚を融解して移植する方法が行われるようになり、妊娠率も高くなってきました。治療施設によっては、体外受精治療の基本を全胚凍結ー凍結融解胚移植とするところもあります。

ヒアルロン酸含有胚移植用培養液

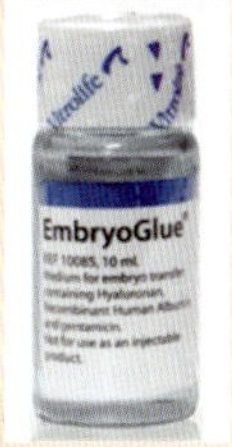

EmbryoGlue

Enbryo Glue
ヴィトロライフ

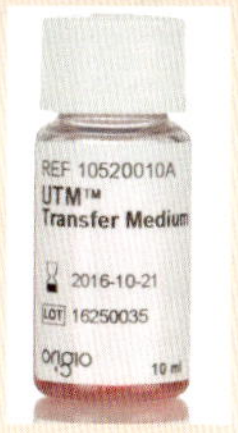

UTM
クーパーサージカルジャパン

ヒアルロン酸含有胚移植用培養液は胚移植時に用いる培養液です。

ヒアルロン酸は、ベタベタとした糊のような性状をしていて、これが胚の着床をサポートすると期待されています。ヒアルロン酸含有胚移植用培養液を用いた胚移植は、保険診療で受けることができますが、過去の胚移植で妊娠不成功であった場合など、医師が必要と認めたケースが対象になります。

胚の凍結保存をする理由

胚の凍結保存をする理由は大きく3つあります。

①未移植胚を保存する

移植する胚は、多胎妊娠の予防のため、原則1個とされています。そのため、新鮮胚移植において、移植に用いられない胚は、次回の胚移植に備えて凍結します。

②OHSSの重症化を避ける

PCOS（多嚢胞性卵巣症候群）の方に多い、排卵誘発による卵巣過剰刺激症候群（OHSS）は重症化が心配されます。そのような場合には、新鮮胚移植はせず、一度全ての胚を凍結します。

③凍結融解胚移植の妊娠率の高さ

凍結融解胚移植は、一度凍結し、そのままの状態で細胞の活動を休止できるため、その間に患者さんの子宮環境やホルモン環境を整えられる、移植と着床のタイミングを合わせられる、もしくはそれらの検査を行え、さらに対処ができるなどの理由から、新鮮胚移植に比べて妊娠率が高いとされています。

液体窒素の中で保存された胚は、液体窒素がなくならない限り、半永久的に保存できると考えられています。

妊孕性温存のための卵子（精子）凍結

体外受精を実施する施設では、胚だけでなく精子や卵子の凍結もでき、施設によっては卵巣組織の凍結までできます。精子の凍結保存は、原則的に採卵当日に仕事の都合で男性側が来院できない場合、前もって凍結しておく時や、精巣組織から外科的手術によって取り出された精子を利用する場合などが適応ですが、がん治療前に凍結しておくケースもあります。

がん治療では、精巣を摘出することもありますし、放射線治療や薬物治療が造精機能に影響を与えることがあります。そのため、凍結保存しておき、必要な時に利用するために治療前に凍結保存が行われます。これは卵子凍結も同様です。

これを妊孕性温存のための卵子（精子）凍結と呼びます。

近年、体外受精の保険適用化に関連して、東京都をはじめ、卵子凍結に助成金を出す自治体が増えてきました。これらは先ほどの妊孕性温存とは別で、社会的適応の卵子凍結と呼びます。将来的にがん、それ以外の事情により妊孕性が影響を受ける可能性を考える、キャリアやライフプランに合わせて出産を考えるために、自発的に行うものです。

妊孕性温存と卵子凍結に関する助成制度／厚生労働省、東京都

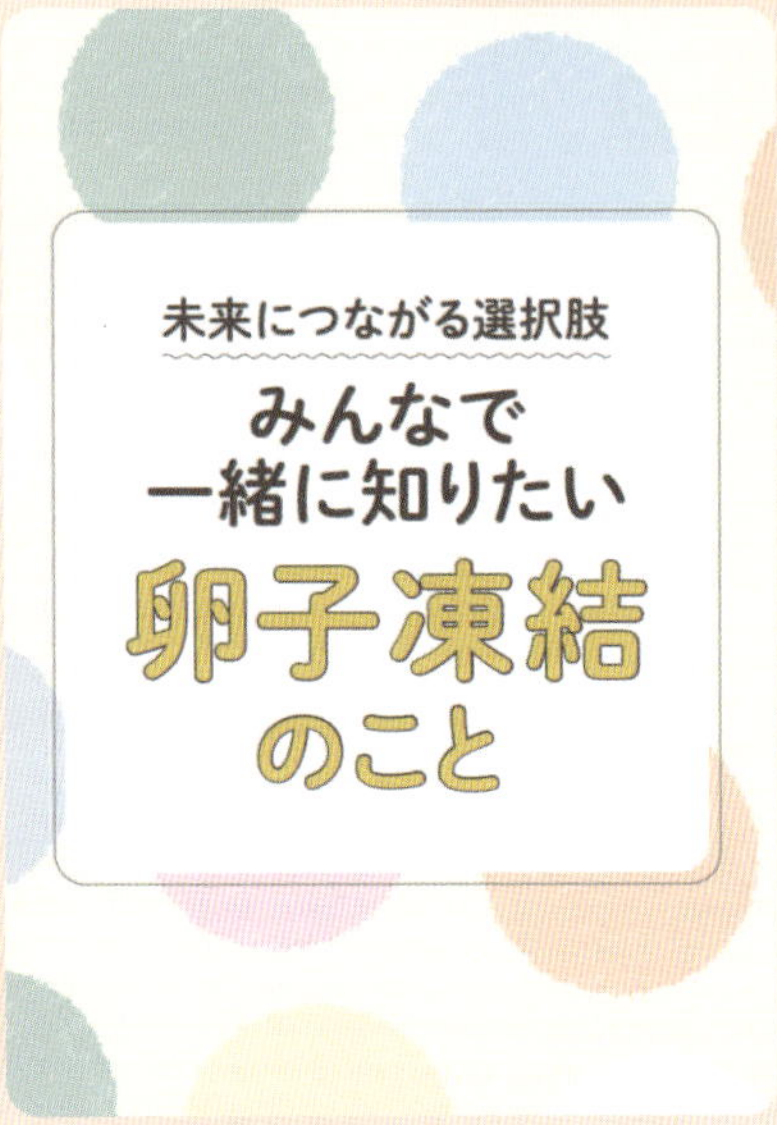
未来につながる選択肢
みんなで
一緒に知りたい
卵子凍結
のこと

みんなで一緒に知りたい卵子凍結のこと（卵子凍結の手引き）

https://www.fukushi.metro.tokyo.lg.jp/kodomo/shussan/ranshitouketsu/tebiki.html

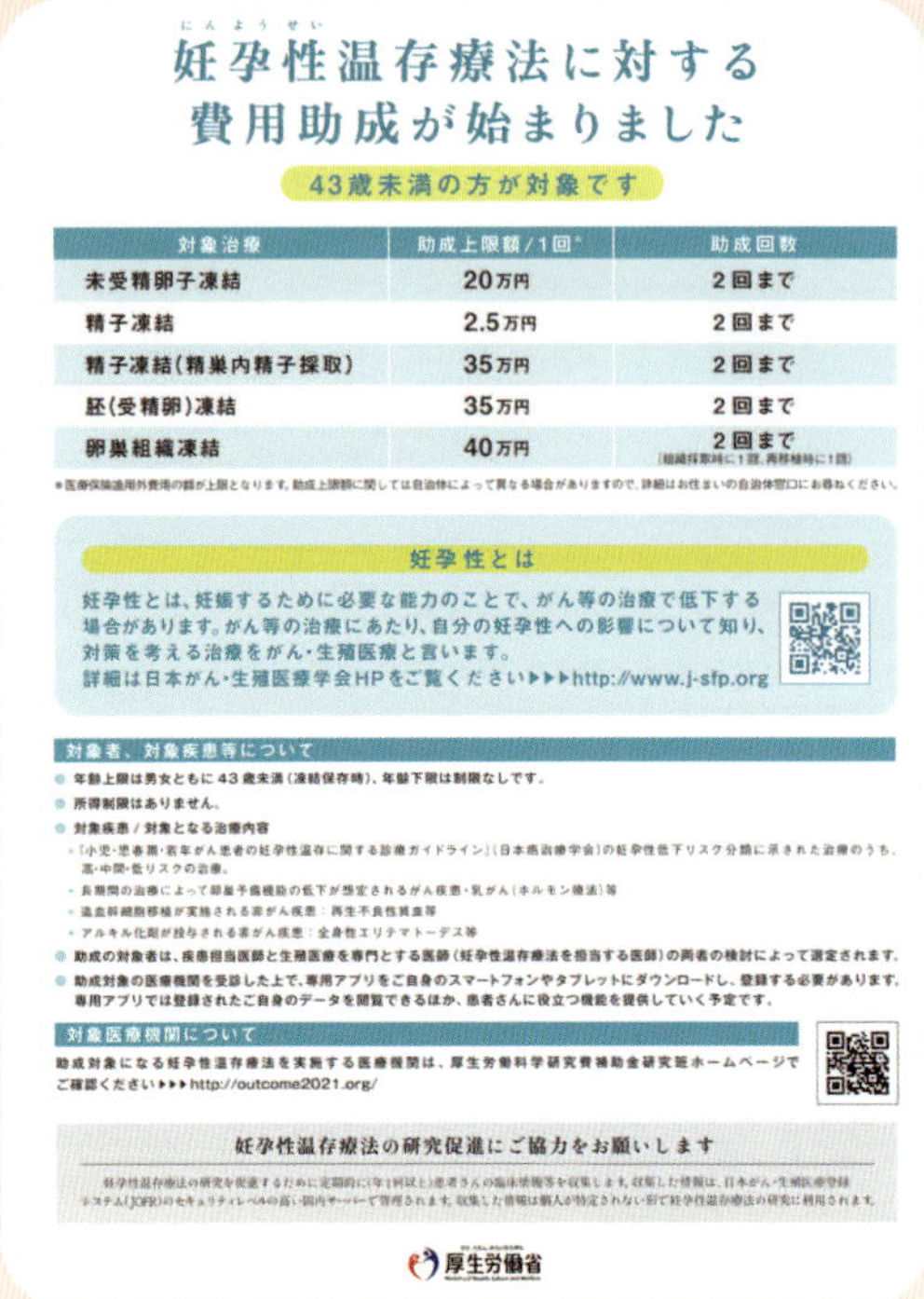

妊孕性《にんようせい》温存療法に対する
費用助成が始まりました

43歳未満の方が対象です

対象治療	助成上限額／1回*	助成回数
未受精卵子凍結	20万円	2回まで
精子凍結	2.5万円	2回まで
精子凍結（精巣内精子採取）	35万円	2回まで
胚（受精卵）凍結	35万円	2回まで
卵巣組織凍結	40万円	2回まで

妊孕性とは

妊孕性とは、妊娠するために必要な能力のことで、がん等の治療で低下する場合があります。がん等の治療にあたり、自分の妊孕性への影響について知り、対策を考える治療をがん・生殖医療と言います。
詳細は日本がん・生殖医療学会HPをご覧ください▶▶▶http://www.j-sfp.org

対象者、対象疾患等について

- 年齢上限は男女ともに43歳未満（凍結保存時）、年齢下限は制限なしです。
- 所得制限はありません。
- 対象疾患／対象となる治療内容
- 助成の対象者は、疾患担当医師と生殖医療を専門とする医師（妊孕性温存療法を担当する医師）の両者の検討によって選定されます。
- 助成対象の医療機関を受診した上で、専用アプリをご自身のスマートフォンやタブレットにダウンロードし、登録する必要があります。専用アプリでは登録されたご自身のデータを閲覧できるほか、患者さんに役立つ機能を提供していく予定です。

対象医療機関について

助成対象になる妊孕性温存療法を実施する医療機関は、厚生労働科学研究費補助金研究班ホームページでご確認ください▶▶▶http://outcome2021.org/

妊孕性温存療法の研究促進にご協力をお願いします

厚生労働省

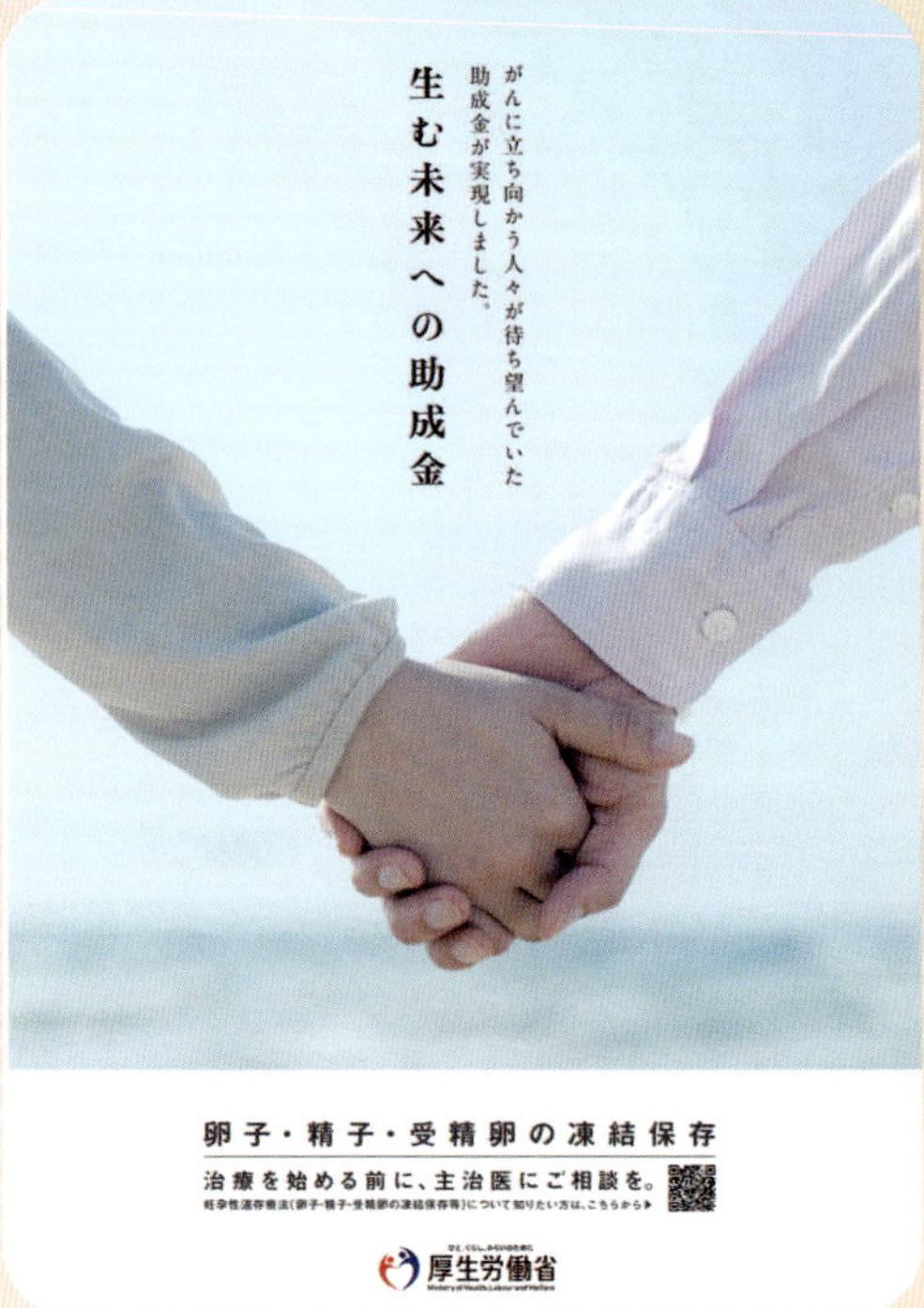
がんに立ち向かう人々が待ち望んでいた
助成金が実現しました。
生む未来への助成金
卵子・精子・受精卵の凍結保存
治療を始める前に、主治医にご相談を。
厚生労働省

卵子・精子・受精卵の凍結保存　https://www.mhlw.go.jp/content/ninyoseiA4_s.pdf

お住まいの行政窓口でも助成制度を確認して必要に応じて利用しましょう

13 費用について

不妊治療は2022年4月より保険適用となりました。参考例を表で示したので見ていきましょう。不妊治療を保険で受けるためには、診断が必要ですから、はじめにクリニックへ受診し、そこで必要な問診や検査を受け、不妊症との診断があって、治療を始められます。

保険診療は点数制で決められていますが、特に体外受精の場合は、どのような内容で治療が進むかによって患者さんごとのトータル費用は変わってきます。例えば顕微授精が必要な場合、授精させる卵子の数によっての違い、培養を行う胚の数によっての違い、更に、移植可能な胚ができてからは凍結する胚の数によっても違いが出てきます。

全体として、治療にかかる費用の7割を国が負担してくれることで、より受けやすい治療となりました。

ただ、保険診療には年齢制限や回数制限もあり、自由診療での治療も引き続き行われています。

詳しくは、治療先候補となるクリニックや行政窓口等でご確認下さい。

患者負担額

一般不妊治療／検査費用

一般不妊治療管理料････750円
人工授精････････････5,460円

精液一般検査･･････････210円
卵管通気通水通色素検査 300円
FT卵管鏡下卵管形成術 139,230円
子宮鏡検査･･････････1,860円
他、各種検査

体外受精にかかる費用

採卵術（基本）･･････9,600円
　採卵1個･･････････7,200円
　採卵2～5個･･････10,800円
　採卵6～9個･･････16,500円
　採卵10個～･･････21,600円
体外受精（c-IVF）････12,600円
顕微授精（ICSI）1個　14,400円
　2～5個････････20,400円
　6～9個････････30,000円
　10個～････････38,400円

胚培養管理料
　初期胚1個～･･････13,500円
　胚盤胞1個～････････4,500円
胚凍結保存1個～････15,000円
胚凍結延長1年････10,500円
胚移植術新鮮胚････22,500円
胚移植術融解胚････36,000円
卵子活性化･･････････3,000円
AHA（孵化補助）････3,000円

患者負担額

一般不妊治療の費用例

治療周期の流れ

① 人工授精治療周期の治療計画
② 月経3日目の検査
③ 排卵誘発
④ 診察／排卵促進の点鼻薬 or 注射
⑤ 人工授精当日／採精
⑥ 妊娠検査

一般不妊治療　管理料	750円	保険点数　250点 × 10 × 0.3（3割）
人工授精	5,460円	保険点数 1,820点 × 10 × 0.3（3割）

計 6,210円

一般不妊治療には、タイミング療法と人工授精があります。
タイミング療法、人工授精とも排卵誘発を行わなかった場合には、基本的に内診はありません。
また、ここにあげた人工授精治療周期にかかる医療費については、投薬、診察に関わる医療費は含まれていません。それぞれのカップルに合わせて排卵誘発を行うケースも多くありますが、用いた薬の種類や用量によって医療費には違いがあります。詳しくは、通院先にお問合せください。

排卵誘発を含めた3つの例（検査・男性不妊症除く）

生殖補助医療管理料	900円	保険点数　300点 × 10 × 0.3（3割）
採卵術（基本料）	9,600円	保険点数 3,200点 × 10 × 0.3（3割）

＋採卵個数‥1個時7,200円／2～5個時10,800円／6～9個時16,500円／10個以上時21,600円

体外受精	12,600円	保険点数 4,200点 × 10 × 0.3（3割）
顕微授精	以下詳細	▼保険点数を元にした授精料金

＋卵 個数‥1個時14,400円／2～5個時20,400円／6～9個時30,000円／10個以上時38,400円

胚培養‥1個時13,500円／2～5個時18,000円／6～9個時25,200円／10個以上時31,500円

胚盤胞加算‥1個4,500円／2～5個6,000円／6～9個7,500円／10個以上9,000円

胚凍結保存‥1個1,500円／2～5個21,000円／6～9個30,600円／10個以上39,000円

胚凍結保存維持管理料　10,500円　（年に1回、3年限度）

胚移植　●新鮮胚移植　22,500円　●凍結融解胚移植　36,000円

●アシステッドハッチング（AHA）　3,000円　●ヒアルロン酸培養液添加（GLUE）　3,000円

完全自然周期 約80,000円
管理料900円＋採卵1個:16,800円＋媒精12,600円＋培養13,500円＋新鮮胚移植22,500円）など

刺激周期（新鮮胚） 約140,000円
管理料900円＋採卵9個:26,100円＋媒精12,600円＋培養7個25,200円＋新鮮胚移植22,500円＋胚盤胞2個6,000円＋凍結2個21,000円（薬剤、ホルモン検査、超音波で約20,000円）など

刺激周期（凍結胚） 約150,000円
管理料900円＋採卵10個:31,200円＋媒精12,600円＋培養7個25,200円＋タイムラプス30,000円＋胚盤胞3個6,000円＋凍結3個21,000円（薬剤、ホルモン検査、超音波で約20,000円）など

Q&A よくある相談

体外受精に関する相談をピックアップして紹介しました。一言で体外受精と言っても、夫婦それぞれの症状、事情も異なるため、内容は大きく違います。自分一人だけと思わずに、ぜひ参考にしてみてください。

Q1

初めての体外受精は陰性に終わりました。私はショックで、不妊治療をしてまで子どもが欲しいのか、いつまでやればいいのか、精神的にまいっています。皆さんも同じ気持ちになるのでしょうか？

今後の治療で、ホルモン補充療法より妊娠率の低い自然周期を勧められた理由も知りたいです。

A

夫婦で治療回数の目安を決め、その回数内で妊娠が成立しなかったとき、今後を仕切り直して考えてもよいのではないかと思います。「なぜ？」と疑問に思ったことは、医師にしっかり聞きましょう。

残念ながら妊娠という結果には結びつくことができませんでしたが、治療を行ったことで確認できたことがあると思います。

胚の評価や子宮内膜の厚さ、ホルモン環境など、落ち着いたら、ぜひ医師に聞いてみてください。あなた自身のこれまでの治療経過とともに説明してくださると思います。

次回、移植周期を自然周期でチャレンジすることについては、これまでの月経周期が順調だったのであれば、特に問題がないと思います。

中には1回目の体外受精で妊娠成立する人もいますが、多くの場合、数回の胚移植を行っています。体外受精の妊娠率は、1回の胚移植で30％くらいですから、今後の胚移植で妊娠する可能性はあると思います。

今は心が疲れてしまっているようですので、少し休憩しましょう。そして、気持ちが前向きになったら再開する、ということでよいと思います。

Q2

胚移植をする直前で子宮頚がんが陽性（ASC-US）になりました。先生は移植を延期してコルポ検査をしたほうがよいと言っています。私としては、体調も自分の状態も今とても良く、できれば移植を延期したくないのですが、どうすればよいのか、かなり悩んでいます。

A

胚移植をしたいというお気持ちは十分に理解できますが、ご主人や医師ともよく相談しながら、胚移植だけでなく、妊娠後のこと、出産、育児のこともよく考えて進めてください。

がん検診の一次検査で陽性反応が出た場合には、二次検査ではコルポスコピー診と組織検査が行われます。今回はASC-USでしたので、二次検査を行い、その結果によって、今後の方針が決まってくると思います。

では、一次検査で陽性となった状態で胚移植を行った場合のその後を考えてみましょう。妊娠が成立し、たとえばその後に子宮頚がんと診断され、がんが進行してしまった場合、母子ともに命が危険にさらされることもあります。そうなったとき、お母さんご本人、ご主人、ご家族のそれぞれの立場でさまざまな思いがあり、その選択は、とても苦しく辛いことになるかもしれません。がんが進行するというのは最悪のシナリオですが、胚移植を延期すれば回避できることもあります。まずは、コルポ検査の結果から、今後のことを考えられてはいかがですか。産科医にセカンドオピニオンを求めるのもいいと思います。

Q3

先日採卵をし、2 個の胚盤胞を凍結していますが、ともにグレードが 4CC と良くありません。去年も同じ 4CC の胚盤胞を移植し、妊娠したものの、9 週で流産してしまいました。4CC の胚を移植するよりも、もう一度採卵からスタートして、もう少しグレードの良い胚盤胞ができるまで移植を待ったほうがよいのでしょうか？

A

前回の結果から、辛い思いをしたくないというお気持ちは十分に理解できます。ご主人の意見もよく聞き、今後を決めるようにしてください。

胚盤胞のグレードは、数値が 1 ～ 6 番まであり、数値の高いほうが発育が進んでいるということになります。アルファベットの A ～ C は細胞の数で、A ランクが良いとされています。

凍結する際のグレードについては各施設での方針があり、4CC では凍結保存しない施設もあれば、凍結保存する施設もあります。

グレードは、見た目の判断になりますので、CC ランクの胚盤胞でも妊娠成立する可能性はありますが、統計上は妊娠率が低いといわれています。

受精ができ、胚盤胞まで発育し、凍結融解、回復培養して移植に至っている胚というのは、生命力の強い胚といえるでしょう。

胚移植ができたわけですから、可能性はあると考えられます。

グレードに対して不安があるのなら、今回の胚はそのまま凍結保存を継続し、次にグレードの良い胚ができたらそれを胚移植するということでも良いと思います。

Q4

これまでに人工授精を 10 回受けましたが、夫は喫煙習慣があるためか、精子所見がよくありません。このまま人工授精を続けていて良いのか、きっぱり体外受精に進んだほうが良いのか、また、夫には何か改善方法はないものかと悩んでいます。

A

今後も人工授精を希望されるのであれば続けてもいいと思いますが、体外受精を行うことにより、卵子の状態、受精、胚の発育状況などを確認することができます。喫煙はよくありませんので、できれば禁煙しましょう。

精液所見は変動するもので、良い時と悪い時の差が 2 ～ 4 倍になることも珍しくありません。毎回同じように悪ければ、男性不妊外来や泌尿器科で専門的な検査や治療をすることがありますが、人工授精ができているわけですから、大きな問題ではないのでしょう。本当に良くないのであれば、体外受精を勧められるのではないでしょうか。ただし、人工授精をこれまでに 10 回されているということなので、今後は体外受精を視野に検討しても良いと思います。

ご主人の喫煙に関しては、禁煙がとてもストレスになるのであれば、減煙でいいと思います。徐々に本数も減らしていけるといいですね。精液所見が良くないと責めると、それがストレスになり精液所見に影響することもあります。

妊活期の女性には葉酸のサプリメントを勧められていますが、精子の活性化も期待できますので、ご主人も一緒に飲むようにしていただくとよいかもしれませんね。

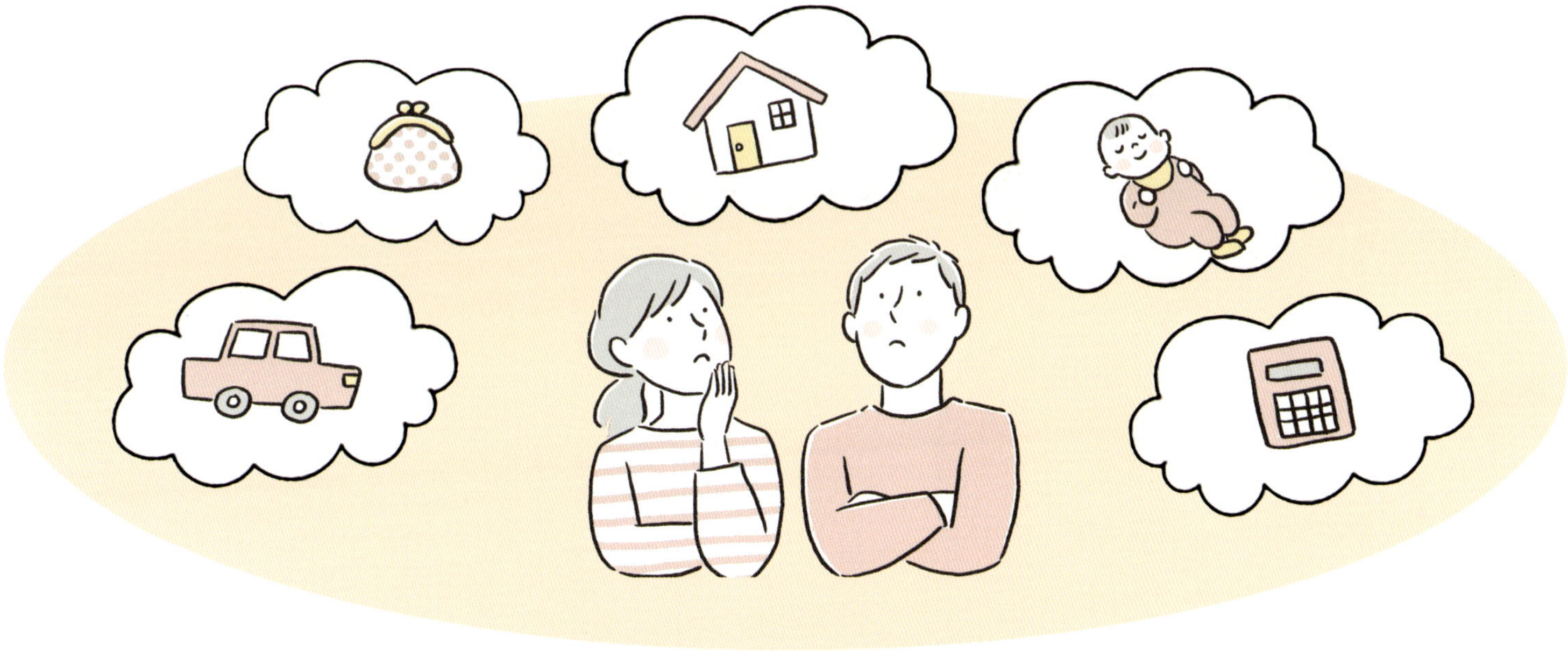

Q5 体外受精が適応と診断されました。子宮卵管造影検査が不安ですが、体外受精の際は、どこの病院でも子宮卵管造影検査が必須となるのでしょうか？

A 医師や施設の考えにもよりますが、体外受精は卵管を使わずに妊娠を目指す治療方法なので、体外受精が適応と診断されているのであれば、子宮卵管造影検査を必ず行わなければならないということではないと思います。

子宮卵管造影検査は、卵管の通過性に問題がなければ、造影剤は抵抗なく腹腔内に流れて行きますので、特に痛みは生じません。卵管が詰まっていたり、卵管が細くなったりしていると痛みを感じると思います。

ただ、痛みの感じ方には、卵管の状態や個人によって差があります。卵管に問題がある人は、体外で卵子と精子を受精させて胚を培養し、子宮内に移植することで妊娠を目指します。子宮卵管造影検査がどうしても不安なのであれば、その旨を医師に伝え、検査しない方向で相談されてはいかがでしょうか。

Q6 体外授精へのステップアップにあたり、働き方に悩んでいます。不妊治療休暇などの制度がない中では、退職かパート勤務への変更などをするしかないのでしょうか？

A 体外受精についての説明を聞き、そこから仕事との兼ね合いを模索してはいかがでしょう。

会社や職場の上司が不妊治療に理解を示さないと、仕事と治療との両立は難しいですね。

ただ、不妊治療は毎月受けなくて大丈夫です。仕事を比較的休みやすい月に治療を開始することもできます。うまく仕事の休みに合わせて採卵することができればよいですね。直属の上司でなく、そのさらに上の上司への相談はどうなのでしょう？

最近、会社として不妊治療に対するサポートを福利厚生として考えるところや、行政の推進する不妊治療カードもあります。それを利用すると通院しやすくなるかと思います。

体外受精実施施設でも、日曜祭日に診療しているところもありますので、体外受精を行う場合、それらの施設を選択するのもよいと思います。

Q7 受精は問題なく胚盤胞もできていますが、グレードが低く、今まで凍結に至ったものが1個しかありません。その1個の移植も化学流産しました。このまま凍結できる胚盤胞ができるまで採卵を繰り返すのと、新鮮胚移植に挑戦するのとではどちらがよいのでしょうか？

A 化学流産にはなってしまいましたが、妊娠反応が出たのは胚盤胞凍結ですから、次回も同じ方法での移植でよいのではないかと考えます。

体外受精での基本的な考えとしては、できた受精卵はその周期で子宮に戻す新鮮胚移植がよいとされていますが、体外受精が保険適用となり年齢によって回数制限があるため、一度に移植する受精卵の数を増やしたり、よりグレードの高い受精卵を胚移植するケースもあるようです。

30代前半の場合、新鮮胚移植をした場合の妊娠率（化学流産含む）は33%、新鮮な胚盤胞移植での妊娠率は40%前後、さらに凍結した胚盤胞を融解しての移植当たりの妊娠率は50%以上ですから、確率からすると胚盤胞を凍結し、融解胚移植したほうが妊娠率は高いです。

新鮮胚の場合は、移植した胚は分割期にあり、移植後に卵管内で受精卵が分割成長しているのか、確認することができないということになります。

ただ、体内環境のほうが成長条件的に良いことも考えられますので、その場合は初期胚選択もありかと考えます。凍結できた受精卵の数が非常に少ないとのことですので、もう一度同じ方法で治療を行い、その結果次第で次をどうするか、別の施設への転院なども含め、環境を変えるなども検討されるのがよいかもしれません。

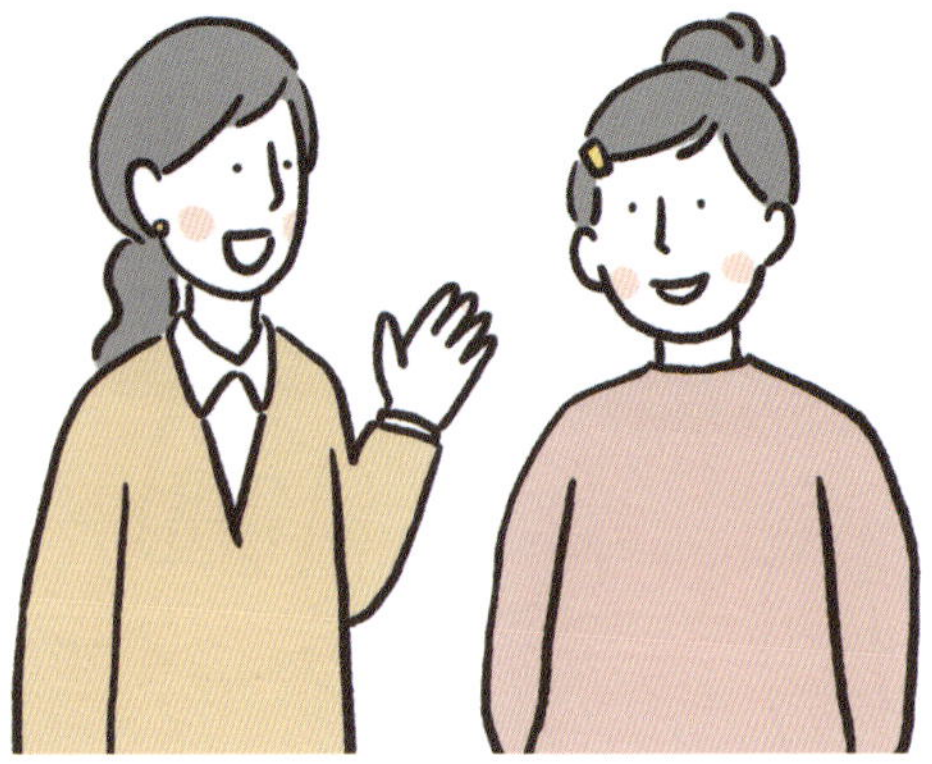

Q8

38 歳の時に自然妊娠し、第１子を出産しました。今回第２子妊娠を目指し体外受精を行いましたが、受精しませんでした。

体外受精で受精しなかったということは、次回はもう顕微授精しかないのでしょうか？

A

体外受精（ふりかけ法）も顕微授精も、同じく基本的に胚を凍結して戻す治療と考えれば、顕微授精への不安も少し和らぐかもしれません。しかし、顕微授精を行うことに抵抗があるのであれば、体外受精を選択されるのがよいでしょう。

１人目のお子様がいらっしゃるので受精はできると思いますが、年齢的にも、以前と比べて確率は低下しているかもしれません。

次の体外受精でうまく受精の確認ができる場合もありますし、仮に受精の確認ができなかった場合には、顕微授精に切り替えていく方法もあると思います。

あるいは、次回回収できた卵子が４個あった場合には、２個を通常通りの体外受精で、もう２個は顕微授精を行ってみるという方法もあるでしょう。それについては医師や培養士からの意見があるかと思います。

不安なことは医師に相談し、今後どうしたらいいのかアドバイスを聞き、それをふまえて、最終的にご夫婦で相談して決めるとよいでしょう。

Q9

２人目がなかなかできず、体外受精へステップアップしたのですが、２回流産してしまいました。年齢的にも、もうダメなのかな？ とあれこれネットで検索ばかりしていますが、結局、何が良いのかわからないままです。

A

ネットの情報にあまり惑わされず、まずは体調を整えるようにし、前向きなお気持ちになった段階で次の治療への準備をしていきましょう。

流産は、胎児に何らかの問題が起きていた場合や、母体に何らかの要因がある場合があって起こることがあります。また、流産は妊娠初期に起こりやすく、その要因の多くは胎児の染色体の問題があげられます。これは、流産胎児を検査することで確認できます。

また、基本的には新鮮胚盤胞であれば PGT-A を受けることで胚の染色体数を検査し、流産を予防することができるでしょう。

母体の検査については、子宮内細菌などの着床環境や不育症の検査があります。これらの検査を受けることで、母体側の要因があるかないか、また要因がある場合は、どう治療すればよいかがわかります。

ネットの情報は、有用なものもありますが、個人的な感想に過ぎないものもあります。あまり検索魔にならず、ほどほどにしましょう。

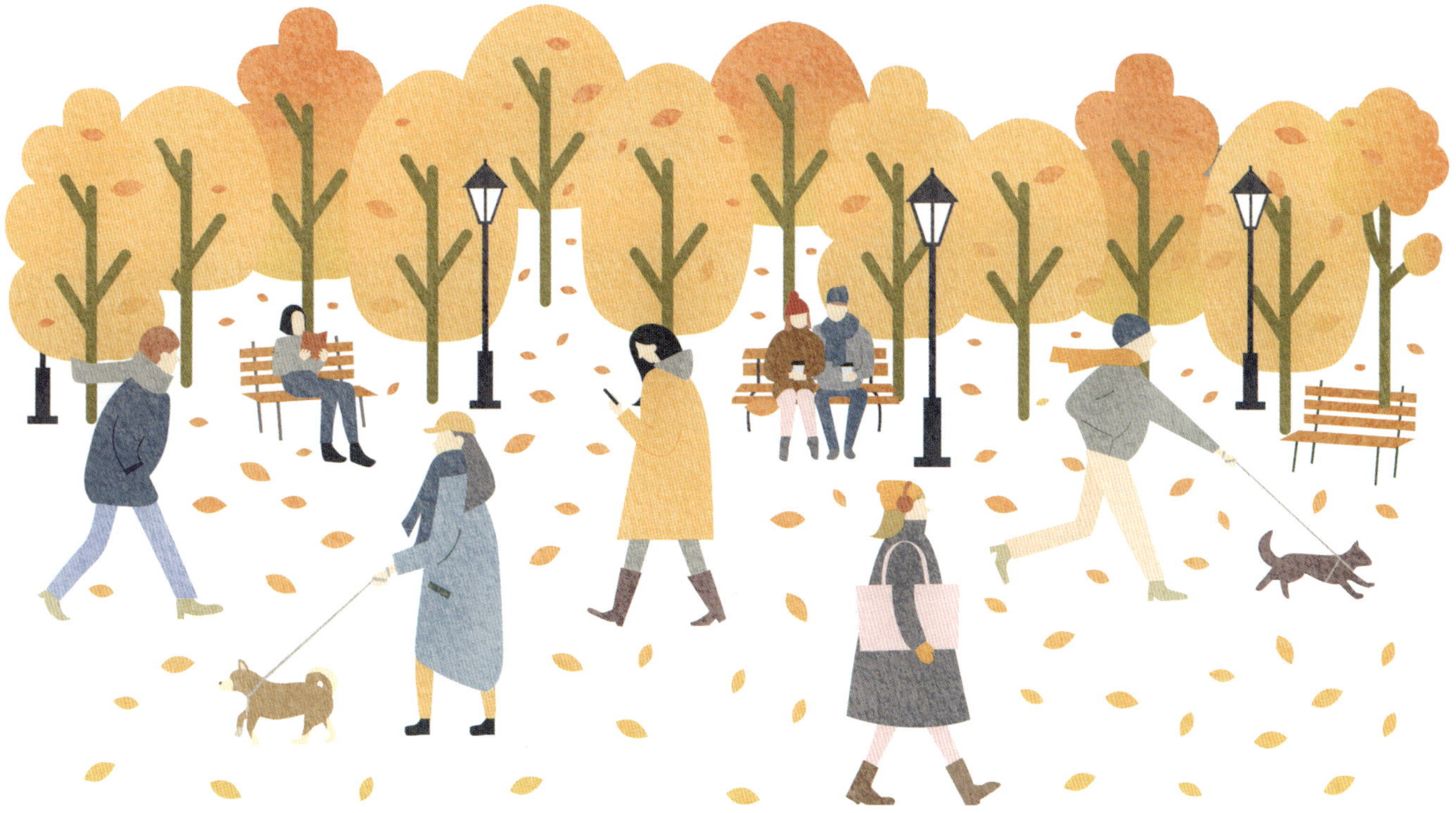

安全と質の高い施設環境を目指した大宮ＡＲＴクリニック。その誕生には皆の熱き思いがありました。

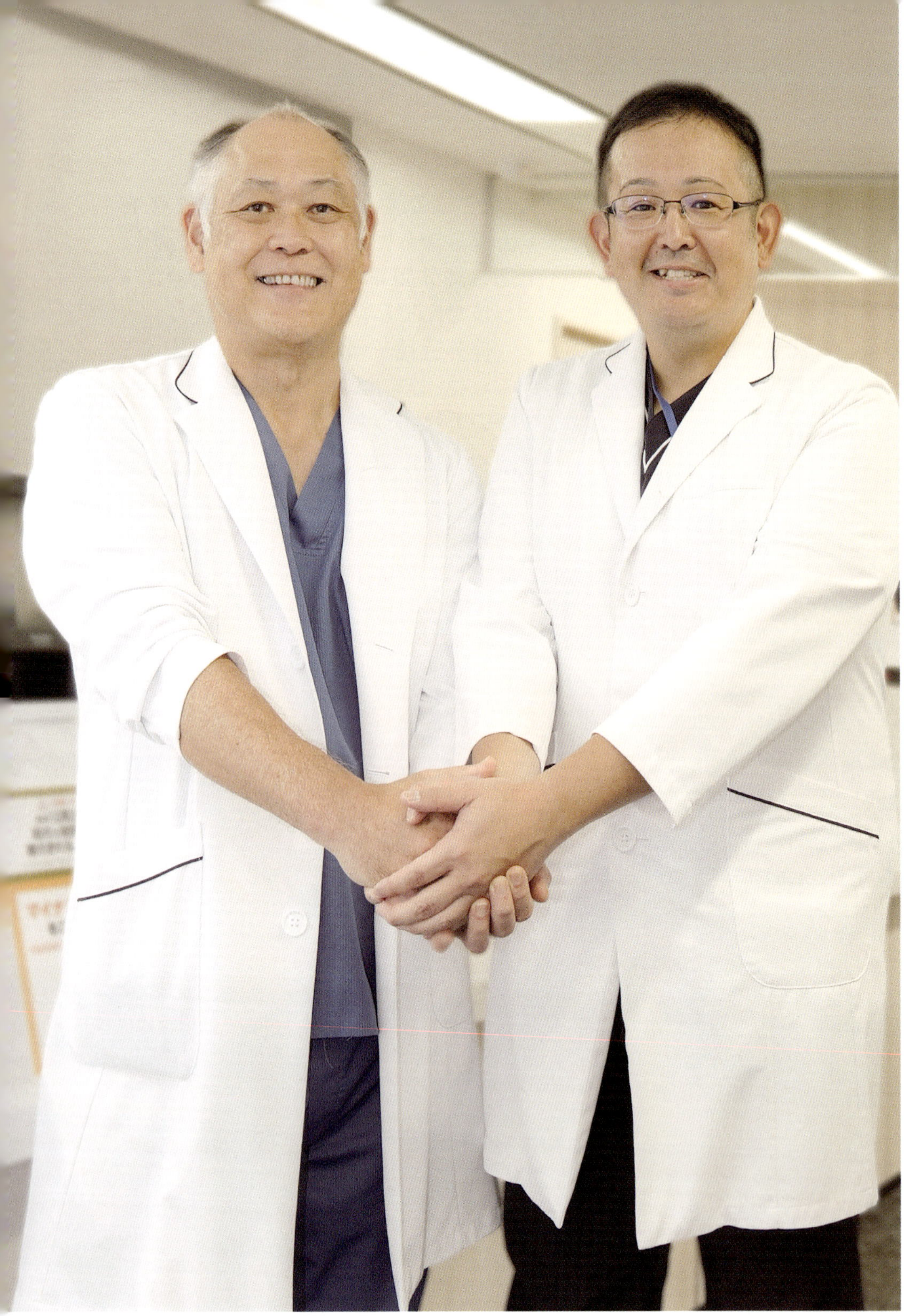

左　己斐 秀樹 院長　　右　村松 裕崇 培養室長

大宮 ART クリニック

己斐 秀樹 先生

最初に勤めた ART 施設で「全ては患者さんのために」とのスローガンを掲げ、次の ART 施設で「安全性や効率、成績へのこだわり」を学び、今、理想通りのクリニックを造ることが出来ました。それには気持ちを共有し合えるスタッフと、細やかに対応してくれる企業の協力がありました。2023 年、12 月大宮 ART クリニック誕生。

埼玉は大宮駅から徒歩1分。線路を見下ろし、遠くの山々を眺めることのできる大宮情報文化センター13階に昨年末、期待のクリニックが誕生しました。それが『大宮ＡＲＴクリニック』。安心で安全なお産を掲げ、開院30年以上の歴史のある成田レディスクリニックの分院です。

院長の己斐秀樹先生はＡＲＴに対する熱い思いと、今までの立ち上げ経験を十分活かし、満を持して今回のクリニック立ち上げとなります。

さて、そこには熱き思いのスタッフや志を同じくする企業（アステック）担当者との信頼関係が欠かせなかったようです。

全ては患者さんのために！

その思いで臨んだ新設ＡＲＴクリニック。そこには、どのような話があったのでしょう。

早速、伺うことにしました。

患者ニーズを満たすための クリニックが出来ました

院長の己斐先生は話します。

不妊治療施設に求められていることは、今も昔も変わらないと考えています。その一つが安全であること。震災などでダメージを受けないよう安全面での配慮が必要です。次に患者さまにとって納得のゆく説明が受けられること。そして、3つ目はプライバシーへの配慮です。このクリニックを立ち上げるときにも、これらのことを十分に考えて設計しました。

安全面では、患者さまからお預かりした生殖細胞（卵子、精子、胚）へのリスクを最小限に抑えるよう、培養室の安全を第一に掲げました。その点、特に停電に対して、このビルは地域の防災活動の拠点となる施設になっており、万一の際には自家発電により電力が供給されるため培養機器の停止が回避でき安心です。

次に患者さまに対する説明ですが、日常診療の中で、治療や検査結果をしっかり説明する以外に、動画や説明書を活用しています。また、患者さまに看護師が積極的に寄り添わせていただくことで、患者さまのニーズの把握と説明を十分に行えるよう努めています。

また当院は診察室を多く準備しているため、今後にはなりますが、複数の医師を配置することで患者さまの治療に関する選択肢を増やし、またお待ちいただく時間も極力減らし、患者さまに寄り添った診察をすることを目指しています。

プライバシーの配慮についても力をいれました。お二人目を希望して来院される患者さまのために、子ども用プレイルームや個室を完備しています。各患者さまニーズを考慮し、可能な限りの待合スペースの個別化、患者さまの治療内容による診察室の使い分けなど、視線を気にせず通院していただける環境に努めました。

他にも、患者さま第一の施設設計を心がけた点として、実際に患者さまと接する機会の多い看護師が、患者さまと接する場所へ動きやすいように、ナースステーションを施設の中心に置きました。医師が必要な際は、医師自身、各診察室を移動することで患者さまの負担を無くすよう設計をしました。

朝7時半から診察開始 仕事前に通院が可能！

それから、働きながら通院できるように朝7時半から診察をしています。大宮駅は交通の便も良く都内や別地域で働く人も多くいます。その方々が仕事帰りに不妊治療を受けるのには時間的に高いハードルがあります。夜遅くまでの診療も検討しましたが、診療時間を気にしながら仕事をする患者さまの心の負担と、従業員の負担も考えて新しい取り組みをしました。それが7時半からの朝診です。これにより、仕事前に通院する選択肢が増えました。また当院近隣にオフィスのある患者さまも仕事前に診療や超音波検査、薬をお渡しすることもでき、個人の時間を有効に使っていただくことが可能です。

医師と胚培養士の信頼と それぞれの強い思い

医師も胚培養士も患者さまに貢献したいという熱い思いを持っています。その中でお互いが常に刺激し合える関係性が必要だと思っています。

体外受精・顕微授精・胚移植で妊娠するためには良好な培養成績、その胚をしっかり移植することが大切です。良好な成績を出すためにはスタッフ一同の協力と質が問われます。

院内風景
&スタッフ

全ては患者さまのために始まり、理想的な環境にたどり着けました。

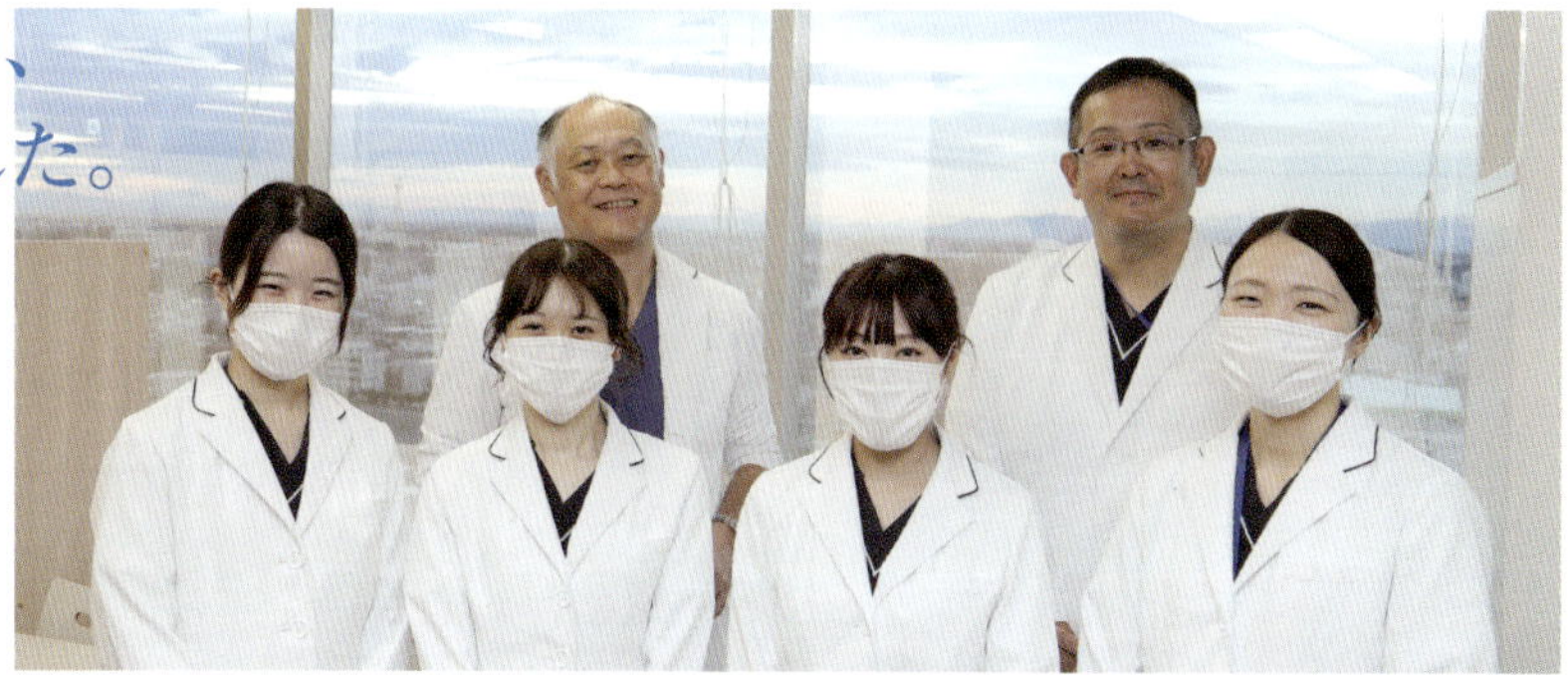

これは20年以上の生殖補助医療キャリアを持つ先生が呟かれた言葉です。今、作り上げた環境、そして出会ったスタッフへの満足感が溢れているようです。

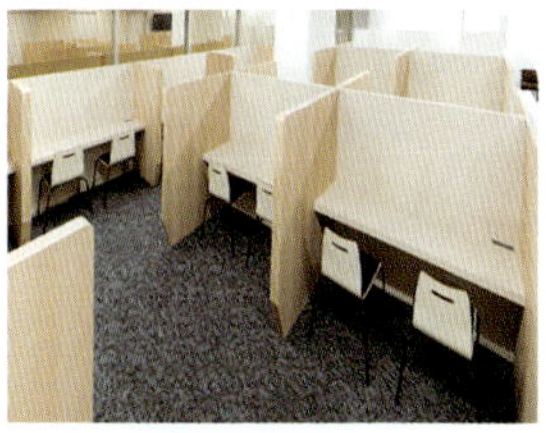

待合室は、プライバシーに配慮した半個室タイプです。院内はスッキリと明るく清潔にまとまっており、窓からは遠くに山の峰が見え、眼下に駅路線を見下ろせる絶景の眺めです。

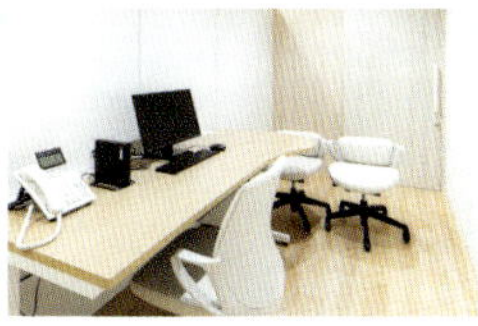
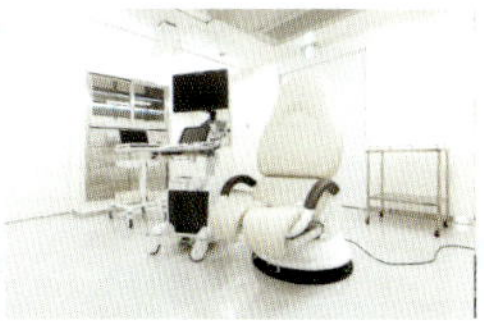
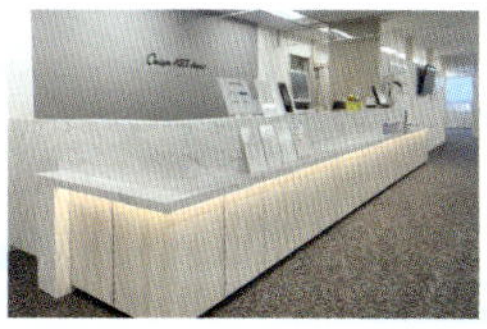

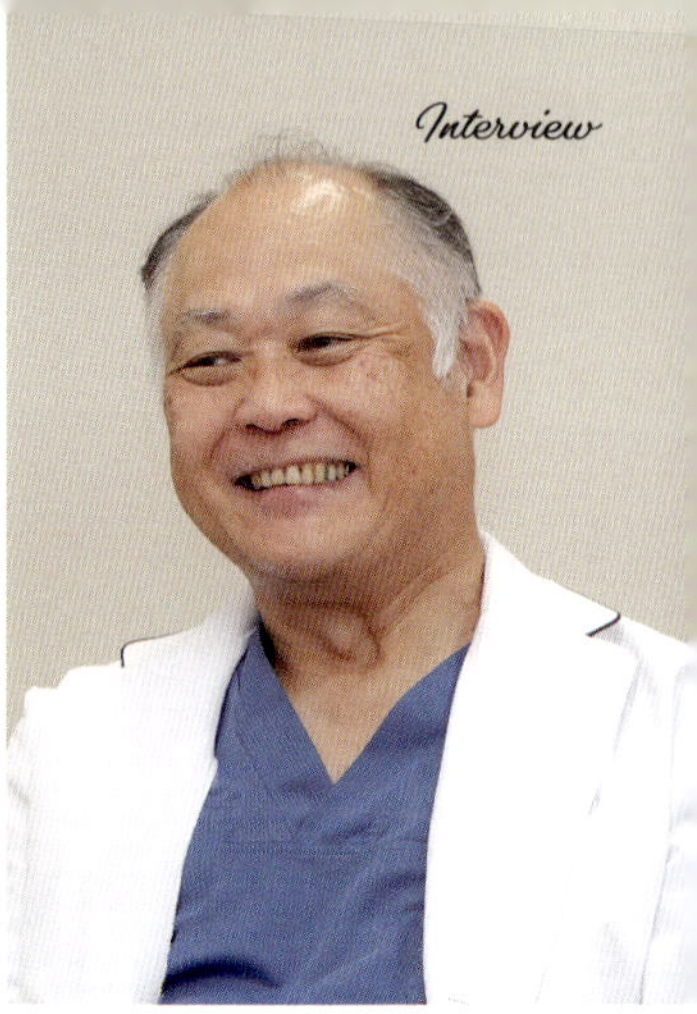

医師は患者さまに合わせた採卵スケジュールで良い卵子を採卵することに全力を注ぎます。その後、最適な培養環境と胚培養士の技術が良好胚獲得には不可欠になります。移植に関しては医師の技術が問われます。これらが十分機能することで妊娠成績が上がり、また相互の信頼が生じます。医師も胚培養士もお互い切磋琢磨して技術を磨き、知識を常に広めることで患者さまに貢献できます。そういった意味でそれぞれの視点から常にモチベーションを高め、刺激し合っています。

その中でまずは技術を裏付けるために、培養室の機能と安全性を第一に考え、培養室の設計と機器の整備を今回のクリニック設計の要と考えました。

もちろん、患者さまの治療を支える看護師、助手、事務職員を含めたチーム全員の力が生殖医療には大切です。培養室機器以外にも素晴らしい設備とスタッフが集結したクリニックが出来たことで順調に妊娠成績が出ています。このことをより多くの患者さまに知って頂き、是非当クリニックにおいで頂きたいと思っています。

安全で働きやすく 将来に向けて長く使える 培養室を作り上げよう！

培養室長の村松さんは話します。以前、全国でも有数な治療実績を持つクリニックで己斐先生とは一緒に仕事をさせていただいており、目標や方針などは共有できています。そのため、院長から培養室の設計を一任された時も、安全性への配慮を提示されただけでした。

設計にあたり、まずは自分が動きやすい培養室をイメージし、それであれば他のスタッフも動きやすいだろうと考えました。

その具現化のために、昔からお付き合いがあり、こちらの要望を伝えれば何かと理解してくれるアステックの名田さんに、統括して培養室を設計してもらうことにしました。

理由として、自分一人が培養室を把握している状態では、何かトラブルがあったり、自分がもしも退いたりした時に、培養室の運営が困難になってしまうため、患者さまのためにも迅速に管理が継承できることが望ましいと考えたからです。

その目的がしっかり共有できる方であれば、その人と組むのが一番安全ですし、名田さんであれば自社製品だけでなく、不妊治療における様々な機器や環境に対しても視野が広いため、成績の出るクリニック設計を心がけてくれます。それも企業理念に基づいてのことといいますから、より信頼も高まります。さらに、ベースのメーカーさんを置くことで、メンテナンスの際にそれぞれの機器の状態が履歴に残りますから、トラブル時に連絡をすればすぐに対応してもらえる安心感もあります。

設計コンセプトとして、培養室内の見通しが良いこと。動線が良く、それぞれの操作性も良いこと。高い位置に物を配置しないようにすること。そして培養室内クリーン度が基準値を超える空調設備、設置位置を考慮して設計しました。さらに精液処理ブースを培養室内に配置したことで、結果的にコンパクトにまとまり、働くスタッフの視認性も良く、とても満足しています。チーム皆の距離が縮まり、一体感が強まったこ

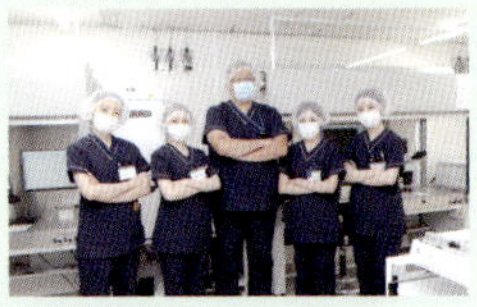
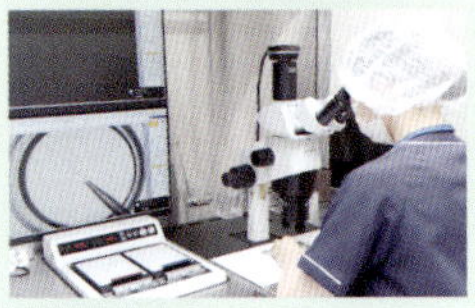
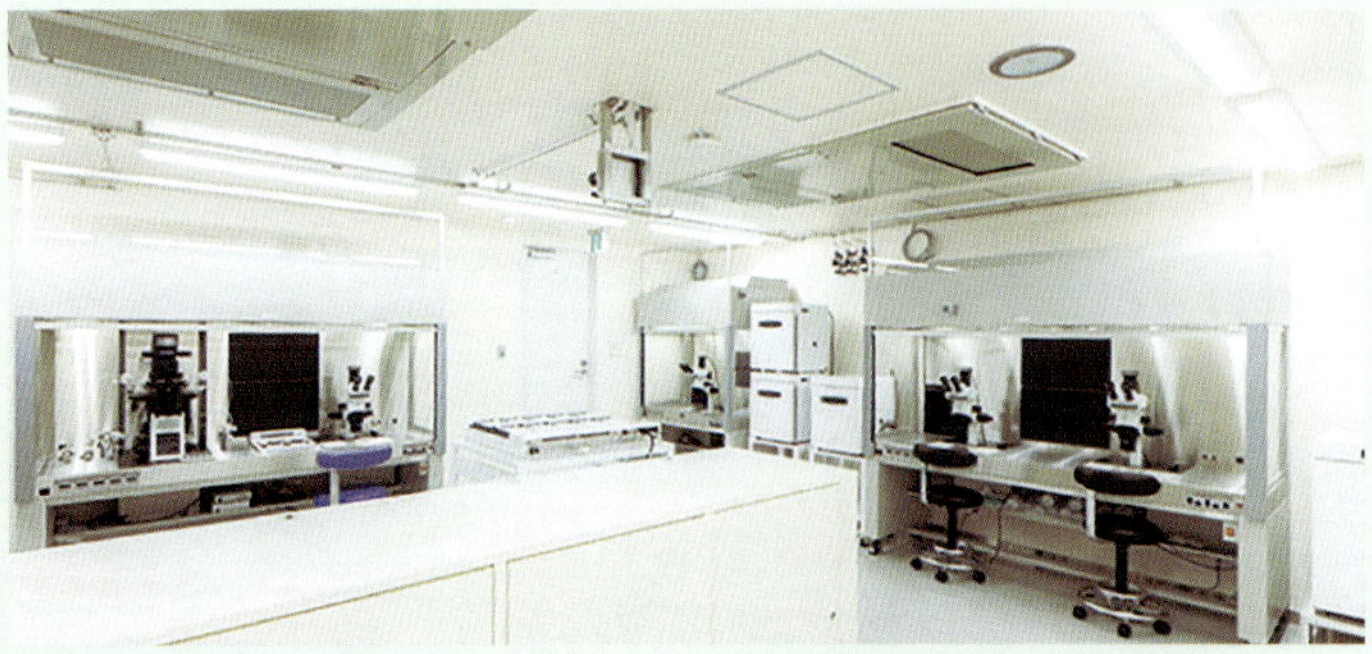
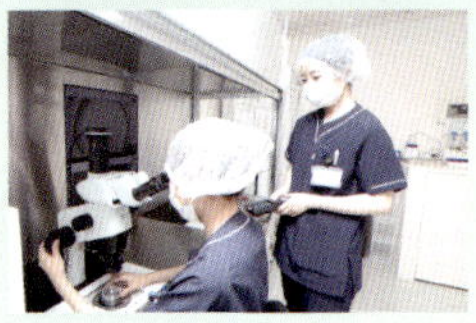
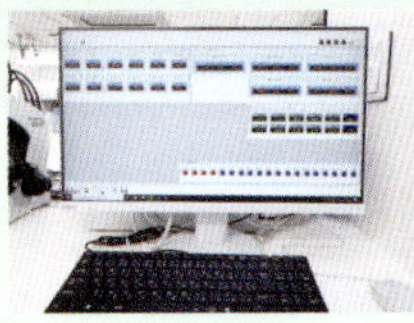
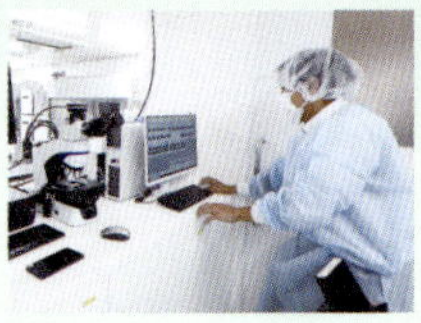
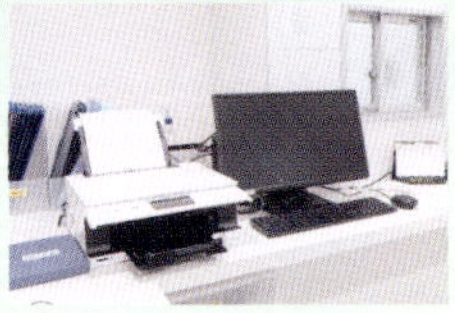

生殖医療は、チームでご夫婦の妊娠をサポートします。培養室では、大切な精子、卵子を取り扱うため、専用の環境が必要です。そこで働くスペシャリストが胚培養士です。ミスが起きないよう、全体が見渡せ、ダブルチェックがしやすいよう、スタッフの動線にもこだわりがあります。

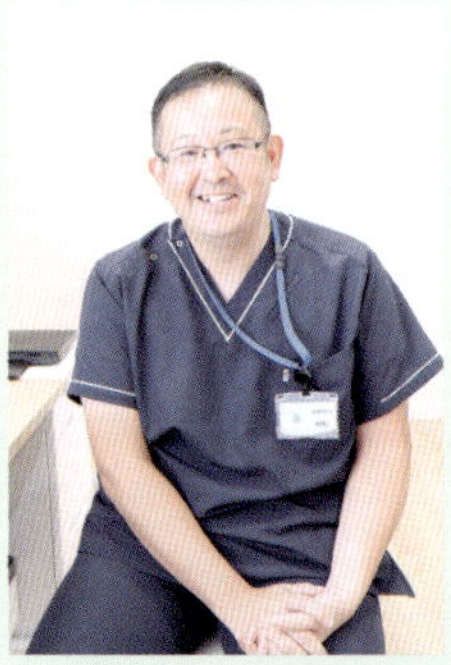

村松 裕崇 培養室長

培養室の設計では、安全性を考慮して、出来るだけ高い位置の物をなくし、見通し良くすることで、スタッフにとっても働きやすい空間ができました。機器や空調など細部まで設置、施工、セッティングしてくださったアステックの名田さんにもかなり助けられました。

ともあり、培養室の成績は好調です。

患者さまが通いたいと思えるクリニックを作りたい!

みなさん、アステックはご存知でしょうか?

今回、大宮ARTクリニックの立ち上げから己斐先生と村松培養室長とタッグを組んでいるアステックの名田さんにもお話を伺いました。

一般の方はあまり知ることのない、培養室内の機器や資材を製造し、また、新たに現場の要望から新製品の開発も手掛け、広く培養業務のお手伝いをする日本の企業です。

培養室の立ち上げからお手伝いさせて頂く際は、まず、胚培養士の方々が安心して日々の作業を実施出来る事を第一に心掛け、提案しています。作業中の導線を考慮した使いやすい機器の配置や、最新の弊社機器をご提案する事で、日々の作業をストレスなく実施頂けると思います。同時に、非常時の備えとして、各機器に対する耐震補強や機器の状態を常にモニタリング出来る監視システムのご提案もさせて頂きます。

これらトータルでご提案させて頂く事が、胚培養士の方々、クリニックさま、最終的には、患者さまへ安心と安全をお届け出来ると考えております。

クリニックに大切なこと 診療で大切なこと

今回の取材では、不妊治療(生殖補助医療)専門のクリニック誕生と、そこに関わる医師、胚培養士、企業、それぞれの想いに触れることができ、貴重なお話を聞くことができました。最後に己斐先生に、患者さまへのメッセージを伺いました。

私たちは、患者さまのニーズを満たすクリニックになりたいと思っています。まだ開院して間もないため、女性医師の配置や男性不妊外来など患者さまニーズにお応え出来ていない部分が今後の課題です。科学的な根拠に基づいた医療を安全に提供し、少しでも多くの患者さまに妊娠という結果をお届けし、患者さまの信頼を得られるようにスタッフ一同地道に診療を続けていきたいです。

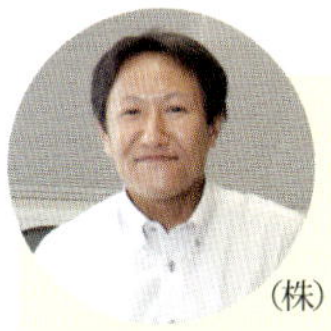

設計、設備を任されて

(株) アステック 東京営業所
名田 尚弘 課長

企業との連携がますます必要な時が今なのかもしれません。

培養室を設計する際は、必要な機器の提案は勿論、各機器に必要な電気容量（非常時にバックアップが必要な電気の容量）、培養器へ供給するガスの配管、培養室のクリーン度に関わる換気回数の提案（計算）などが必要です。

弊社では、これらを基にご提案させて頂く事で、最適な培養室の提案を行っております。また、運用開始後も安心して機器をお使い頂けるよう、各機器の状態を常にモニタリング可能な「監視システム」のご提案など、クリニックさま、患者さまへ、安心・安全をお届けする事を第一に考え、日々、活動しております。

CHECK!

培養室に必要なもの

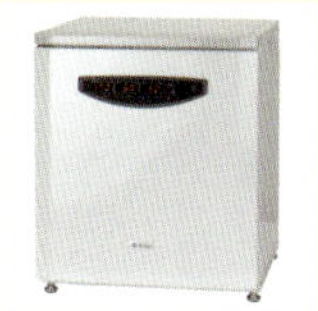
パーソナル
マルチガスインキュベーター

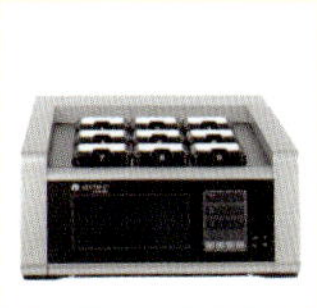
タイムラプス
インキュベーター

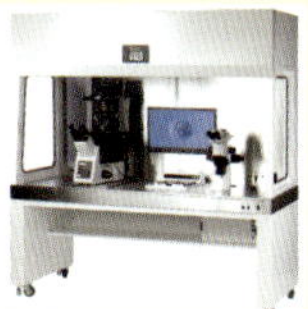
クリーンベンチ

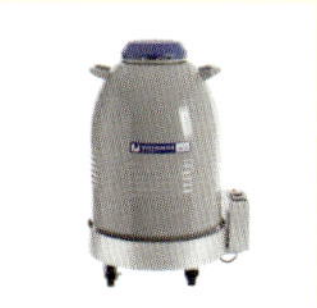
液体窒素保存容器

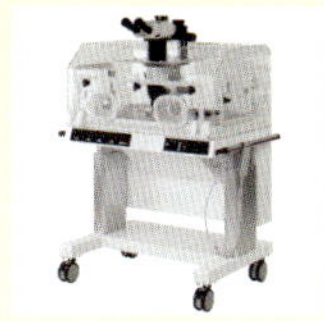
スマートステーション

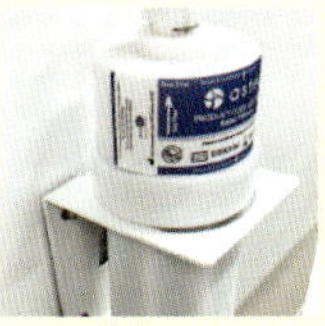
VOC 除去フィルター

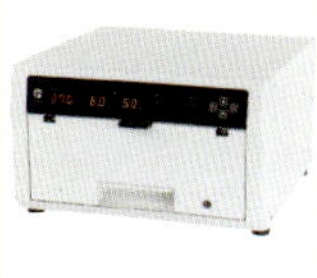
再生医療・
低酸素培養関連装置

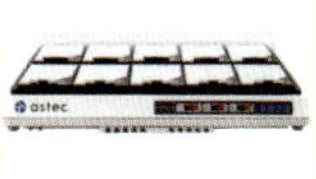
ドライインキュベーター

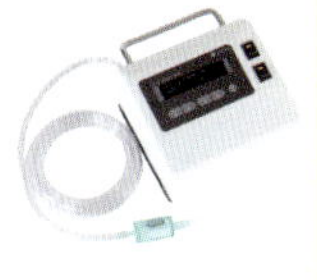
ガスアナライザー

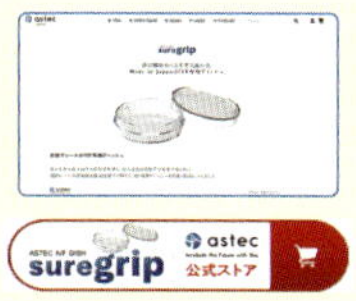
Made in JAPAN の
IVF 専用 Dish

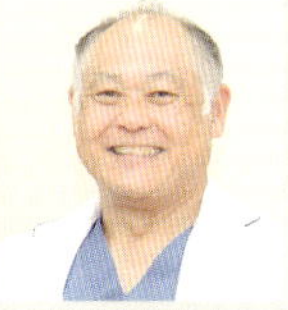

己斐 秀樹 先生

Profile

経歴
東京医科歯科大学医学部卒業
東京医科歯科大学医学部大学院卒業
東京医科歯科大学産婦人科助手
米国ペンシルベニア大学 研究員
亀田メディカルセンター不妊部長
田園都市レディスクリニック二子玉川副院長
成田レディスクリニック副院長
現 大宮 ART クリニック院長

所属・資格
日本産科婦人科学会認定 産婦人科専門医
日本生殖医学会認定 生殖医療専門医
東京医科歯科大学 臨床教授

医療法人成蹊会
大宮ARTクリニック
OMIYA ART CLINIC

埼玉県さいたま市大宮区錦町 682-2
大宮情報文化センター 13F
https://artclinic-omiya.jp
電話番号. 048-788-1502

astec
Incubate the Future with You

福岡から世界へ
未来への可能性をカタチに

アステックは1978年、九州・福岡の地に医療機器・理化学機器の専門商社として発足しました。研究職の方々とふれ会う事業活動の中で、日々進化する様々なニーズにお応えするため、1986年独自の研究開発を開始し、自社ブランドの販売をスタートしました。その後、細胞培養関連、遺伝子関連の機器の開発を進める中で、日本品質が持つ精密さが認められる事となり、現在は国内をはじめ海外約50か国に機器が導入され、活躍の場を広げ続けています。

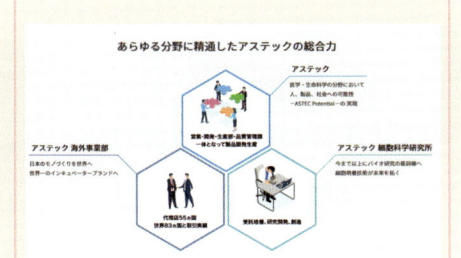

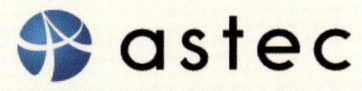

株式会社 アステック
〒811-2207　福岡県糟屋郡志免町
南里4丁目6番15号
TEL:092-935-5585
https://www.astec-bio.com

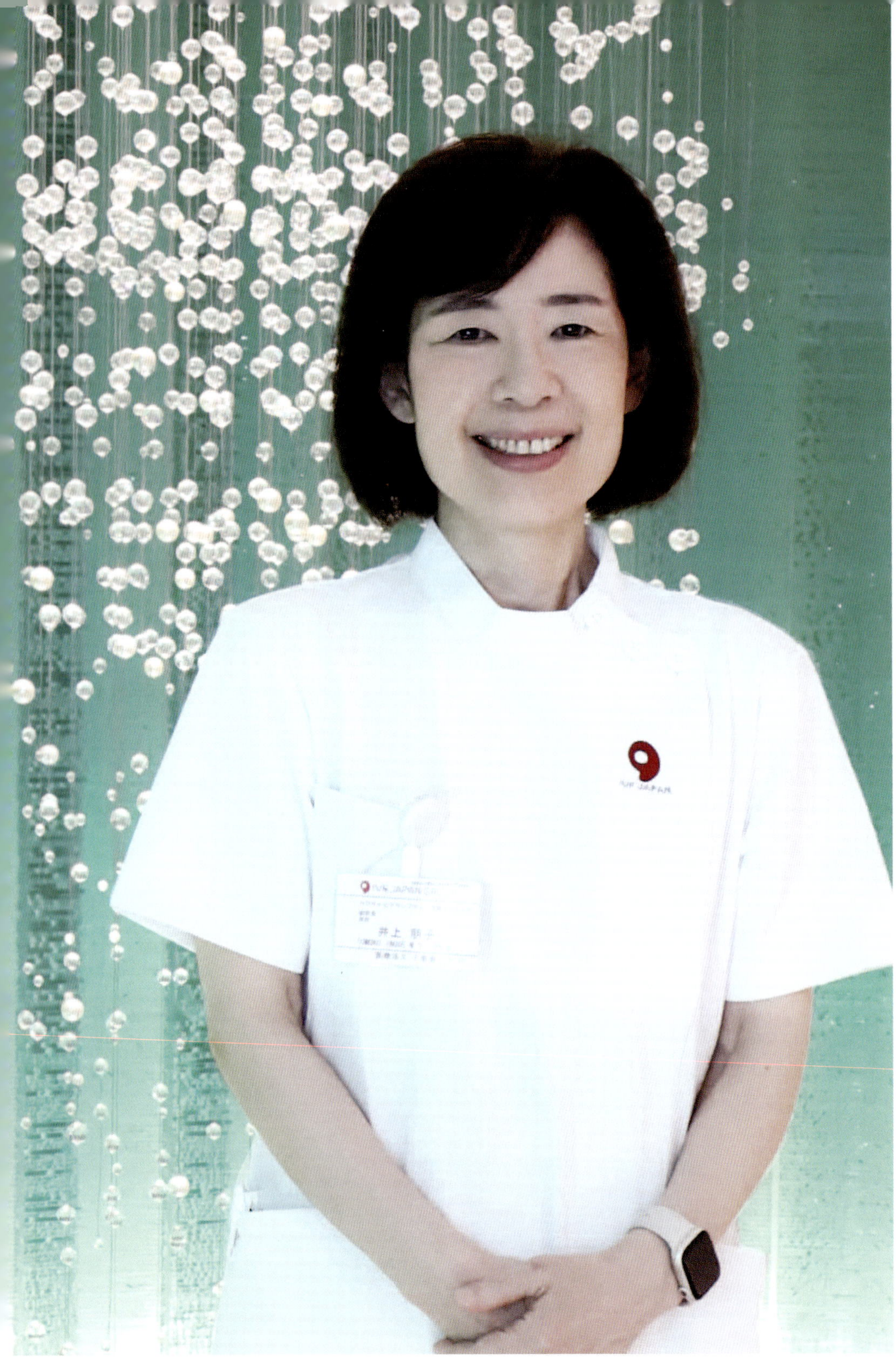

赤ちゃんを授かるために 希望へとつなげる新しい治療法 卵巣&子宮PRP療法の可能性。

HORAC グランフロント
大阪クリニック 副院長
井上 朋子 先生

柔和な印象の井上先生は、笑顔で話される様子から包み込んでくれるような温かさを感じます。診察に訪れるカップルも気負わずに受診されていることでしょう。それと同時に、お話を伺っていると、患者さんへの思いや治療に対する熱さが見えてきます。

不妊治療では、「もう何も手立てがない。諦めるほかないの?」という場面に直面することがあります。

体外受精を受けるご夫婦にも、それで悩む方は少なからずいます。

その中には、早発卵巣不全で卵胞が育たずに採卵ができなかったり、何度胚移植をしても着床に至らなかったり、生化学妊娠を繰り返してしまうなど、着床環境に問題があるのではないかと考えられるご夫婦もいます。

赤ちゃんを授かるために始めたはずの不妊治療、体外受精なのに、治療を諦めるということは、赤ちゃんを諦めることにもつながります。

この先、どのようにすれば良いのか、諦めるほかないのかという問いに、HORACグランフロント大阪クリニックの副院長井上朋子先生が丁寧に答えてくださいました。

さっそく、ご紹介していきましょう。

卵子が育たない なかなか着床しない でも赤ちゃんに会いたい

体外受精を受ける患者さまには、初回の治療周期で妊娠し、出産に至る方もいれば、複数回の胚移植を経て、妊娠される方もいます。

現在、体外受精には保険が適用され、女性が40歳未満の方では胚移植6回、40歳以上43歳未満の方では胚移植3回を保険診療で受けることができます。

回数制限はあるものの、その中で多くの方が妊娠されています。

しかし、患者さまの中には妊娠できず、肉体的にも精神的にも大きなストレスを抱え、悩んでしまう患者さまもいます。このような場合、治療歴などを検討し直して、患者さまとも相談をして、場合によっては先進医療を用いることで、次の治療周期で妊娠・出産に至るケースもあります。

それでもなかなか妊娠できない場合は、自由診療になりますが、PGT-AやPRP療法をご提案することがあります。

良い胚を何度移植しても 着床しない時に対応する 検査や治療法

胚が着床しない原因の多くは、胚の質の問題によるものと考えられます。実際、胚の染色体を調べると良好胚と評価された胚の中にも染色体の数に問題があるものが含まれていることがあります。そうした胚の多くは、着床しないか、しても流産になります。そのため、複数回の良好胚移植で妊娠が成立しなかった場合は、胚盤胞の細胞の一部を採取して染色体の数を調べるPGT-Aを行い、問題のなかった胚を移植して妊娠を目指す方法があります。

医療法人三慧会（IVF JAPANグループ）では、HORACグランフロント大阪クリニックを含め、このPGT-A（先進医療B＊）の実施施設として承認され、約400症例を対象にPGT-Aを行ってきましたが、現在は、対象症例数が上限に達したため、新規の登録を中止しています（2024年3月以降）。

この研究の結果から、PGT-Aを今後は先進医療Aへ移行するのか、または保険適用化するなどの検討がされていくことと思います。

今現在、PGT-Aを希望する場合は、自由診療で体外受精を受けていただかなくてはなりません。

胚の質以外に考えられる原因として、子宮の問題があげられます。例えば、子宮内膜が厚くならないことや、内膜の厚さに特に問題はないのに、何度良好胚を移植しても着床しないなどのいわゆる着床不全です。

良好胚の中には、染色体の数に問題がある胚も含まれている可能性があることに着目したとしても、何度も着床しないとなると、胚の問題ばかりではないことも考えられます。

着床不全の場合、保険診療による体外受精では、先進医療と組み合わせた治療を提案することがあります。例えば、着床の窓の検査、子宮内フローラや慢性子宮内膜炎の検査などと組み合わせ、その結果によっては治療を行って、次の胚移植で妊娠を目指します。

それでも、着床しない、妊娠が成立しない場合は、自由診療になりま

＊臨床研究として、その効果を評価している医療技術です。厚生労働省が認定した限られた治療施設で行うことができ、実施数にも上限があります。

CHECK!

何度も胚移植しているのに、着床しない、妊娠成立しない原因は?

胚の染色体に問題がある

● **染色体の数の問題** ……… 染色体の数は、全部で46本（22対と性染色体2本）です。
先進医療→自由診療　どこかの染色体が1本多かったり（トリソミー）、1本少なかったり（モノソミー）すると、胚の発育が止まる、着床しない、妊娠が成立しない（生化学的妊娠）、流産になるなどが起こりやすくなります。

PGT-Aを行って、胚の染色体の数に問題のない胚を移植します。

胚盤胞

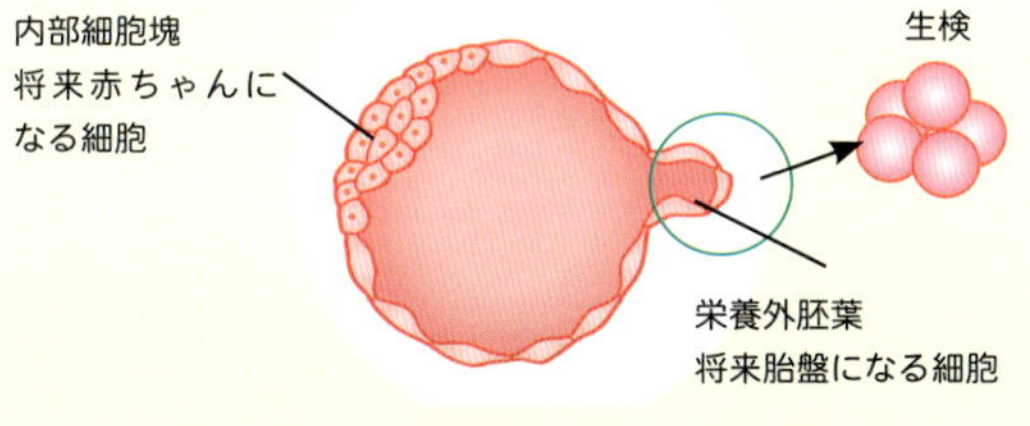

細胞に含まれる染色体の数を調べ、正常と診断された胚を選んで移植する。これにより高い妊娠率、低い流産率をめざします。

子宮に問題がある

● **着床の窓の問題** ………… 着床の窓にズレがある場合、胚が受け入れられにくくなり着床しないことが考えられます。
先進医療　子宮内膜受容能検査（ERA）を行ってズレがあれば、それに合わせて胚移植を行い妊娠を目指します。

● **環境の問題** ……………… 慢性子宮内膜炎や子宮内のラクトバチルス菌が少ないことが着床に影響することがあります。子宮内細菌叢検査（EMMA/ALICE、子宮内フローラ検査）を行い、問題があれば治療を行い、その後、胚移植して妊娠を目指します。
先進医療

● **内膜の厚さ** ……………… 子宮内膜の厚みが不十分で着床が難しくなっていると考えられる場合、ホルモン療法（などを行い、改善を試みてから胚移植に臨みます。
保険診療（ホルモン療法）
自由診療（PRP療法）　それでも着床、妊娠しない場合、着床の窓や環境に関する検査や治療を行いますが、その後の胚移植でも着床、妊娠が成立しない場合、PRP療法をお勧めします。

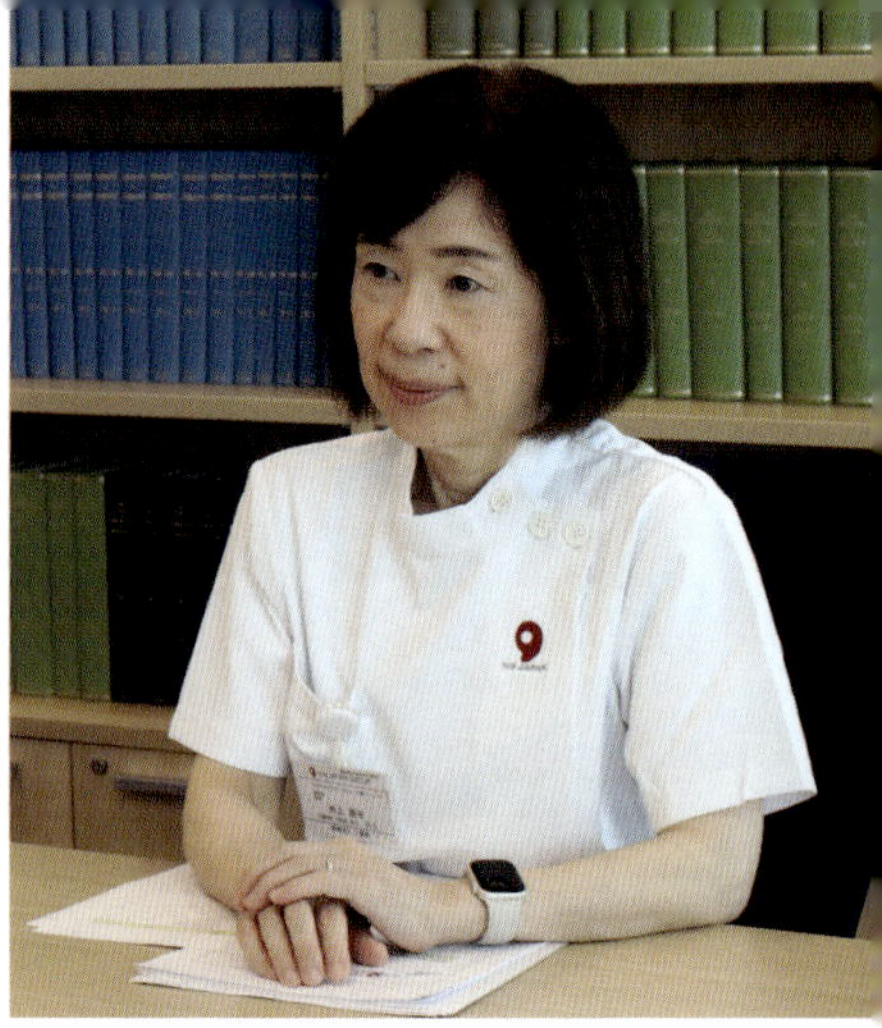

すが、子宮ＰＲＰ療法をご提案することがあります。

子宮ＰＲＰ療法とは

子宮ＰＲＰ療法は、ご自身の血液から抽出した高濃度の血小板（ＰＲＰ：多血小板血漿）を子宮へと注入し、子宮内膜の厚さや着床環境を整える効果から妊娠の可能性を高めることが期待できます。

ＰＲＰには、成長因子や他の生理活性物質が多く含まれ、それらが子宮内膜組織の再生や修復を促進することで子宮内膜が厚くなる、または着床しやすい環境になると考えられています。また、注入するＰＲＰは、自分の血液から抽出されるため副作用は少なく、安全性の高い再生医療となっています。

私が、このＰＲＰ療法のことを初めて知ったのは、ＥＳＨＲＥ（ヨーロッパ生殖医学会）での講演でした。

この口演では、卵巣へＰＲＰを注入する治療についての発表で、すごい研究だと衝撃を受けました。当時はまだ日本では取り入れられていない治療法でしたが、その後、国内でも子宮内膜が厚くならないために胚移植ができない、着床しない患者さまへの臨床応用が始まりました。

ＨＯＲＡＣグランフロント大阪クリニックでは、森本義晴院長のもと、子宮ＰＲＰ療法を取り入れることとなり、これで辛い思いをしているご夫婦の希望を叶えられるかもしれない！という期待が膨らみました。

ＨＯＲＡＣグランフロント大阪クリニックでは、２０１９年10月に厚生局への「再生医療等提供計画」の申請が承認され、子宮内ＰＲＰ療法を始めました。また現在は、医療法人三慧会（ＩＶＦ ＪＡＰＡＮグループ）すべてのクリニックで実施し、治療を受けていただくことができます。

子宮ＰＲＰ療法の対象と効果

子宮ＰＲＰ療法を受ける患者さまは、決して多くはありません。体外受精を受けるご夫婦の中でも少数です。対象は、他の治療方法では子宮内膜が厚くならず、繰り返し良好胚を移植しても着床しないケース、そして、着床の窓や子宮内フローラの検査や治療を行って胚移植をしても着床、妊娠に至らなかったケースなどです。

これまで４年間の記録では、子宮ＰＲＰ療法61周期中の15周期で妊娠（実人数では14人）があり、中にはすでに出産されている方や、現在、妊娠継続中の方もいます。実際に治療を行ってみると、子宮内膜が厚くなる人もいれば、厚くならない人もいました。ただ、子宮内膜が厚くなるといっても、倍の厚さになるような劇的な変化があるわけではありません。

しかし、これまで何度胚移植をしても妊娠しなかったのに着床し、出産に至るケースがあることから、効果のある、良い治療方法だと考えています。

また出産時の予後調査では、生まれた赤ちゃんに何か問題があったというケースもありませんでした。

卵巣ＰＲＰ療法とは

次に、卵巣ＰＲＰ療法をご紹介しましょう。

卵巣ＰＲＰ療法は、子宮ＰＲＰ療法と同様に抽出したＰＲＰを卵巣に注入することで、卵胞発育、採卵数の増加などが期待できます。

対象は、早発卵巣不全（早発閉経）

CHECK!

PRP治療の方法

子宮内膜の場合

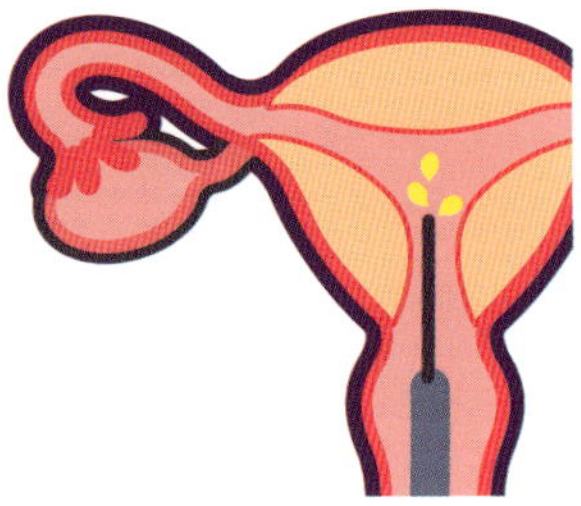

調製した PRP（約 1ml）を患者さんの子宮内に２回注入
１回目　月経 10 日目頃
２回目　月経 12 日目頃

卵巣の場合

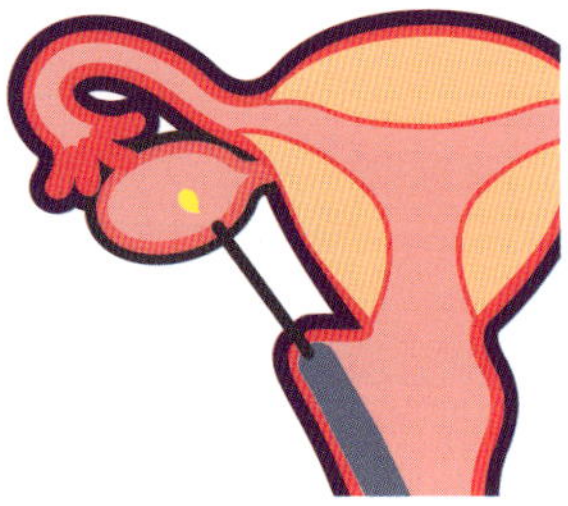

調製した PRP（約 0.5 ～ 1ml）を患者さんの卵巣内（両方もしくは片方）に注入。
個々の卵巣の状態などにより注入するタイミングや回数、注入量が違いがあります。

PRP の抽出方法

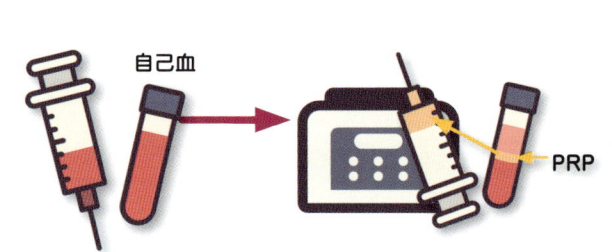

前腕から静脈血を 20ml 採取します。

遠心分離機で血漿部分を抽出し PRP を採取します。

などの難しい問題を抱えたケースです。例えば、AMHの値が感度以下で測れない、エコー検査でも卵巣がかなり小さいことがわかるなどの所見があり、これまで、さまざまな治療を行っても、なかなか卵胞が発育しない、卵子が得られないなどの経験をしてきた方たちです。

このような患者さまは、治療の出発点ともいえる卵胞発育、排卵誘発から先に進まないという辛い思いを抱えています。

卵巣PRP療法の効果

早発卵巣不全の場合、卵巣がとても小さく、中には固くなっている場合もあり、なかなかPRPの注入が難しいケースもあります。

また、効果の現れ方にも個人差があり、丁寧なフォローが必要です。そのひとつとして、いつ卵胞が育ってくるかわからないため、丁寧に診察し、逃さず採卵ができるようにしています。実際に、卵巣PRP療法後、採卵できたケースもあります。

しかし、卵巣PRP療法をした方、全員に効果があるわけではなく、治療の3カ月後程度でAMH検査を行いますが、特に変化のあったという方がいらっしゃらないケースもあります。

卵巣PRP療法から妊娠、出産

早発卵巣不全の患者さんで、卵巣PRP療法後に妊娠、出産された方がいます。その方は30代前半で月経不順があり、ほぼ閉経という状態で初診にいらっしゃいました。AMHの値は0・01未満と測定感度以下で、卵胞発育がなく、卵巣PRP療法をご提案しました。卵巣PRP療法後、卵胞発育があったので、採卵し、胚盤胞での移植もできましたが、妊娠には至っていません。その後の周期では、また卵胞発育が認められなかったので、2回目の卵巣PRP療法を行いました。その後、卵胞が発育した周期に採卵し、初期胚で移植し、妊娠、出産に至っています。

閉経になりそうな状態であっても、卵巣に残っている卵子は年齢相当と考えて良いと思います。30代前半と年齢が若いので、卵子の質は良かったのだろうと思います。

月経に関しては、人と比べることが難しいのですが、経血の量が少ない、月経不順があるなどの場合は、早めに婦人科を受診していただきたいと思います。

PRP療法への期待

現在、体外受精には保険が適用されているため、自由診療となるPRP療法を受けるカップルは少なくなっています。PRP療法の医療費も高額ですが、体外受精がすべて自由診療になってしまうため大変高額な医療を負担することになります。

せめてPRP療法が先進医療なら、保険診療の体外受精と組み合わせることができ、また、助成制度を活用することで医療費の負担を軽減することも可能なのに…と考えてしまいます。

これまで、いずれの方法でも妊娠できなかったカップルに赤ちゃんが授かる可能性が高まるわけですから、もう少し治療が受けやすくなるようになればと期待しています。

CHECK!

子宮PRP治療後の妊娠

妊娠した周期
15 周期
24.6%

子宮 PRP 療法を受けた周期　61 周期

PRP 療法実施 61 周期中に妊娠したのは 15 周期。実人数は 14 人でした。

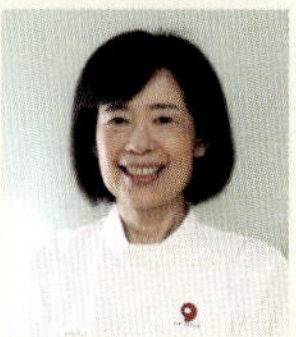

井上 朋子 先生

Profile

経歴

1987 年　大阪大学医学部卒業
　大阪大学医学部附属病院勤務
1988 年　市立吹田市民病院産婦人科勤務
1990 年　淀川キリスト教病院新生児科勤務
1994 年　大阪大学医学部付属病院産婦人科勤務
1996 年　市立豊中病院産婦人科勤務
1999 年　カリフォルニア大学
　サンフランシスコ校研究員勤務
2001 年　市立吹田市民病院産婦人科勤務　医長
2007 年　IVF なんばクリニック勤務　副院長
　（2013 年 4 月）
2014 年　HORAC グランフロント大阪
　クリニック勤務　副院長

所属・資格

日本専門医機構 認定産婦人科専門医
日本生殖医学会 認定生殖医療専門医
日本人類遺伝学会・日本遺伝カウンセリング学会
認定臨床遺伝専門医
大阪府医師会指定　母体保護法指定医

HORAC
IVF GRAND FRONT

大阪市北区大深町 3-1
グランフロント大阪 タワー B 15F
https://www.ivfhorac.com/
電話番号. 06-6377-8824

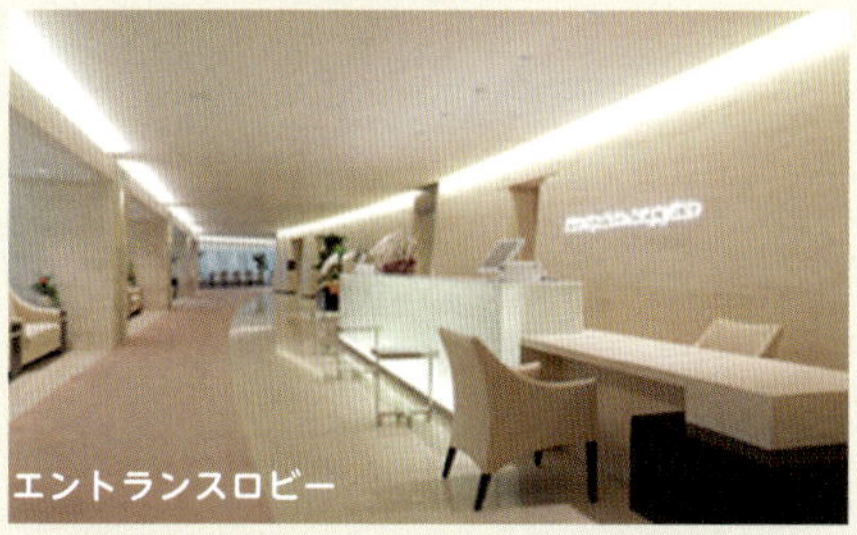

エントランスロビー

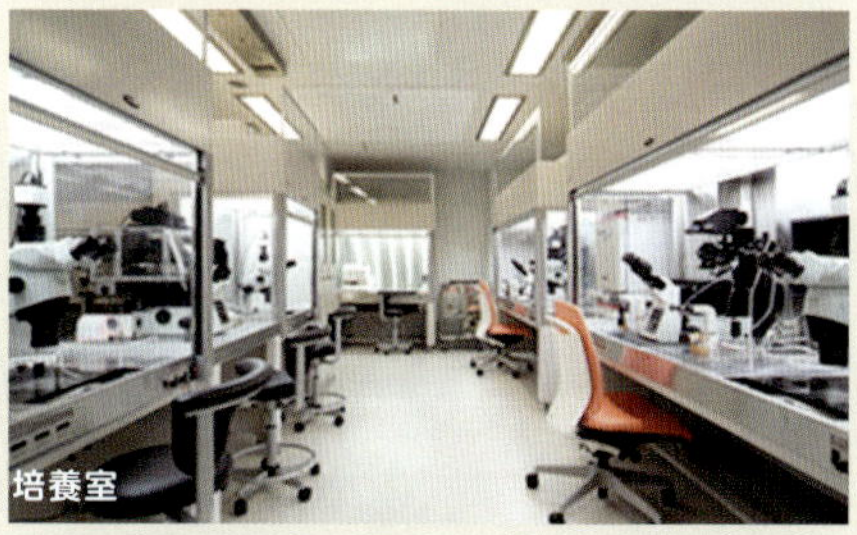

培養室

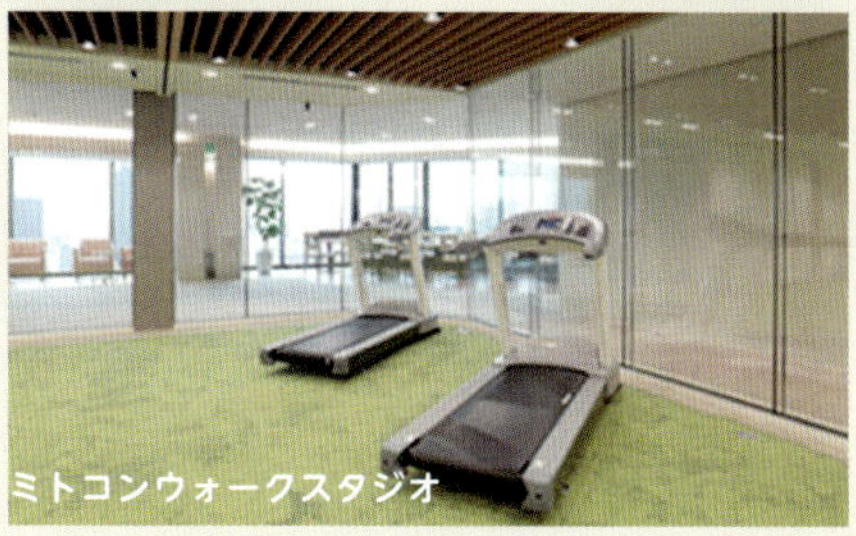

ミトコンウォークスタジオ

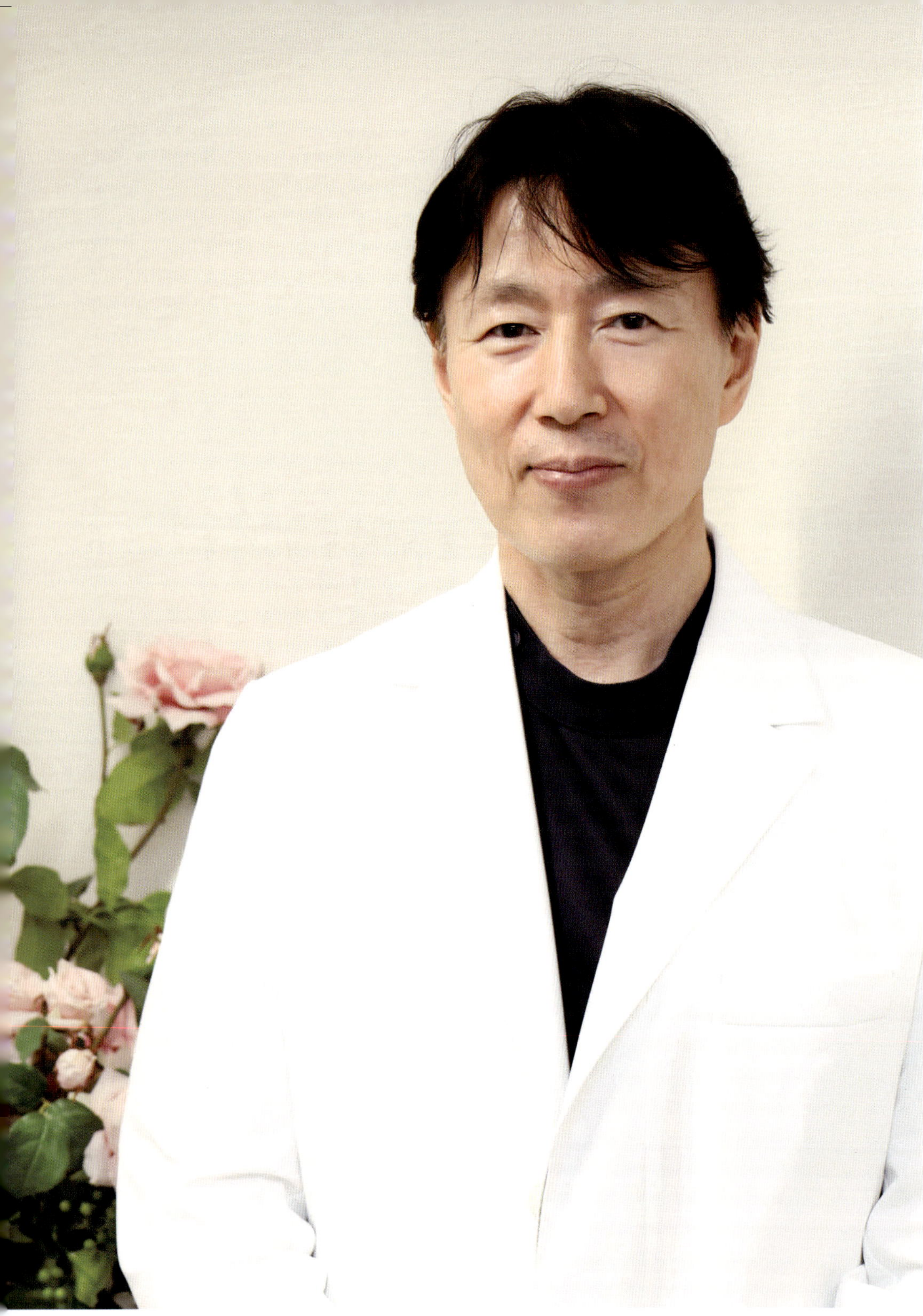

できるだけ早く結果を出すことで患者さまの人生設計に役立ちたい！

春木レディースクリニック

春木 篤 先生

2013年、大阪·心斎橋にて開業以来、躍進を続け、2021年の移転及びその翌年の保険適用化にともない成長が目覚ましい春木レディースクリニック。その背景には、過去3万症例から得られたデータ、経験および知見、それに加えて、日頃の診療における院内努力と揺るぎない安全・安心のための意識とシステム構築があります。

春木レディースクリニックの診療理念は、患者さまを出来るだけ早く妊娠に導くことです。そこには、治療を受けるご夫婦が、いっときの治療に埋もれることなく、治療を終えた後も、その後の人生がより良い形で展開できるように、との願いがあります。

そのためには、「患者さまそれぞれのライフスタイルに合わせ、希望や気持ちも大切にした診療をすること。そして適応に沿った無駄のないベストな診療をすること。何よりも患者さま、スタッフの皆も安全で安心できる環境のもとで診療すること」を方針として実行していくのが春木先生のスタイルのようです。

急成長を遂げる春木レディースクリニックは、その信念の上にあることを知り、春木先生にお話をうかがうとともに、導入されているARTセキュリティマネジメントシステムについても教えていただきました。

大切にしている診療理念 そこには周産期医療で得た 経験が生きています

妊娠・出産は、ご家族にとっても社会にとっても大変めでたく、とても幸せなことです。

それは同時に、女性にとっては、非常に危険を伴うものです。実際に私も医師としていくつかの診療科を経験したのちに、勤務した病院のＩＣＵ（集中治療室）管理中に急変した重篤な妊婦さんの緊急手術をしたことがあります。

腹腔内の見えにくいところに大出血を起こし、一刻の猶予を争う事態のなかで、冷静に対応し、無事一命をとりとめました。

その時に、命の尊さと宿している新たな命、その母子の姿に感銘を受け、周産期医療を経て生殖補助医療へと進んできました。

そのような経験があるからこそ、診療に臨んでは、常にしっかりした妊娠・出産に結びつくことを考えた不妊治療を行うことを理念としています。そして、新しく誕生する命のことを大切に診療をすることは、私たち生殖医療を行う医師の使命だと思っています。

それぞれの患者さまには それぞれの治療があります

春木レディースクリニックには、開院から現在まで、一般治療周期、体外受精・胚移植による治療周期、妊娠成立後の治療周期の記録が合計で延べ約10万周期ほど蓄積されています。

その中には、子宮内膜症、子宮筋腫、卵管異常（卵管留水腫を含む）、子宮形態異常などの婦人科系の疾患を合併した方の治療データも含まれます。

体外受精のデータでは、卵巣刺激法、使用した薬剤の種類、量、使用した期間と採卵数、受精数、凍結できた胚盤胞の数やグレードなど詳細なデータや成績を瞬時に確認して判断できるシステムになっています。

医師はこれらのデータに基づき、週に2回のミーティングにて今後の方針について確認を行います。そして、月に一度は合同カンファレンスを開催し、医師はもちろん、胚培養士、看護師、受付などのコメディカルが参加する体外受精会議を行い、月毎の臨床成績の確認や、治療がうまくいかない方に対する治療方針のミーティングを行います。

私どもがいう「１００人の患者様がいたら１００通りの治療法がある」というのも、こうした蓄積されたデータに基づくミーティングにより、個々の治療方針を決定するというプロセスがあるからです。

そして、データを解析することで新しい発見と我々の自信になり、新しく来られる患者さまの治療にも役立っています。

豊富な治療実績 そしてつながる社会貢献

蓄積された実績と経験があると治療計画がより立てやすくなります。その実績や経験が、医療者の意思決定をサポートし、患者さまへのより厚みある診療や適応などの医療提供へと繋がっていきます。

当院には現在、常勤、非常勤を合わせて９名のドクターがいますが、医師は週に2回のミーティングで、治療方針に関するディスカッションや教育を常に行っています。

そこでより明確な治療プログラムを作成し、そのプログラムを全職員が共有することで患者さまへの最適な治療の流れができます。

その流れが患者さまにも伝わり、最適な治療が理解し合えればより無駄のない治療でより早く結果に結びつ

CHECK!

スタッフ皆で、患者さまに安心と喜びを届けられるクリニックを目指しています

１つ上の医療環境を目指す春木レディースクリニックには、スタッフ勉強会だけでなく院内独自の確認試験があります。この試験は春木先生自らの考案で、スタッフのレベルアップに繋がっています。また、生殖医療カウンセラーの資格取得が推奨されていて、看護師や胚培養士だけでなく、事務長や事務スタッフにも資格保有者がいますので、いつでも患者さまの疑問や不安に迅速かつ的確に対応してもらえます。

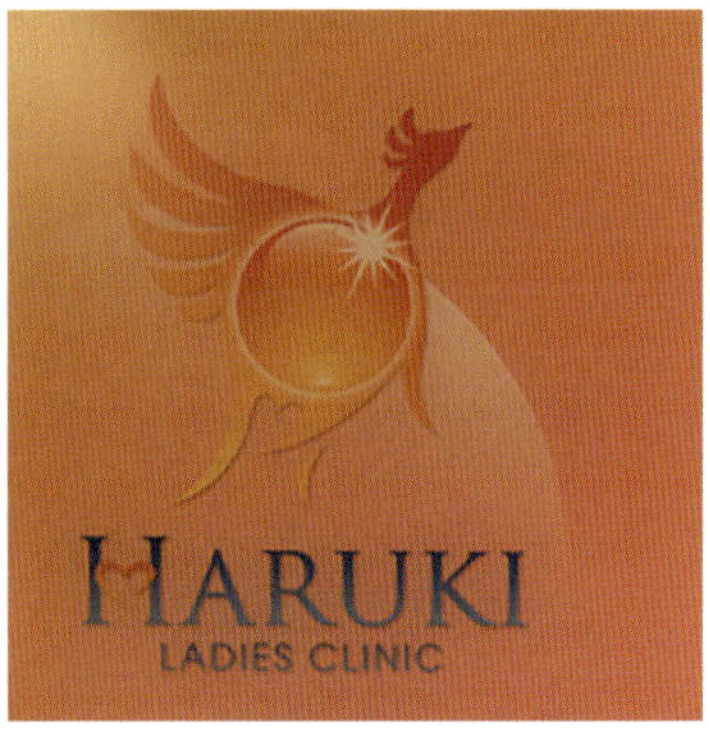

院内は明るく、笑顔で迎えてもらえるので安心して受診できます。また。駅からも近く、繁華街にも近いため、通院時の楽しみになっているようです。

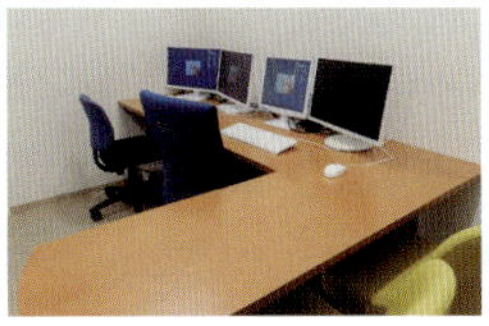

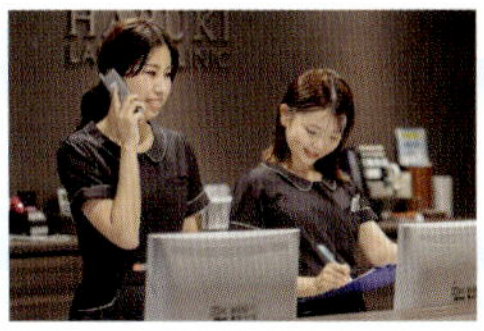

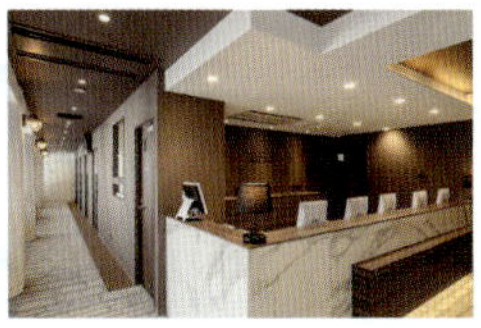

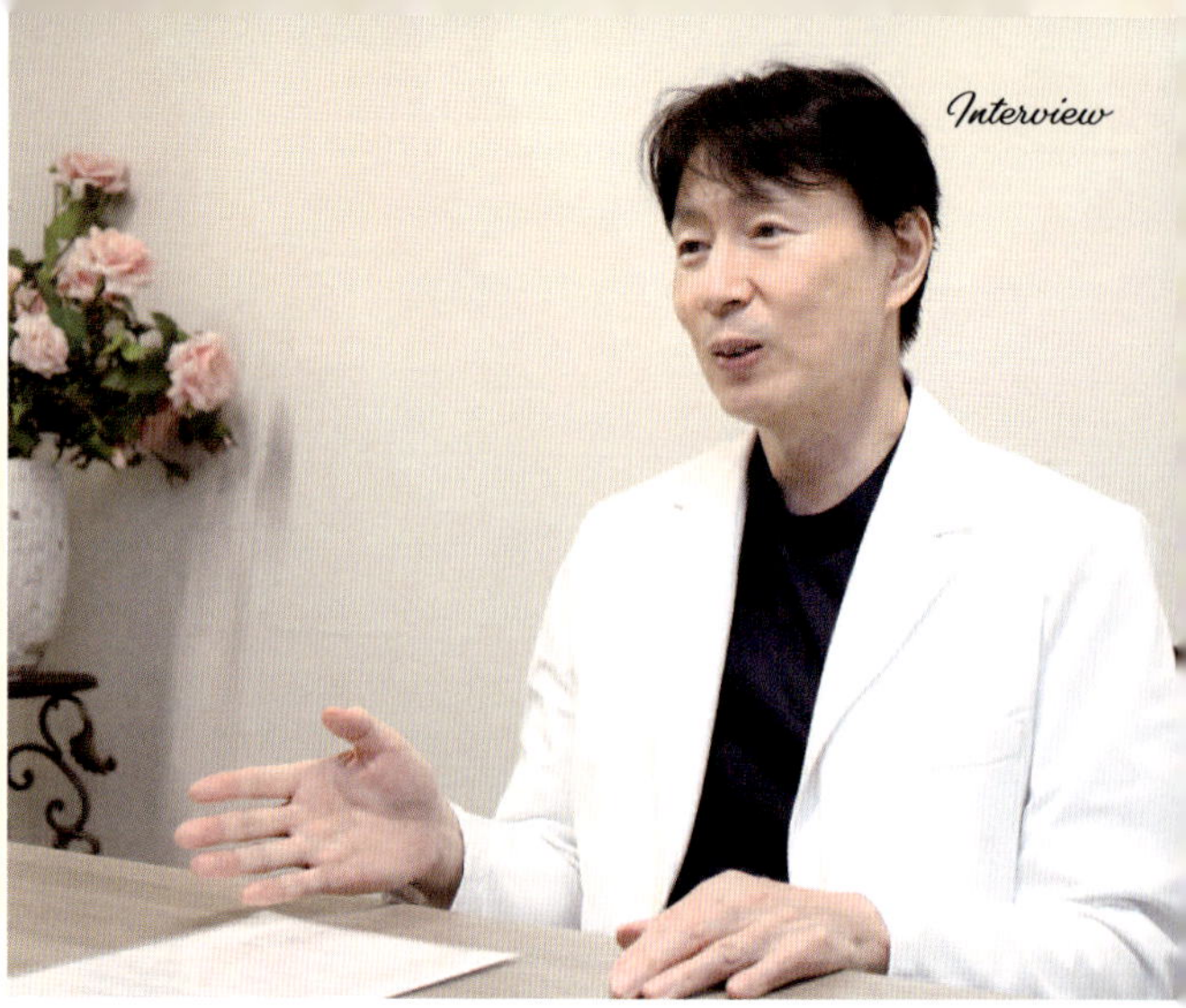

高度なサンプル管理

RI Witness 導入理由と得られる恩恵

開院以来、採卵、胚移植件数が順調に増加し、2020 年にはそれぞれ 1000 件に迫る勢いになっていました。件数の増加に伴い、１日に扱う検体数も増加してきたため、取り違えのリスクも増える可能性を考慮して更なる検体管理の対策強化が必要でした。

<人的リソースの節約>
ヒューマンエラーを無くすことができる
休日出勤時の少数スタッフ時の手助け
スタッフの作業の効率化

<成績への寄与と効率改善>
作業データの収集から成績や効率の改善向上

<ワークフローの効率化>
トレーニング、トレーサビリティが可能

きます。その実践が成績の向上にも繋がって、年間妊娠者数１２００人以上（２０２３年）という今の春木レディースクリニックの実績になっています。

当院での妊娠実績がさらに増えれば、新たな患者さまにも希望を提供でき、より多くの患者さまに喜びを届けられると信じています。

そして、スタッフの更なるレベルアップや診療の効率化を図りながら、より多くの患者さまにご来院いただき、さらに多くの出産でご夫婦の将来設計のお手伝いをし、社会貢献していきたいと思っています。

診療の効率化と安全への取り組み

先に周産期医療のお話をしましたが、不妊治療は、妊娠・出産に向けて不妊に悩む患者さまに寄り添って治療を行うものです。そこにはご夫婦の大切な新しい命が関係してきますから、私たちはしっかりした安全で安心できる妊娠を目指さなければなりません。

そのためには、治療を行う上での安全性がとても大事になります。スタッフにもミスのない作業が要求され、特に卵子や精子、受精作業や胚培養、凍結保存から融解胚移植まで、全ての段階で安全が確保できる環境が必要です。

患者さまが増えるとともにラボワークの作業も増加し、独自に続けてきた取り違え防止の危機管理手順に加え、総合的かつ客観的な安全管理システムの導入が必要と考えていました。その時に、イギリスやオーストラリアでは、安全管理システムの導入が政府によって義務付けられているとの話を聞きました。

そこで私たち春木レディースクリニックが選んだのが、クーパーサージカル社のサンプル取り違え防止システム RI Witness(＊)でした。

このシステム導入により、これまで複数の胚培養士によるサンプル確認作業に加え電子タグによるトリプルチェックシステムを構築し、患者さまの大切なサンプルを管理しています。

サンプル管理システムにより、患者さまに安心を提供

確認作業にやりすぎはありません。確実な作業は、大切な検体を預けていただける患者さまに、安心を

CHECK!

安全第一の培養室

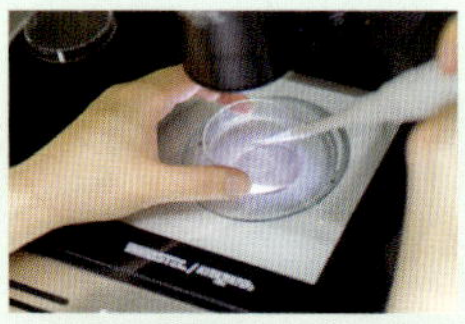

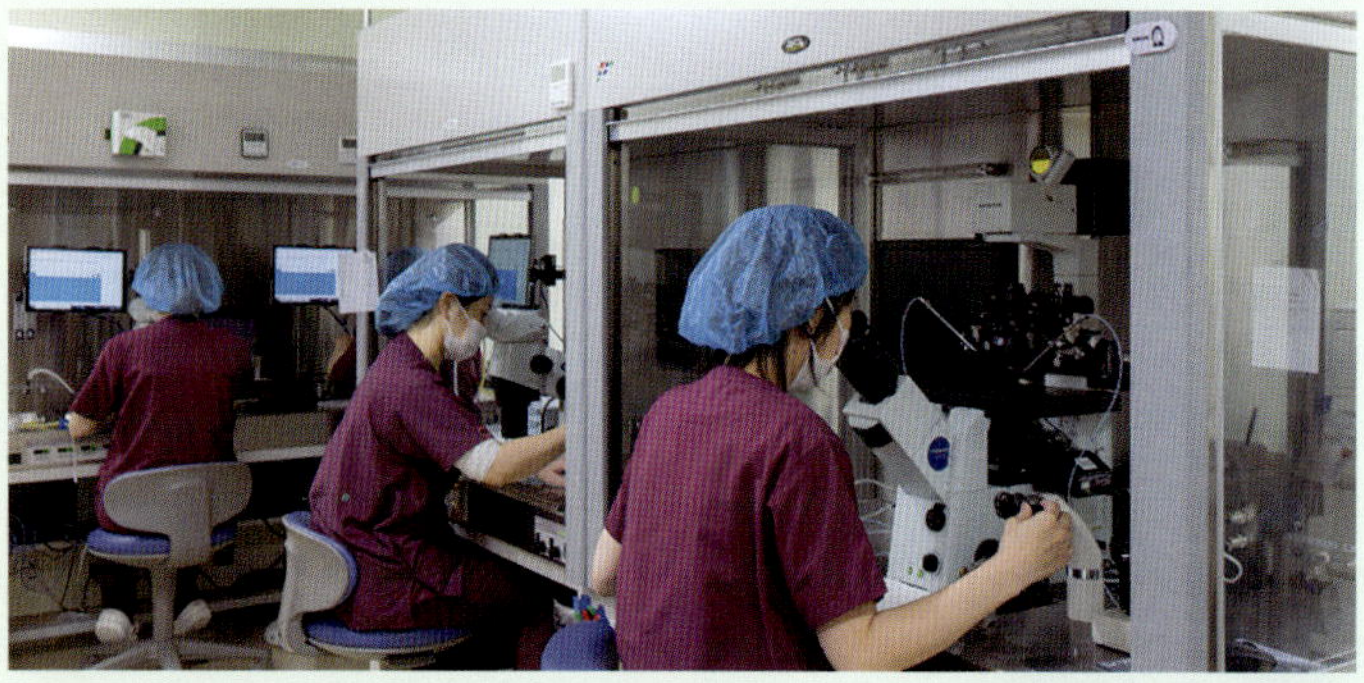

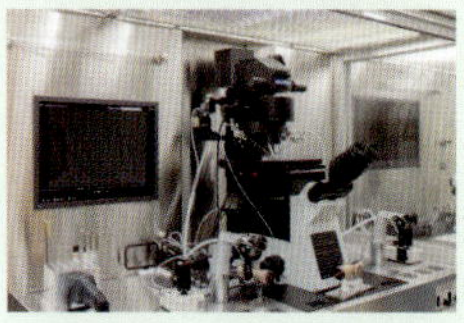

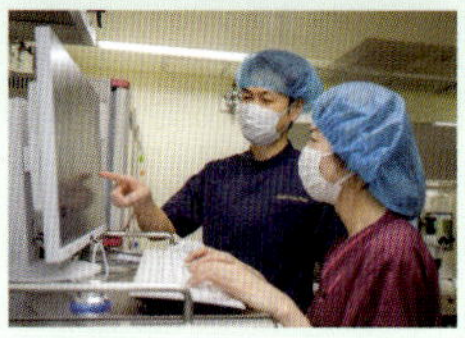

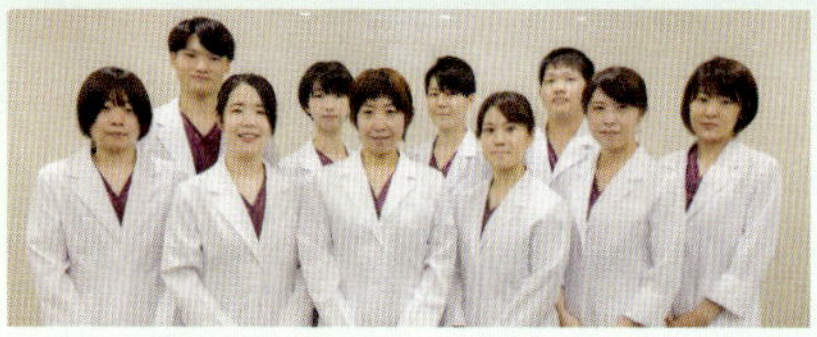

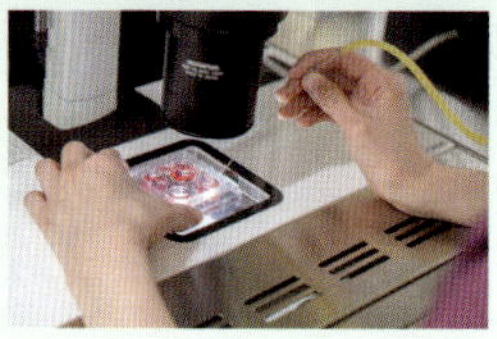

生殖医療は、チームでカップルの妊娠をサポートします。その中でも、お預かりした精子、卵子を取り扱うスペシャリストが胚培養士です。胚培養士の働く培養室は、生殖補助医療の要、大きな役割を果たしています。

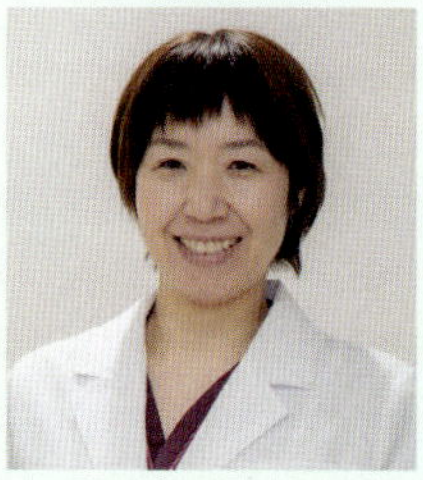

当院では、ラボワークにおける危機管理対策として、患者さまの卵子や精子、胚の取り違えを起こさないことは絶対条件と考えています。そのために、ヒューマンエラーを確実に起こさないシステムの構築が必要でした。そして、ART マネジメントシステムが出来上がりました。　松村 培養室長

(＊):RI Witnessは、欧州、米国、アジア各国ですでに200以上のART施設で運用されています。特に、英国とオーストラリアでは90%以上の施設で導入されているとのこと。春木レディースクリニックでは、総合的な判断から導入を決め、企業の担当者と松村培養室長を中心に、システム構築を進めました。

提供できていると信じています。

松村培養室長は、学術セミナーの場で導入意図やクリニックでの運用方法についても説明されています。

培養室の1日の作業には、患者さまの検体を取り違えることのないよう、複数の胚培養士によるダブルチェックがありますが、その項目はとても多いです。胚や精子を容器から別の容器へ移すときや、今扱っている検体が正しいかの確認の際にはRI Witnessでも管理をし、厳格なサンプル管理に努めています。

当院に導入しているシステム（下図参照）では、患者さまの持つ診察券から始まり、診察券の患者さま情報が、採精カップや検卵用のディッシュに引き継がれ、体外受精や顕微授精の際にその精子と卵子に、ご夫婦のもので間違いないかを電子的に認証を行います。

正しいサンプルであれば、次のステップに進むことができますが、ミスマッチがあれば大きな音でアラームが鳴ります。さらに胚凍結、胚移植時にも同じように電子認証を行います。

RI Witnessは、作業エリア内に電波が張り巡らされ、エリア内にある、すべてのタグを同時に読み取り管理します。そのため、不適切なサンプルがエリア内に存在すれば、システムが警告を発するため、正しいサンプル同士しか近寄ることのできない管理システムとも言えます。これにより胚培養士も先入観にとらわれず、安心してサンプルを取り扱うことができます。

読み取られた情報は専用のPCで表示され、胚培養士はその表示を見ながら、ダブルチェックとともに認証作業をしていきます。

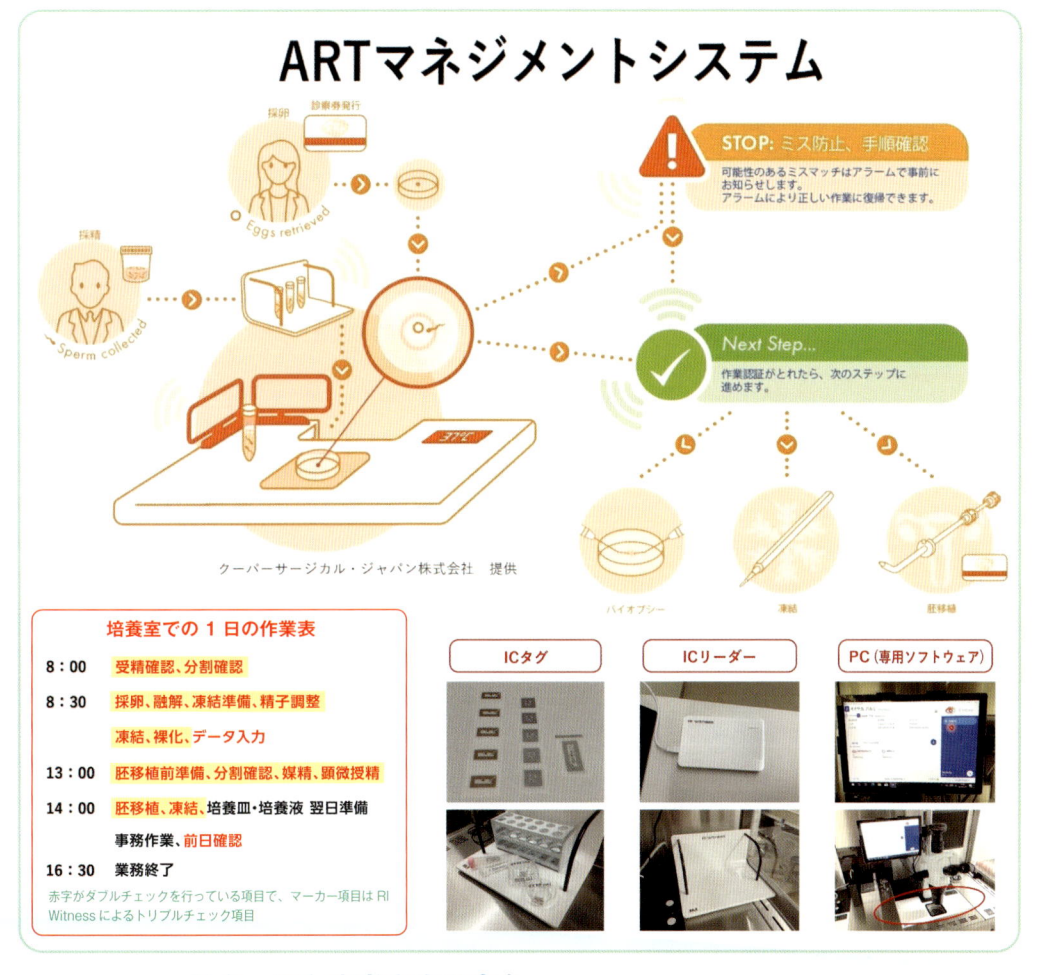

ARTマネジメントシステム

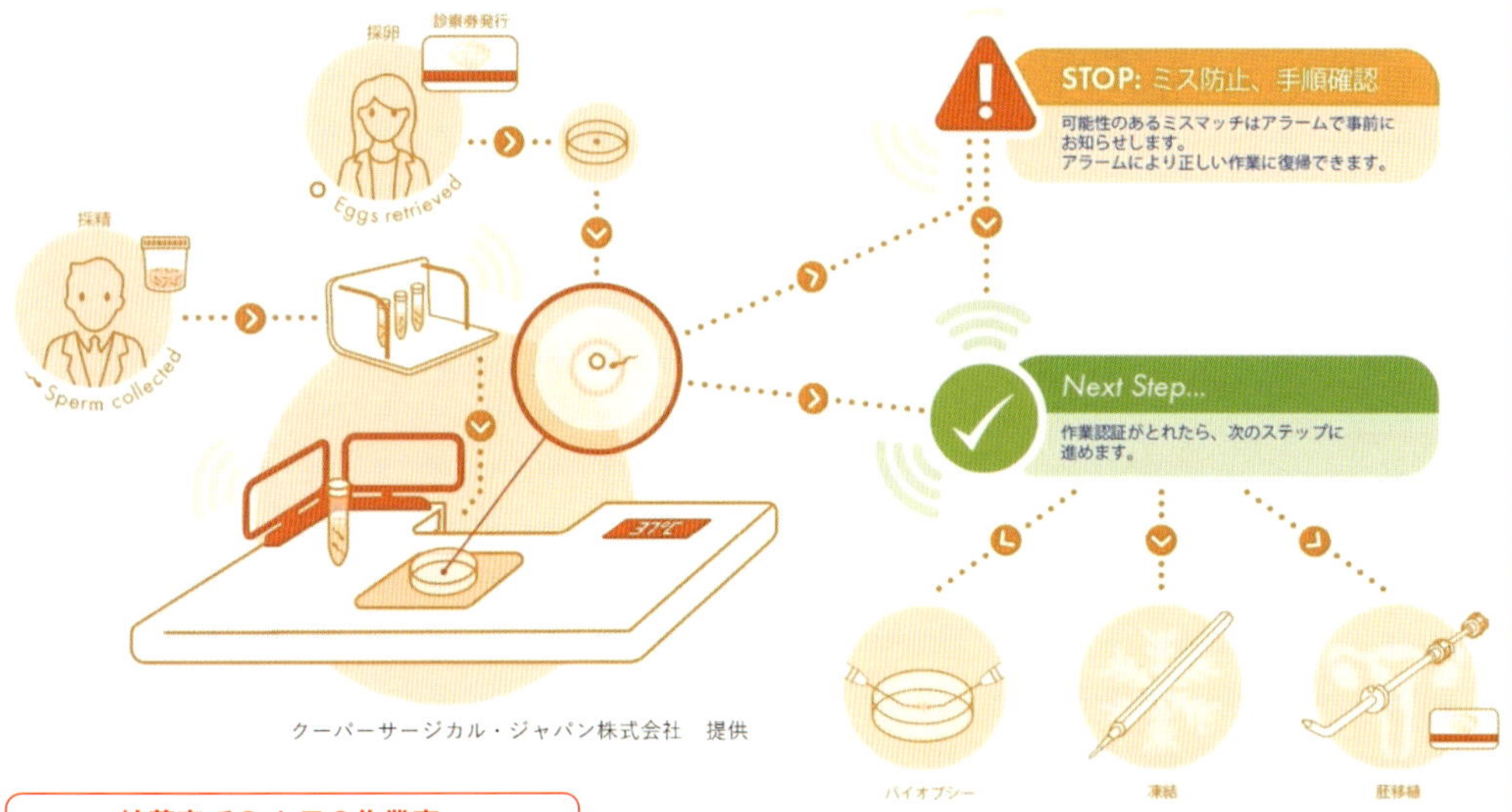

診察券発行
Eggs retrieved

クーパーサージカル・ジャパン株式会社　提供

培養室での 1 日の作業表

8：00	受精確認、分割確認
8：30	採卵、融解、凍結準備、精子調整
	凍結、裸化、データ入力
13：00	胚移植前準備、分割確認、媒精、顕微授精
14：00	胚移植、凍結、培養皿・培養液 翌日準備
	事務作業、前日確認
16：30	業務終了

赤字がダブルチェックを行っている項目で、マーカー項目は RI Witness によるトリプルチェック項目

ICタグ

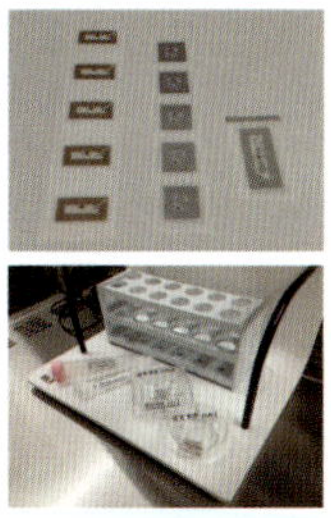

ICリーダー

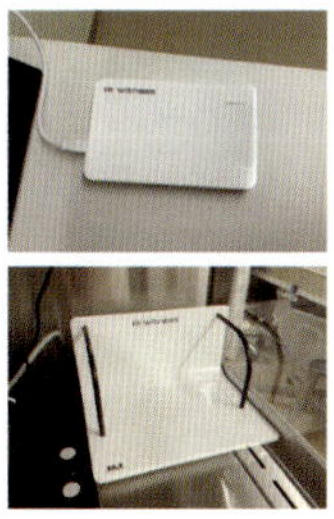

PC（専用ソフトウェア）

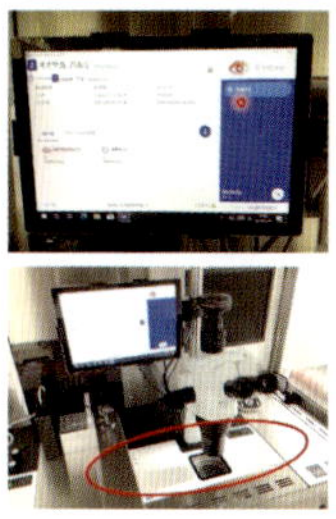

スタッフと患者さまの安心

導入後は、スタッフの作業効率の向上や安全安心面での高い評価にも結びつき、患者さまへのご案内でもより高い信頼へと結びついているようです。

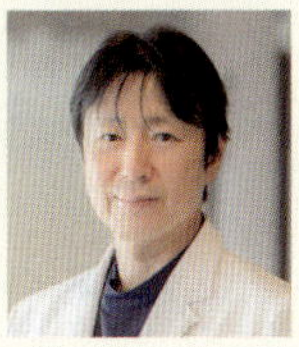

春木 篤 先生

Profile

経歴
山梨大学医学部卒業
横浜市立大学医学部附属病院産婦人科入局
横浜市立大学医学部附属市民総合医療センター助教
IVF なんばクリニック医長
IVF 大阪クリニック副院長

資格
日本産科婦人科学会認定産婦人科専門医
日本生殖医学会認定生殖医療専門医

HARUKI LADIES CLINIC

〒542-0081
大阪府大阪市中央区南船場 4-3-2
ゼントク心斎橋 7 階
https://haruki-cl.com/index.html
電話番号．06-6281-9000

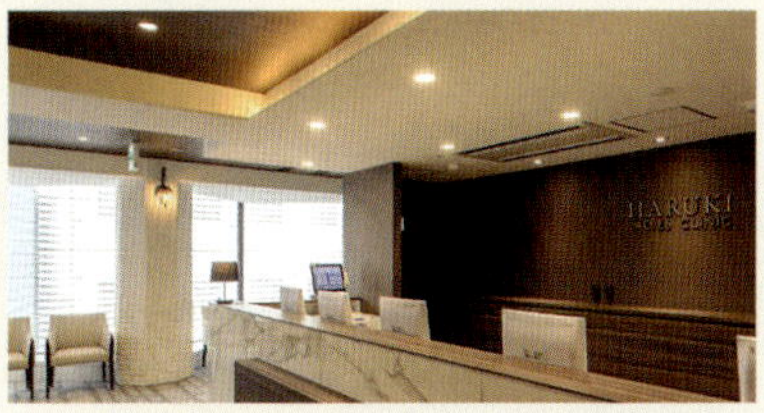

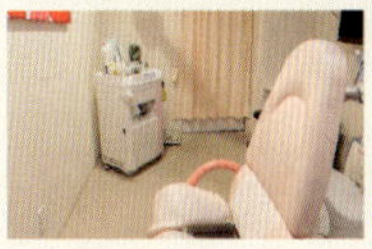

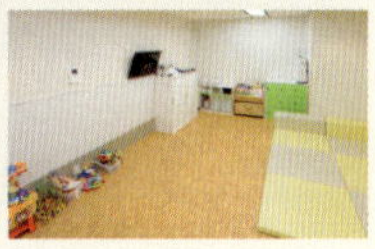

サンプル取り違え防止システム

生殖医療・体外受精実施施設において、大切な患者さまの卵子や精子・受精卵を電子的に管理し、作業工程を見守るシステムです。患者さまだけでなく、クリニックのスタッフの安心と安全に結びつくシステムです。

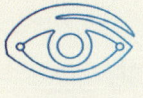

RI Witness™ システム

Sperm collected
STOP: ミス防止、手順確認
可能性のあるミスマッチはアラームで事前にお知らせします。
アラームにより正しい作業に復帰できます。
Next Step...
作業認証がとれたら、次のステップに進めます。
バイオプシー

CooperSurgical®
Fertility Solutions
クーパーサージカル・ジャパン株式会社
〒231-0021　神奈川県横浜市中区日本大通11
横浜情報文化センター4F
TEL：045-319-6580
URL：https://coopersurgicalfertility-jp.com/

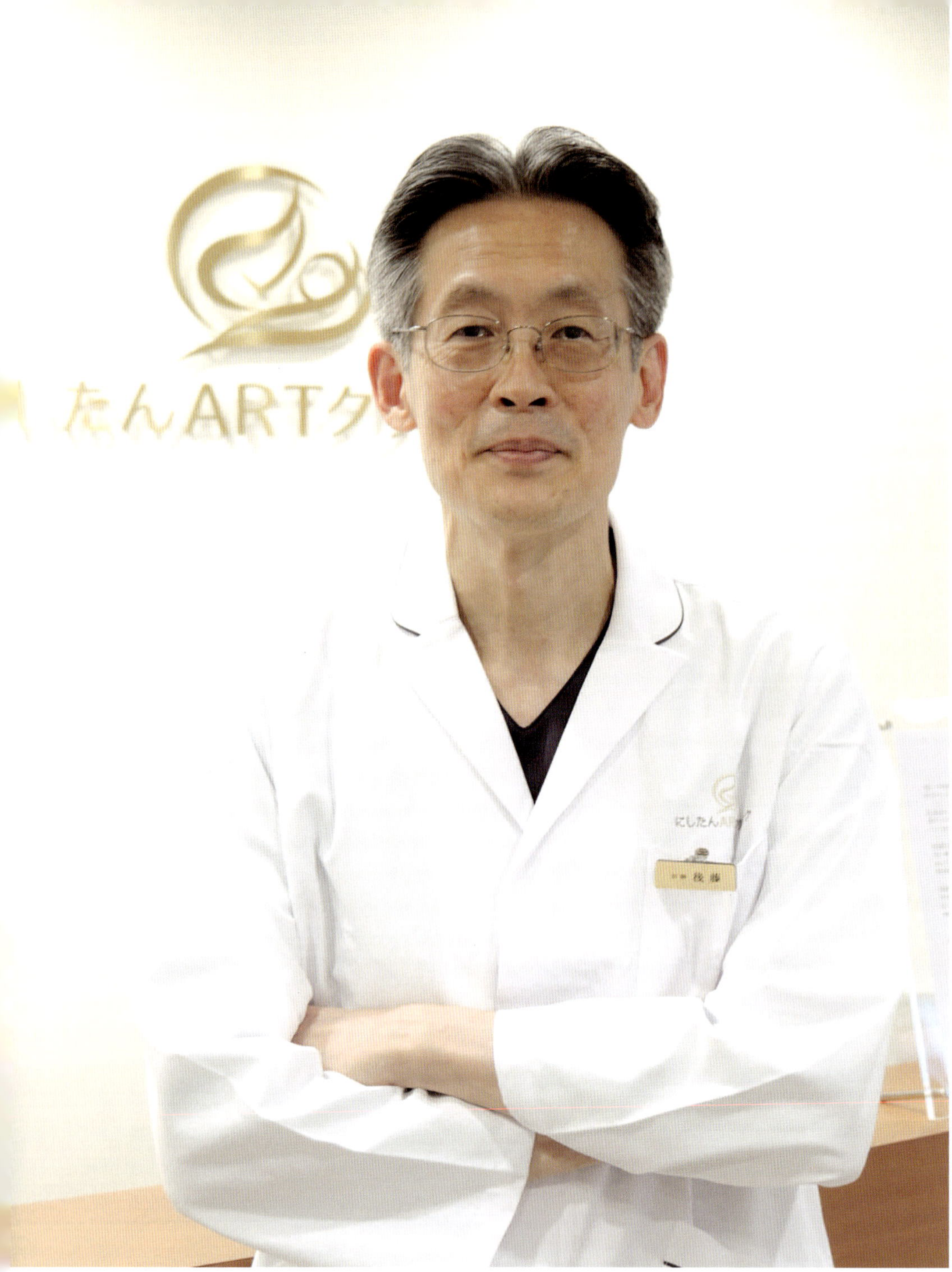

安心して自分の治療と向き合えて、その治療後には、ホッとした気持ちに包まれるクリニックがいいですね。

にしたんARTクリニック横浜院

後藤哲也 先生

にしたんARTクリニック横浜院として新たに診療を開始しました。生殖医療のキャリアは長く、自由診療でのより細やかな治療方法を含め、保険診療での治療で少しでも多くのご夫婦が妊娠できるよう努めています。また、次世代に向けての教育面でも尽力したいと考えています。

にしたんARTクリニック横浜院は、横浜駅・横浜駅西口ジョイナス南12番出口から徒歩ですぐのところにあります。院長の後藤先生は、30年以上にわたる診療経験を持つベテランのドクターです。先生からはどのようなお話が伺えるのか、また、今後に向けどのようなビジョンを持たれているのか、いろいろなお話が聞けることをとても楽しみに足を運びました。

「にしたんARTクリニック」は、患者さまが仕事と両立しながら快適に通院できるように、全国にクリニックを展開しているグループです。この方針のもと、後藤先生が新たに参加し、横浜で診療を行うことは、地域および患者さまにとって大変期待されています。

では、長年培ってきた経験と知識がある後藤先生に、クリニックの方針などをお聞きしましょう。

不妊治療（ART）における私のスタンス

私が不妊治療を始めた頃は、体外受精も顕微授精もまだ日本では珍しいものでした。今のように保険診療もなく、治療での制約がないため、自分たちの技術を十分に発揮して、患者さまに細やかな診療をしていました。私自身、卵（卵子や受精卵）を見るのが好きで、実際にARTの一連の作業に関わって治療してきました。

もちろん、それは当時のことで、現在は胚培養士が専門性を持って従事しています。ただ、ARTの基本はやはり卵子と精子、それらからいかに良質な胚をつくり、その質を守りながら患者さまのお腹に戻すことができるかだと考えます。

保険診療になってからも2年ほどは自由診療をベースにした診療を続けてきました。患者さまの中には、自由診療でなければ安全に治療を受けられなかったり、最初から自分に合ったベストな体外受精を望む方もいらっしゃるからです。年齢的には高年齢の方も多く、決して簡単な診療ではありませんが、必要なことであり、これからもそういった方々の最後の砦（とりで）でありたいという気持ちは変わりません。

今までに、私がART診療で診てきたご夫婦からおよそ2000人の赤ちゃんが生まれているかと思います。一般不妊治療を含めれば、その数倍の赤ちゃんが生まれているかと思います。

その診療を重ねるのが私の仕事なのですが、積み重ねてきて最近思うは、「自分が診療したから…」というのは医療者の自己満足でしかなく、元々は卵子と精子の力で、それを持っていたご夫婦が頑張ったから結果が出たということだと感じるようになったことです。

特に保険診療になり、治療に来られたご夫婦がいいタイミングで治療に入って、いい周期にいい卵子と精子に出会えた、こちらもそれを最大限サポートする、それが全てかと思っています。

時代のニーズ 患者さまと医療者

大切なことは、患者さま自身が自分たちの治療としっかり向き合ってくれて、私たちはそれを尊重し、私たちができることをしっかりすることだと思っています。

診療では、患者さまご夫婦に、赤ちゃんが生まれたあとに出産報告書を送ってもらっています。その時に一緒にお子さんの写真を入れてくださる方も多く、子育て状況の報告を受けることもあります。生殖医療では、生後2年3年までのフォローはできないのですが、私たちが診て、ご夫婦で頑張られて出産された方が、その後も子育てをすることが幸せだと思えるように、私たちも治療に関われたらいいなと思っています。

そして、やはり私たちは、本来の卵子と精子、胚が持つ力をマイナスにしないようにしなければなりません。それはラボ（培養室）の中の作業もそうですが、結果が妊娠ということだけでなく、健康な赤ちゃんが生まれてくるように、できるだけ悪い影響を与えない環境で作業することの大切さを意味することでもあります。

ここは倫理観にも関わってくることですから、培養室のスタッフにも、手が器用に動かせるからとか、顕微授精が上手いからとかだけではなく、本当に生まれてくる赤ちゃんに、自分たちがどう関わっているかの意識をしっかり持っていてほしいのです。

その点では、胚培養士さんも早く国家資格となって、しかるべき教育機関で倫理も勉強して、発生学の知識も身につけて、地位を確立することも大事かと思います。そしてさらに、社会に

出産された方が、「頑張って育児しているよ、先生」と赤ちゃんを連れて4カ月健診に来られました。

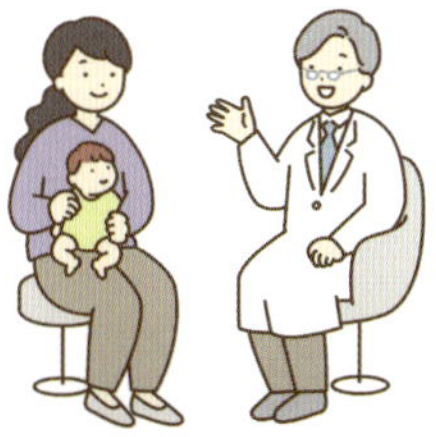

院内のようす

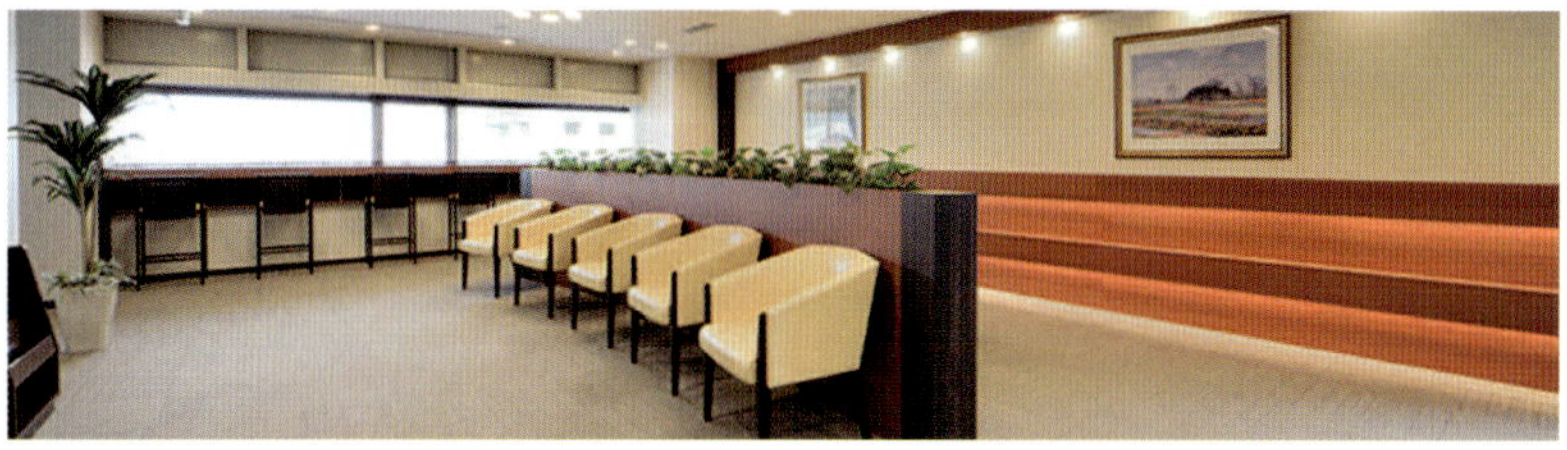

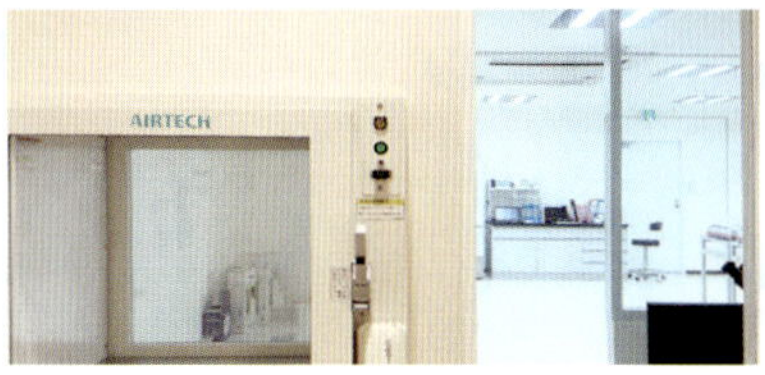

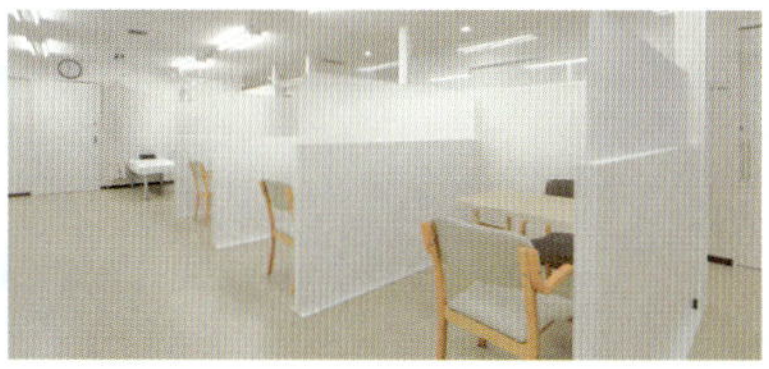

リラックスして治療に臨める上質な空間の横浜院。気兼ねなく自分たちの生活に合った治療がスタートできそうです。そして、もっとも二人にとって負担が少ない不妊治療をチョイスして妊娠に向かうこともできそうです。

CHECK!

治療のポイント

●治療計画
カウンセラーからの情報を元に診療を進め、患者さまの理解を得ながら、治療計画を立ててまいります。

●カウンセリング
初めにカウンセラーが患者さまのご様子やご希望などをお聞きして、医師への情報としてまとめます。

● AMH 検査
AMH 値を測ることで、患者さまの治療の必要性などを早めに検査します。

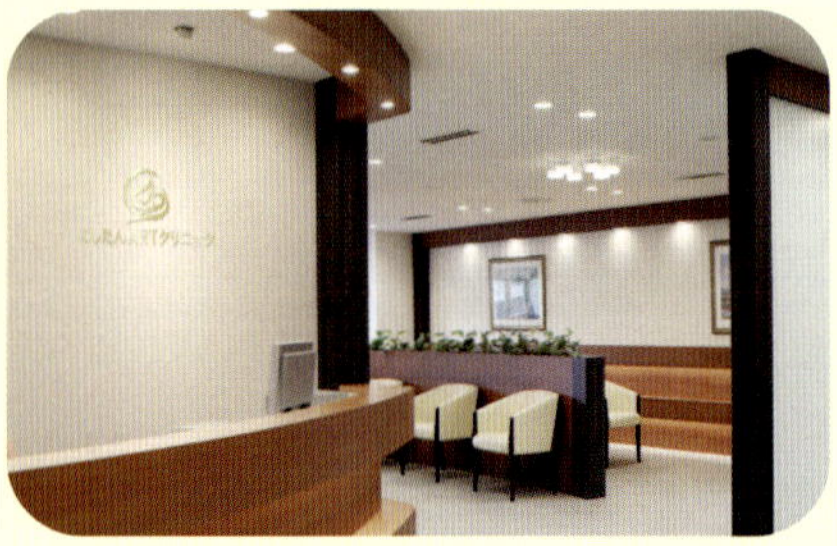

出てからは仕事として、現場で倫理観を持って患者さまの卵をお預かりし、培養していくことが本当に大事なことだと思います。

　それを一番教えてくれるのも、卵と生まれてきた赤ちゃん、そしてお母さん（両親）の姿なのだと思っています。

早期受診のきっかけ 保険診療と患者さま

　今のように保険診療中心の診療に変わってからは、20代の方がけっこう増えたと感じています。色々な啓蒙が功を奏してきて、早め早めに治療をスタートしようという方が増えています。ARTまでいかない段階での一般不妊の方へのお手伝いも大事なことです。その中の多くのご夫婦が本来は子育てをしている世代の方と考えれば、早め早めにスタートするのはとても良いことだと思います。

　その意味では、さらに連動して若い方に性知識や生殖のこと、その適齢期や閉経、更年期までの知識も身に着けてもらえる機会があればいいなと思います。

　ここ数年、プレコンセプションケアが注目されています。にしたんARTグループでは、AMHの検査をしやすくすることにより、妊活の気づきとなる啓蒙をしていますし、こういった取り組みが啓蒙の第一歩かと考えています。

　そういうところでもクリニックのイメージは大きく関係してきますし、クリニックの位置づけがより大切な時代になってきました。

グローバル化とデジタル化

　生殖補助医療自体もまた次のステージへと進み、新しい技術や機械なども導入されてきています。そこで働く人たちの世代も変わってきていますから、その人たちがまた次を担っていけるように、私たち世代のキャリアが活かされることも必要でしょう。とりわけ、インターネットの世界が広がってはいますが、医療者から発信できることには限界も感じます。

　にしたんARTグループでは、速いスピードでグローバル化とデジタル化が進んでいます。

　保険診療もそうですが、スタンダード化という考え方です。何か特別な人間がいて動いているというよりは、全体としてできることを増やして、確実に行っていくということです。その第一歩として、にしたんARTグループでは、全国的にクリニックを展開していますが、これは欧米諸国では一般的で、これからの生殖医療の分野でも一般的になっていくのだと思います。

　しかし、全国展開することで逆に患者さまお一人おひとりの顔が見えにくくなってしまわないだろうかとの心配もあります。

　そこで、その日に誰が担当しても、その処置方法などが情報としてしっかりと記載できる、他の人が把握できるシステムが必要です。

　これはいわゆるシステムのDX化と呼ばれるものです。画面をみれば、この方がどういう方で、どう治療をしてきて、今何が必要かを一目瞭然にする、その判断についてもある程度定義化するということが、結果的に患者さまやスタッフの安心につながると思います。

　20年程前から欧米諸国では、このようなART施設運営があり、大きな母体が各州や都市毎に運営をしています。今、日本ではその流れが同じように起きているのだと私は思います。

患者さまとの大事なコミュニケーション

　横浜HARTクリニックが、にしたんARTグループとして動き出したのは、今年6月のことです。

平日は、22時までの診療。土日祝日休まず診療している横浜院は、カウンセラー常駐なのでいつでも相談できるクリニックです。

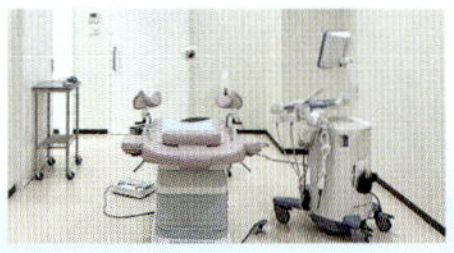

今までの自費診療の患者さまに加え、保険診療での患者さま需要がとても増えました。

当院で、引き続き自由診療（自費診療）でARTを受けられている患者さまと、他院で治療をされてきた患者さまの採卵を合わせて、ARTの患者さまは全体の2割ほどで、8割くらいの方が一般不妊治療（タイミング療法と人工授精）の方です。年齢や検査結果、症状にもよりますが、タイミング療法を半年から1年がんばったら人工授精、あるいは体外受精に進みます。人工授精であれば3回、年齢が高ければ人工授精1回でもARTに進むようにしています。

保険診療になり、費用面でも意識の上でもハードルが下がり、早めにARTに進むケースが増えてきているように感じます。

いずれにせよ、近隣の方はじめ、皆様には広く来ていただけるクリニックであり続けたいと思っています。

昨日もちょうど診療の前に4カ月の赤ちゃんを連れていらした方がいて、微笑ましく思うのと同時に責任の重さを感じました。

私たちは、このお子さまの受精卵のころから見ていて、移植をして妊娠後も初期までを診ています。

たった一つの小さな受精卵がこうして赤ちゃんになっているのを見ると、医療者が診療で何かしたということなどよりも、受精卵が自分の力でそこまで育っていくことの生命力がすごいといつも感銘を受けています。

おそらく20年ほど前でしたら、不妊治療、特に体外受精は特別なものというイメージがあったかと思います。医療者にも、我々が行う医療のおかげで妊娠結果に結びついたとか、我々こそゴッドハンドだというように、自分たちの頑張りを誇示する者もいたかもしれません。

今の時代、そういうことはだいぶ払拭され、お子さんが欲しいと願うお二人にとって、気兼ねなく自分たちの生活や価値観をベースに治療と向き合うことのできる環境が、社会にも浸透してきているのだと思います。

そしてまた、そこから新しい時代にフィットした生殖補助医療、不妊治療の流れが出てくることでしょう。

にしたんARTグループが向かうのもそこかもしれませんし、ここ、にしたんARTクリニック横浜院にもその流れがありますので、ぜひ、ご相談からでもお気軽にお問い合わせいただければ幸いです。

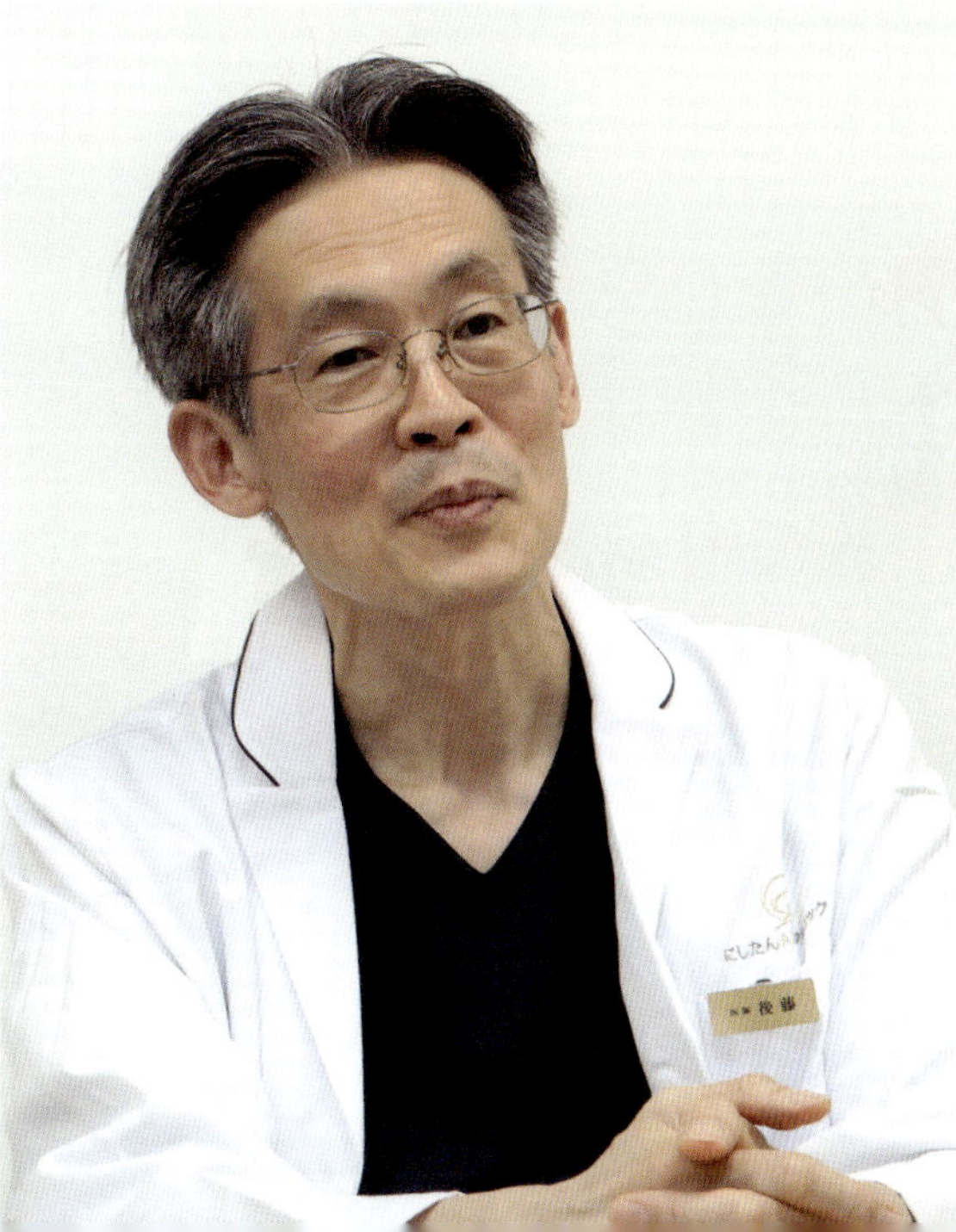

後藤 哲也 先生

Profile

1991年　東京大学医学部卒業
1991年　産婦人科研修医（東大附属病院分院、都立築地産院、国立習志野病院）
1993年　アメリカウィスコンシン大学高度生殖医療施設
1994年　イギリスロンドン大学大学院（生殖遺伝学）
1998年　イギリスロンドン大学産婦人科
2000年　オーストラリアモナッシュ大学体外受精施設
2002年　東京 HART クリニック 副院長
2014年　横浜 HART クリニック 院長
2024年　にしたん ART クリニック横浜院 院長

資格
日本専門医機構認定産婦人科専門医
日本生殖医学会認定生殖医療専門医

にしたんARTクリニック

横浜院

神奈川県横浜市神奈川区鶴屋町
３丁目 32-13 第２安田ビル７階
https://nishitan-art.jp/branch/yokohama/

電話番号．0120-542-202

品川院

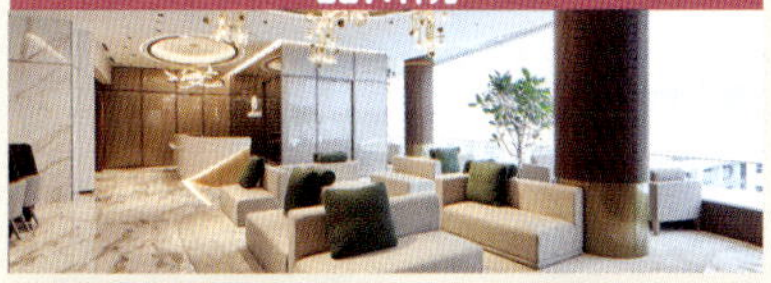

新宿院

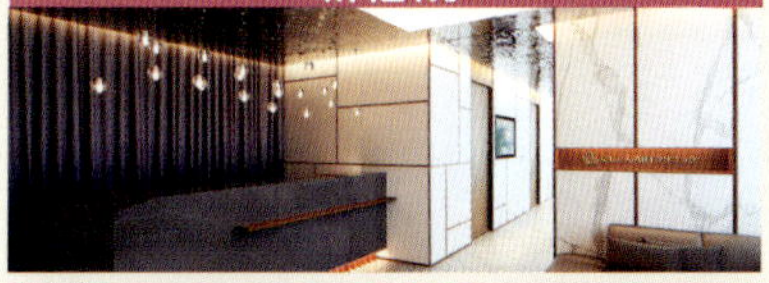

日本橋院

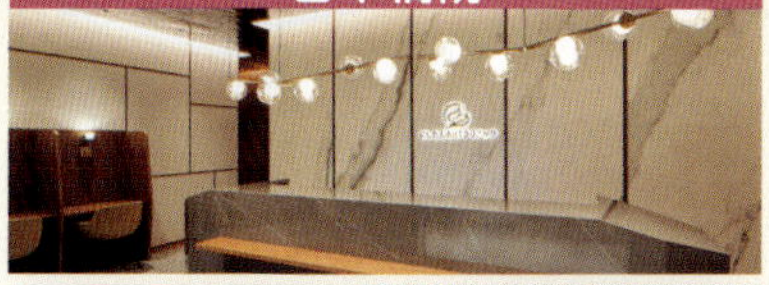

大阪院

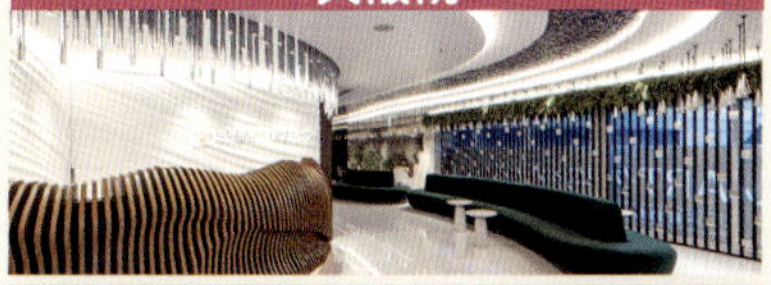

名古屋駅前院

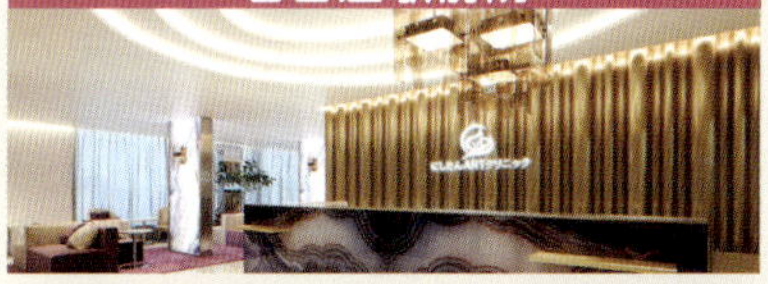

神戸三宮院

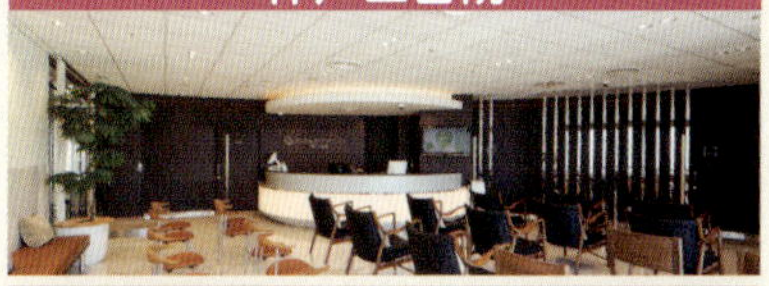

博多駅前院

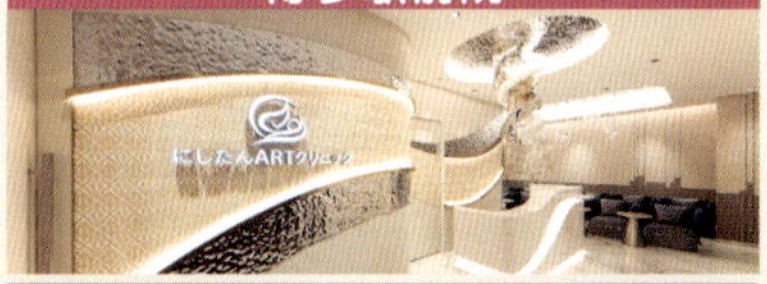

渋谷院

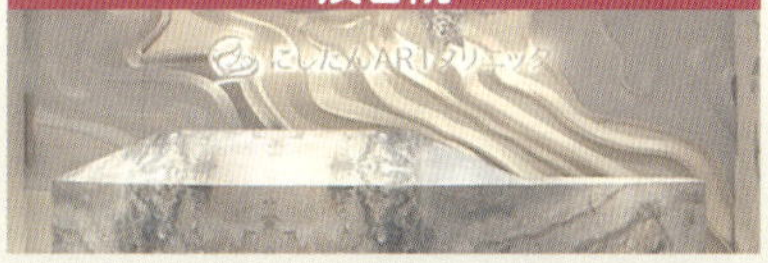

＜今後の開院予定＞

2024年11月（仮）京都院

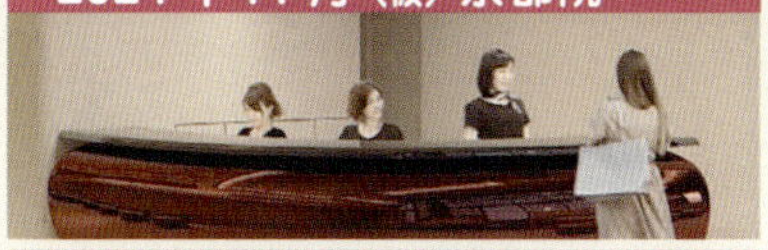

2025年 1月（仮）大阪うめきた院

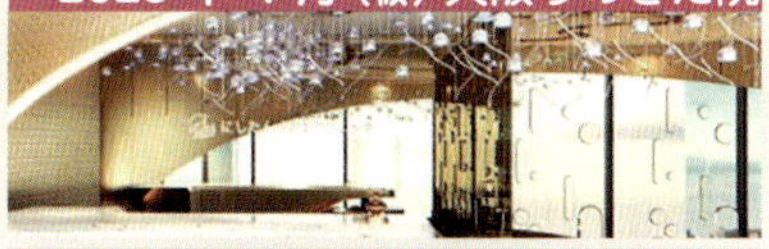

2025年 4月（仮）東京丸の内本院

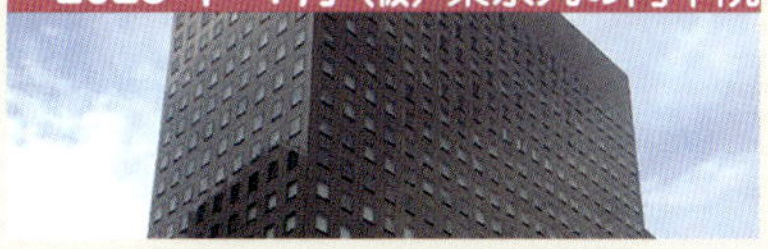

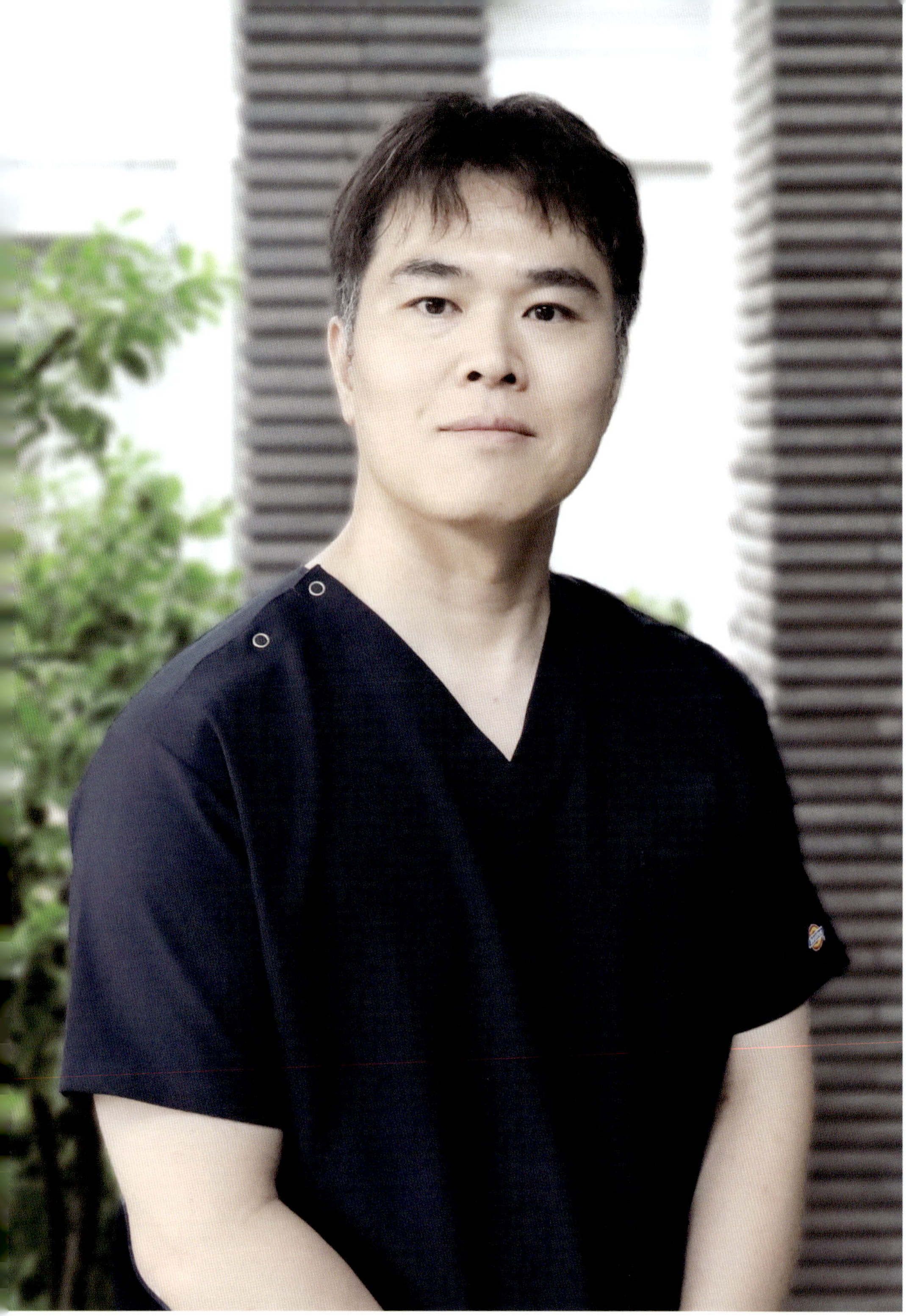

受精方法によって、妊娠率は変わるのでしょうか？体外受精と顕微授精、それぞれの適用。

佐久平エンゼルクリニック

政井 哲兵 先生

2014年の開院以来、10年が経ちます。その間、不妊治療に悩む近隣の多くの皆さま方に診療を通してお子さまが出来るよう努め、家族計画の一役を担っています。保険診療が開始された当初は7割が自由診療でしたが、保険診療がメインとなり、より広い年齢層の患者さまが受診しています。

体外受精の受精方法には、コンベンショナルＩＶＦ（通常媒精：ふりかけ法）とＩＣＳＩ（顕微授精）の大きく2つがあります。受精方法をどちらにするのかは、胚移植へつなげるための重要な選択となります。

それぞれの方法には精液所見や過去の受精結果によって医学的な適応があります。例えば精液所見が悪ければ顕微授精といったものです。この適応は保険診療化の枠組みにも生かされていて、保険診療では、顕微授精だけにしたい、ふりかけ法だけにしたい、という希望だけで選択することはできません。

受精方法の違いもさることながら、受精方法によって、その後の胚の発育や着床率、妊娠率が変わるのか、変わるのならどちらの方が良いのかなどは、多くのカップルが気になるところではないでしょうか。

そこで今回は、長野県佐久市にある佐久平エンゼルクリニックの政井哲兵先生を尋ね、お話をお聞きしました。

治療方法と精液所見の関係は？

体外受精の受精方法の適応は、主に精液所見から考えます。WHOが発表した精液所見の下限基準値は、「避妊をやめたあと、1年以内にパートナーが自然妊娠した男性の精液所見」のうち、精液所見の下位5％を下限基準値としています。たとえば、100人のうち下から5番目の人の精液所見と考えればわかりやすいでしょう。

100人中100人で1年以内にパートナーが妊娠していますし、下限基準値となった下から5番目よりも精液所見の良くなかった4人の男性のパートナーも妊娠しています。ですから、この精液所見よりも結果が良かったら妊娠できるというわけでも、妊娠を保証できるものでもありません。

精液所見は日々変動することも知られています。1回目の検査結果が極めて悪くとも、2回目はそんなに悪くないことも珍しくありません。複数回検査を行うことで、精子の数が毎回少ない、運動精子の数が毎回少ない、といった傾向を見ることができ、結果が悪ければ男性不妊専門医への受診をおすすめすることができるなど、その後の対応の指針になります。

また、赤ちゃんを授かりたいと希望して検査や治療を受けるカップルを診察する際、男性側の精液所見が基準値を極めて下回っているため、顕微授精適応となることもあり、WHOの精液所見下限基準値は治療方法の参考にも使用されています。

ですから、妊活をしたい、または治療を受けたいという場合、真っ先に受けていただきたいのが精液検査です。

体外受精の受精方法も精液検査が基本に？

体外受精の受精方法については、まずは精液検査の結果から考えますが、初回体外受精のカップルか、または治療歴があるカップルかによっても違いがあります。

保険診療による初回体外受精の場合は、精液所見の結果と調整後の精子の状態によって受精方法を決めます。ただし、多嚢胞性卵巣症候群などで卵子がたくさん採取された場合、調整後の精子の状態だけでなく、卵子の質なども鑑み、スプリットICSIを選択することもあります。採取する卵子が1〜2個と少ない場合なども、胚移植につなげるために顕微授精を選択することがあります。

治療歴があるカップルの場合は、前回の治療方法と胚の発育などを検討して受精方法を選択します。たとえば、前回、精子の状態が良く、コンベンショナルIVFをしたけれど受精が起こらなかった場合は、精子の状態にかかわらず顕微授精を選択するケースが多くなります。

また、初回か治療歴があるかによらず、最終的には、採卵当日の精液検査の所見や調整後の精子の状態が受精方法の決定に非常に重要なファクターとなってきます。

コンベンショナルIVFと顕微授精、どちらのほうが妊娠率が高い？

受精方法で妊娠率が大きく変わるということはないと思います。コンベンショナルIVFと顕微授精で違

CHECK!

WHO 精液所見下限基準値と確認事項

精液量	1.4ml 以上
精子濃度	1ml 中に 1,600 万個以上
精子運動率	運動精子が 42％以上、 前進運動精子が 30％以上
正常形態精子	4％以上
生存率	54％以上

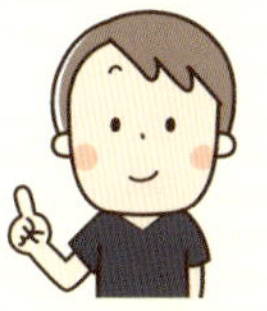

正常精液所見（WHO の下限基準値、2021 年）

精液検査確認項目

- **肉眼所見** …………… 正常は乳白色〜白色。血液が混じっていれば血精液、白血球が混じっていれば膿精液。
- **精液量** ……………… 精液量の基準値は 1.4ml 以上。
- **精子運動率** ………… 精液を 400 倍の顕微鏡下で観察し、前進運動精子や不動精子の割合を確認。前進運動率の基準値は 30％ 以上。当院では、精子の運動性を前進運動精子（活発に直線的あるいは大きな円を描くように動いている精子）で評価。
- **精子濃度** …………… 精液 1ml あたりの精子数のこと。精子濃度の基準値は 1ml 中 1,600 万個以上。精子が見当たらない場合は、精液全量を遠心分離して、それでも精子がいないかを確認。
- **精子正常形態率** …… 精液中の精子の形態を見る。精子正常形態率の基準値は 4％ 以上。

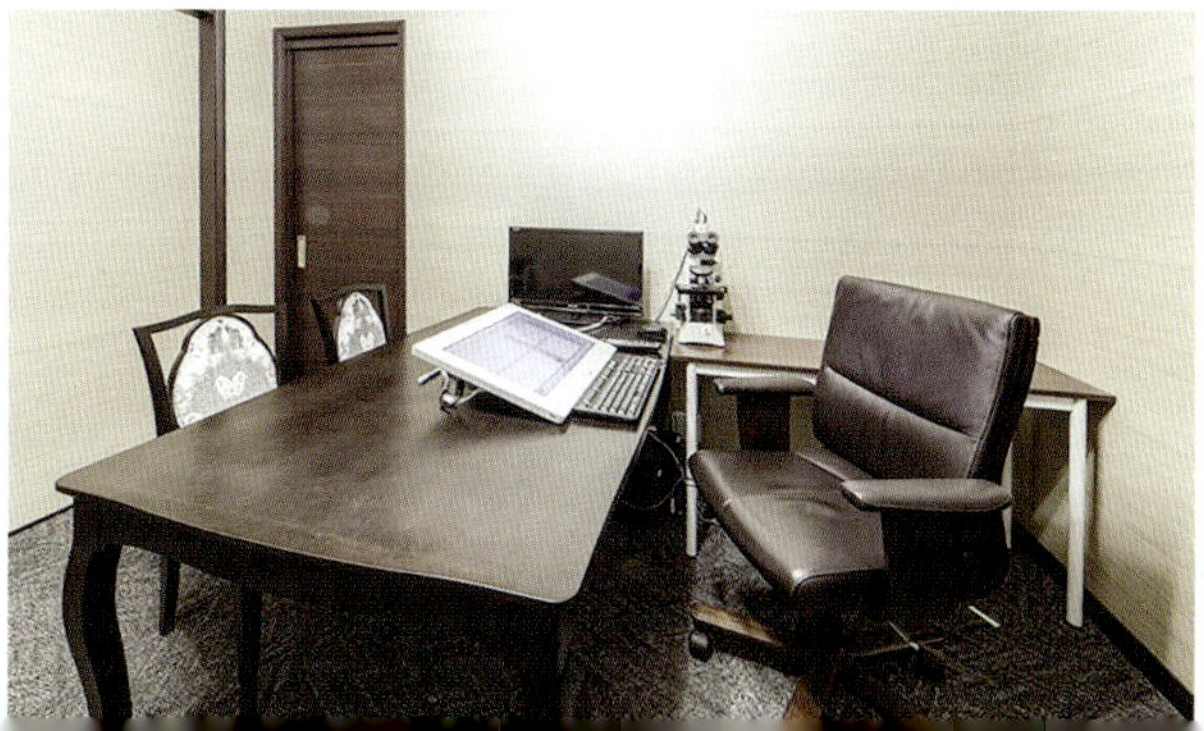

いがあるのは受精率です。卵子に直接1個の精子を注入する顕微授精のほうが一般的に受精率は高くなりますが、その後の胚盤胞発生率に大きな差はありません。

しかし、受精しなければ、受精卵の培養から胚移植へと繋がらないわけですから、受精方法の選択は重要な問題です。

受精率が高いからといって、すべてを顕微授精にすることはできません。卵子、精子それぞれの力で受精ができるのであれば顕微授精の必要はなく、またそれは過剰医療につながります。

そのため、先ほどもお話したように、精液検査の結果、調整後の精子の状態、また採卵できた卵子の個数が1～2個と少ないなどの場合は、初回の体外受精から顕微授精が選択されることがあります。

そのほかにも、いくつか顕微授精を選択したほうが良いケースもあります。

顕微授精でも受精が難しいケースはある？

顕微授精でも受精が難しいケースもあります。たとえば、細胞膜が弱い卵子や質に問題がある卵子の場合は、卵子の透明帯や細胞質の変形、卵子の変性や受精率低下につながる可能性があるとされています。

そこには、少なからず卵子にかかるストレスが要因になって、顕微授精をしても受精が完了しないことが考えられます。

そこで、佐久平エンゼルクリニックでは、顕微授精は従来法のICSIではなく、全例をピエゾICSIで行っています。

従来法のICSIは、1個の精子を注入する時先端が尖ったピペットで卵子の細胞膜を刺し、吸引圧をかけながら穴を開けるため、先程お話したような受精の問題が起こることがありました。しかし、ピエゾICSIは、先端が平坦なピペットで、パルスの微細な振動によって卵子の細胞膜に穴を開けるため、従来法のICSIのように、卵子の細胞膜を破る際に吸引圧をかかることはありません。

そのため、従来法のICSIに比べて卵子にかけるストレスが少なく、受精率の向上やその後の胚盤胞到達率の向上が期待できます。

胚盤胞到達率が良くないのは受精方法の問題？

胚盤胞到達率については、受精方法よりも、卵子の質や精子の質などの問題が起因していると考えられています。問題があるから胚盤胞到達率が良くないケースがあるのです。卵子の質については、ピエゾICSIで受精に導くことができるようになるケースもありますが、それでも受精しない、または胚盤胞にならない場合は、精子の質も考えることが大切です。

顕微授精 2つの方法

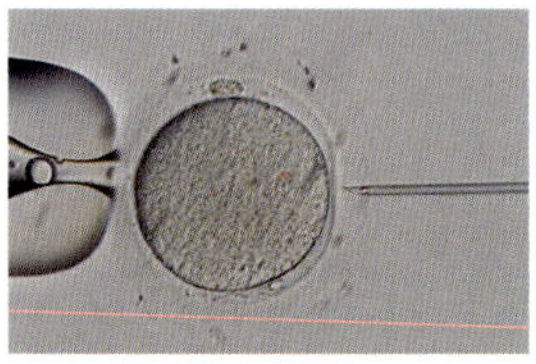

従来法の ICSI

ピペットの先端が尖っていて、卵子の細胞質に押し当てて吸引しながら穴を開ける。

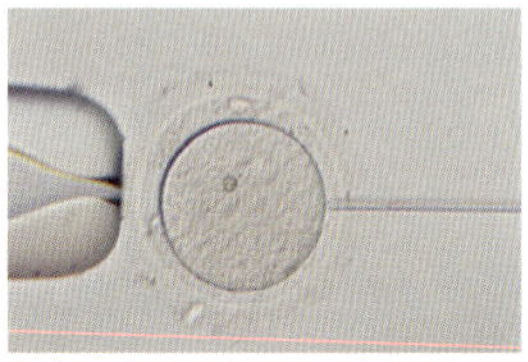

ピエゾ ICSI

ピペットの先端が平坦で、パルスの振動によって卵子の細胞質に穴を開ける。

精子の質には、DNAの傷の問題があげられます。一見、形に問題もなく、元気に泳ぐ精子の中にも、DNAに傷のある精子が含まれていることがあります。そのため、DNAの傷が少ないものを選ぶことが重要になってくるのです。

これには先進医療となるPICSIやマイクロ流動体を用いた精子選別によるICSIがあります。

PICSIは、ヒアルロン酸を用いて精子を選別する技術で、選別した精子で顕微授精を行います。

成熟精子は、ヒアルロン酸と結合することができますが、未熟な精子はヒアルロン酸に結合するレセプター（受容体）を持っていないため、結合できません。ヒアルロン酸の含まれた培養液をディッシュに入れると、ヒアルロン酸と結合した成熟精子は、頭部が重くなり運動性が落ちることで、ディッシュの底でモゾモゾと動くようになります。しかし、未成熟な精子はディッシュの中を泳ぎます。

成熟精子は、DNAの傷が少ないとされていますので、このようにして成熟精子を選別して顕微授精をすることで受精率、また胚盤胞到達率も向上すると考えられています。

2回目以降の体外受精

- 初回体外受精の条件に加え、受精障害があった（前回コンベンショナル IVF で受精しなかった）

精液検査からみる顕微授精の一般的な適応例

以下の場合は、コンベンショナル IVF での受精困難が予想されるため、顕微授精の適応と考えられます。

- 精子数が極端に少ない乏精子症（精子濃度が 15×10^{6}/ml 以下）
- 精子運動率が極端に低い精子無力症（精子運動率が 40% 以下）
- 通常の体外受精（cIVF）で受精しない、または極端に受精率の低い方
- 奇形精子症（正常形態精子が 4% 未満）など

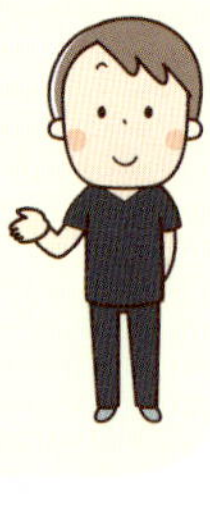

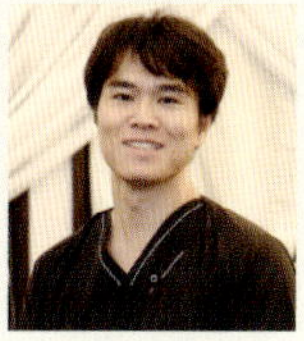

政井 哲兵 先生

Profile

経歴

鹿児島大学医学部卒業
東京都立府中病院
（現東京都立多摩総合医療センター）研修医
東京都立府中病院
（現東京都立多摩総合医療センター）産婦人科
日本赤十字社医療センター産婦人科
高崎 ART クリニック
佐久平エンゼルクリニック開設
（2016 年 法人化）

所属・資格

日本専門医機構 認定産婦人科専門医
日本生殖医学会 認定生殖医療専門医

Sakudaira Angel Clinic
〒385-0021
長野県佐久市長土呂 1210-1
https://www.sakudaira-angel-clinic.jp
電話番号．0267-67-5816

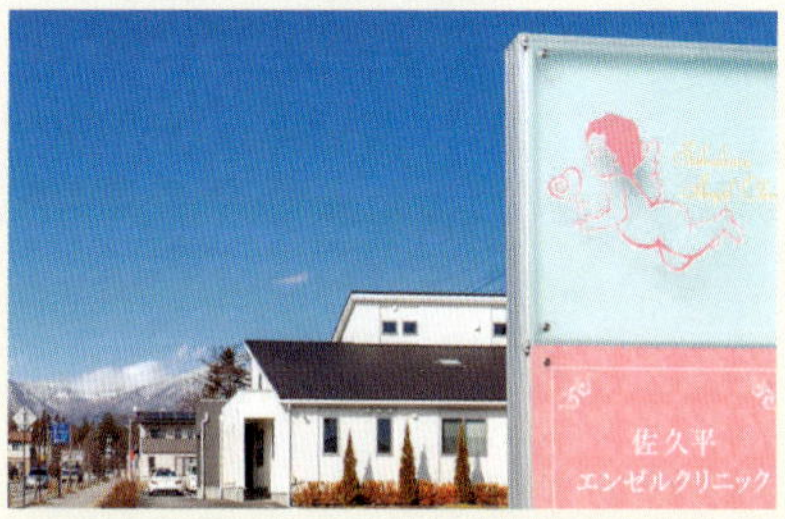

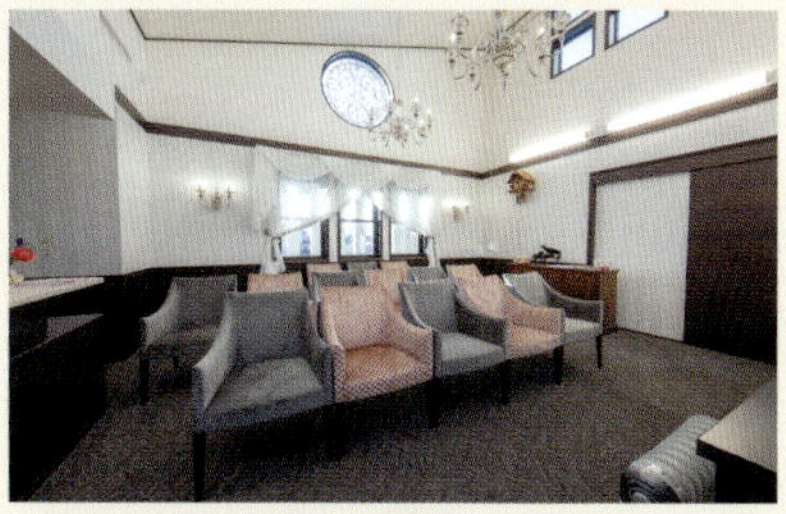

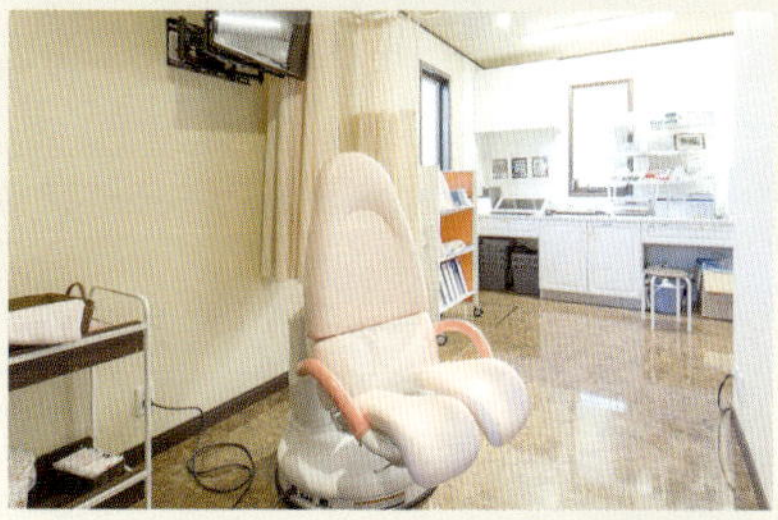

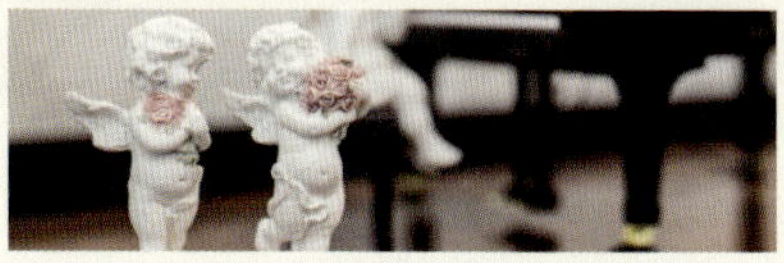

ＰＩＣＳＩの対象は、これまで反復して着床または妊娠に至っていない方になるため、初回の体外受精では行うことはできません。

次にマイクロ流動体による精子選別ですが、これは小さな特殊な機器を使って精子を選別するものです。

機器の下部に源精液を入れ、その上部に培養液を静置します。機器には、８㎛のとても細かな穴があるフィルターがあり、その穴を通り抜けて上部に泳ぎ上がってきた運動精子を回収します。

細かな穴をくぐり抜けなければならないため、上部に到達できた精子には頭部に奇形のある精子や運動性の低い精子はなく、元気に泳ぐことができる精子のみを回収することができます。また、精子の回収に遠心分離機を用いないため、遠心分離の途中で生じるＤＮＡの傷を避けることもできます。

ただし、初回の体外受精からは適応になりません。過去の顕微授精で移植可能な胚が得られなかったり、胚移植しても妊娠に至らなかった方が対象になります。

自由診療による体外受精ではどのように受精方法を選択する？

保険診療では、適応の範囲を超えて治療を選択することはできません。自由診療の場合も適応は重視しますが、カップル意向を反映することができますし、精子の選別方法もカップルと相談しながら選ぶことができます。

初回からＰＩＣＳＩやマイクロ流動体による精子選別を選ぶこともできますが、何でもかんでもやってみればいいというわけではありません。精液所見や調整後の精子、または年齢、採卵できた卵子の数などを加味しながら決めていくのが良いでしょう。

さいごに

受精方法は、治療過程においてとても大切ですが、その前に卵胞が発育して、成熟卵子が採取できることも大切です。なぜなら、卵子がなければ、治療を先に進めることができないからです。

また、受精後には胚が順調に発育すること、胚盤胞になることも大切ですし、胚移植では、どのように移植を行うか、そして、胚が着床する子宮の環境も大切です。体外受精の治療周期は、そうしたいくつもの大切なことを超えて、最終的に胚が着床し、妊娠成立へとつなげていかなければなりません。

自然妊娠では、そのいくつもの大切なことが身体の中で起こるので、目にしたり、実感したりすることは難しいのですが、体外受精では、それらを目の当たりにすることになります。

治療を受けるときには、こうしたことをおさらいしておくことも大切です。

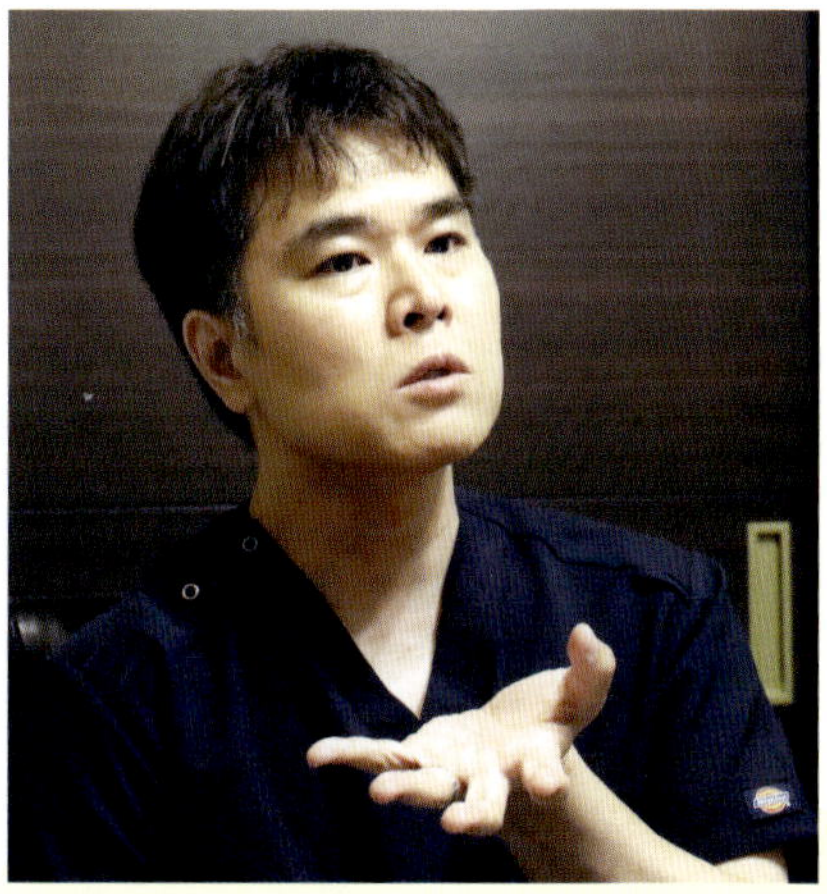

顕微授精を選択したほうが良いケースとは?

初回体外受精

- 精液検査の結果が良くなかった
- 調整後の精子の状態が良くなかった
- 採卵個数が１～２個と少ない
  → AMH 値が低く、次回の排卵誘発での採卵が厳しい
  → 卵巣機能低下があり、次回の排卵誘発での採卵が厳しい
- 年齢が高く卵子の質の低下が懸念される

地震の多い日本。診療で気になっていた耐震性もこれで一安心。震度6強まで耐える耐震設備が整いました。

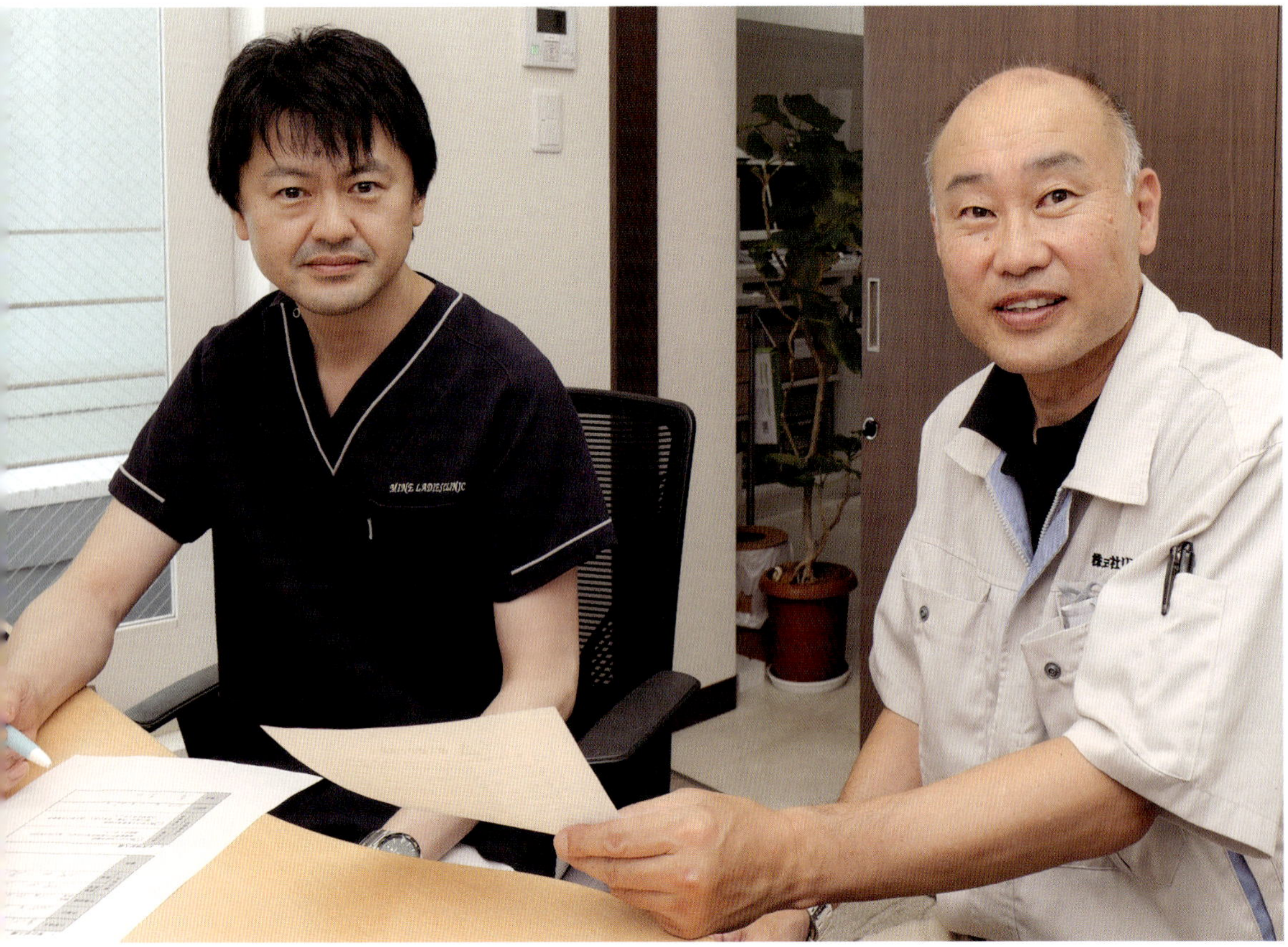

日本における震災とクリニックの被害例

年	地震名称	規模	犠牲者
2011（平成23年）	東日本大震災	M9.0	18,446人※
2016（平成28年）	熊本地震	M7.3	273人（直接死50人）
2018（平成30年）	大阪北部地震	M6.1	6人
2018（平成30年）	北海道胆振東部地震	M6.7	43人
2021（令和3年）	福島県沖地震（2021年）	M7.3	3人
2022（令和4年）	福島県沖地震（2022年）	M7.4	3人
2023（令和5年）	石川県能登地方を震源とする地震	M6.5	1人
2024（令和6年）	令和6年能登半島地震	M7.6	299人（直接死229人）

過去に起きた震災を見ても、備えの必要性を皆が強く感じることでしょう。ここ10年ほどを振り返ってみても、未曾有の被害をもたらした東日本大震災。熊本、大阪、北海道、福島、能登と頻繁に地震が起きているのが日本の現状です。
震災での被害は、生殖医療界でも学会が状況を調べ、会員に報告されていますが、クリーンベンチが壊れ、培養室のタンクが転倒するなど衝撃的な被災例もあります。被害の軽減は最優先課題なのです。

日本は地震大国と言われ、過去に数多くの地震に見舞われています。

その最たるものが東日本大震災で、その後も数々の地震が起きています。

生殖補助医療を行う不妊治療専門の施設では、患者さんの大切な命の元となる胚を扱っています。震災による培養業務を行う培養室や培養機器そのものへのダメージは、そのまま胚のダメージとなってしまうため、それをいかに食い止めるかが大きな課題となっています。

実際に被災した症例なども、学会からの資料で目の当たりにしているクリニックでは、耐震に対する意識が自ずと高まるのはいうまでもないことです。今回は、ビル診（ビルの1室やフロア全体などを使ってのビル内診療）でもできる耐震施工の実例を峯レディースクリニックにて取材させていただきました。

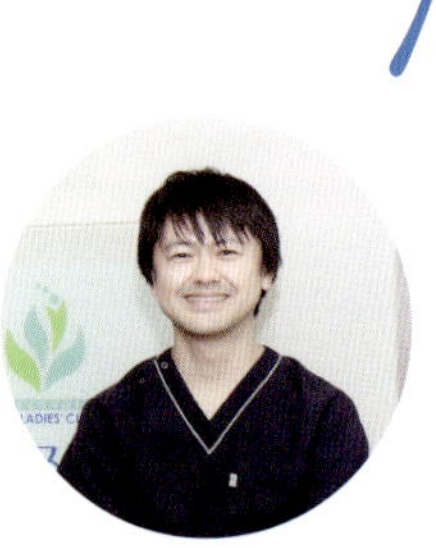

峯レディースクリニック
峯 克也 先生

峯レディースクリニックは、自由が丘（東京目黒区）駅近にあるビルの４階フロアで診療をしています。2017年開院、７年が経ちます。シャイで穏やかな先生の人柄が好感度高く、癒されるという患者さんも多いようです。

震災に対するクリニックの心配

私たち生殖医療を行う施設では、患者さまの大切な卵子や精子、受精卵を預かっています。そのため日頃から診療をしていて、万が一地震が起きたときの被害を考えると、不安は否めません。

その被害は、培養室や培養業務だけでなく、院内で働く全スタッフや来院されている患者さますべてに対しても考えられます。ですから、まずは自分たちでできる防災処置を済ませようと考えていました。

例えば、大型器具やラックの転倒防止、消火器の転倒防止、コピー機や机などの急激な移動防止など。これらの実現に向け、ホームセンターなど、量販店や通販などで器具などを探し、院内のどこに何が必要かなどを考えないといけないと皆で話していました。

しかし、普段の業務に並行して行うのはなかなか難しく、時間が経つなか、タイミング良く案内をもらい、病院やクリニックの施工などをしている業者さんを、紹介してもらいました。

施工にあたって

ビル診では、耐震設備の設置や工事に建築上の制限があったり、また配置変えができない工事では後々の院内設計に影響が出かねません。その点、震度6強まで耐える施工で、将来建物に傷つけることなく取り外しもできることから依頼を決めました。

実際の施工時に記録に留めましたので、ご紹介します。

まずは、フロアマップにあるよう、施工場所をピックアップしてまとめ、耐震用器具やキットの必要数を割り出します。

設置場所は、培養室のインキュベータ、保冷庫、培養前室、リカバリールームの下駄箱、バックヤードの書棚、保冷庫、遠心分離機、検査室の培養器、検査機、スタッフルームの廊下の消火器、PC机下、コピー機、PCラック、診察室のロッカーです。

器具をセットするのに、厳しい背面なども、業者さんの慣れた施工担当者が着実に次々と動かないように、倒れないように施工していきます。

当日は、2名で施工、培養室、培養前室、リカバリールームの順番で、3時間ほどかけて全て完了しました。

施工が終わると、胚培養士もホッとして、気持ちが楽になったと言います。受付にいたスタッフたちも、これで私たちも安心して仕事ができると話していました。

設置までの流れ

概算コスト算出
▼
安全器具の設置見取り図
▼
正式見積もり
▼
施工スケジュール（要半日）
▼
施工

患者さんの大切な卵を守る

スタッフの安全を確保したい

診療への被害を食い止めたい

峯レディースクリニック 施工見取り図

❶❸❹❺❻インキュベータ（培養器） ❷❾医療用冷蔵庫 ❼下駄箱 ❽書棚 ❿遠心分離機 ⓫PC机下 ⓬⓭⓮検査機 ⓯コピー機 ⓰PCラック ⓱ロッカー ⓲キャビネット ⓳⓴消火器

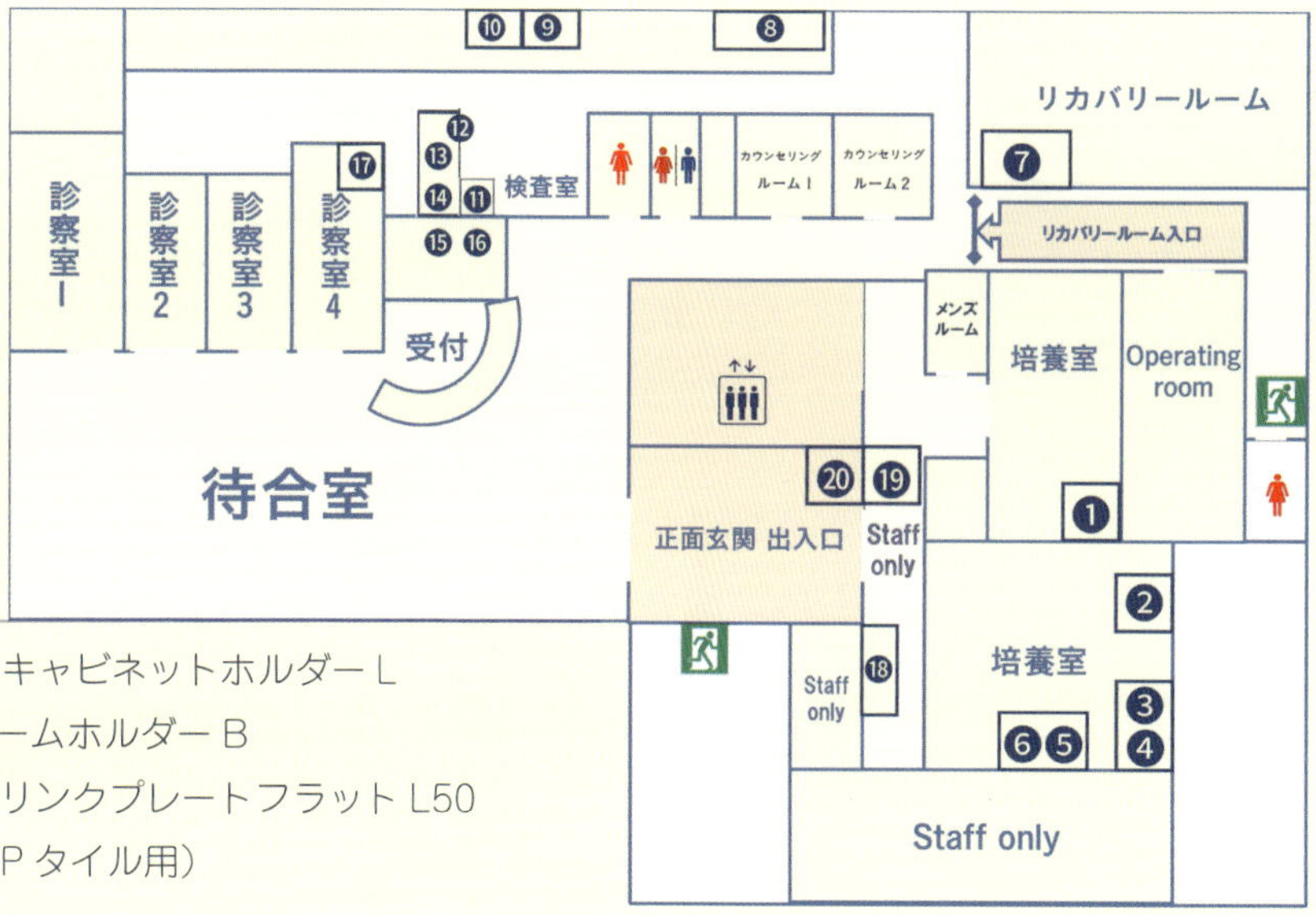

使用部品一覧

キャビネットホルダー GL/ キャビネットホルダー B/ キャビネットホルダー L
キャスタフレームホルダー / ピヨンタ / キャスタフレームホルダー B
卓上プリンターストッパー / リンクストッパー L 型 / リンクプレートフラット L50
消火器スタンドストッパー CP/ キャスト・イット F（P タイル用）

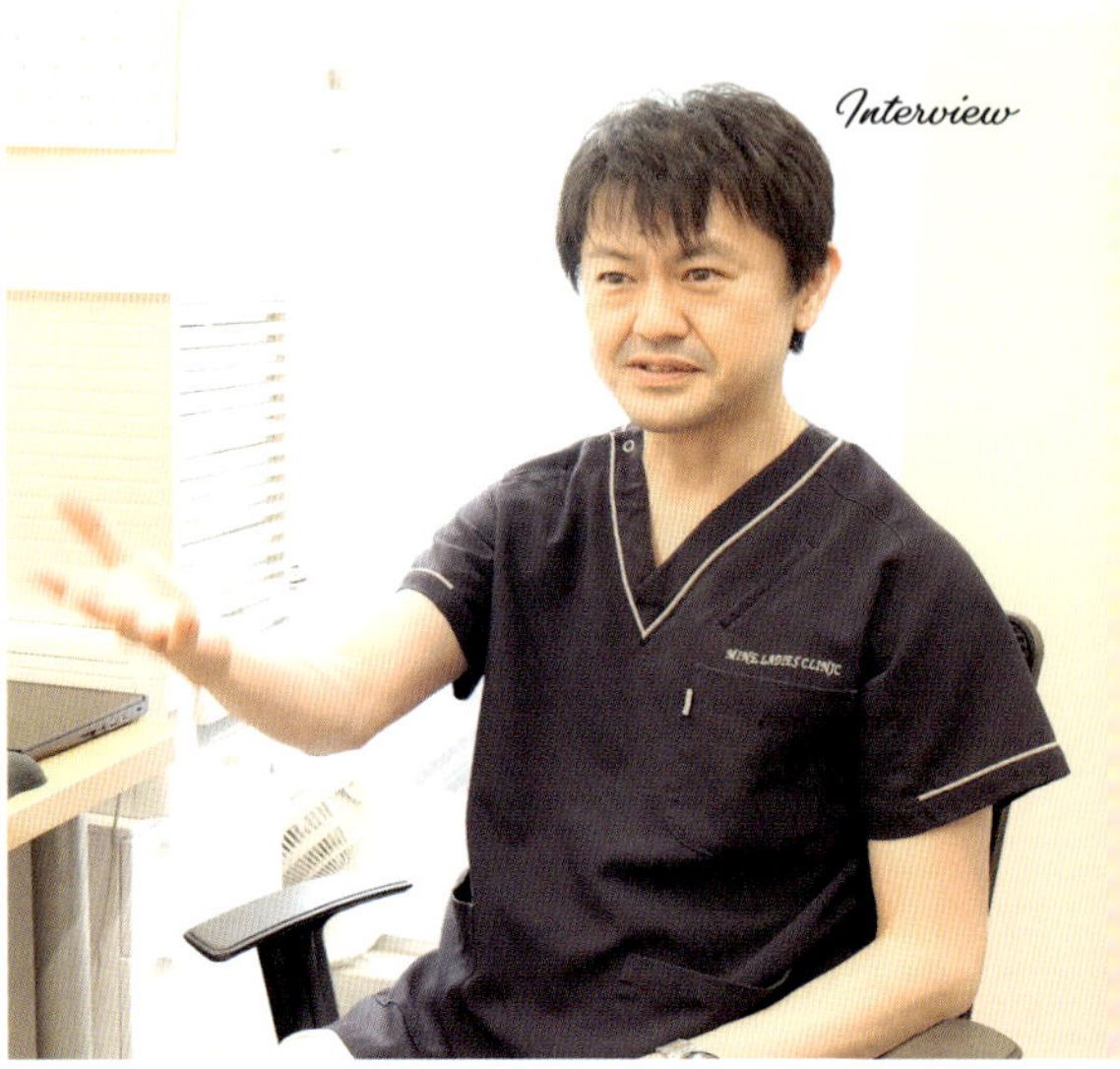

CHECK!

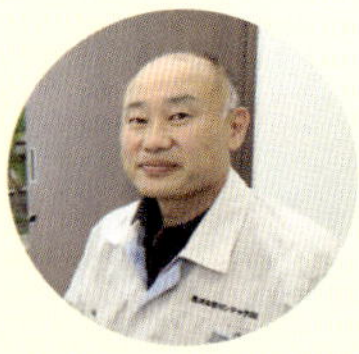

施工を任され、自分たちができること

株式会社リンテック 21　池田 造

私たち、リンテック 21 がクリニックさまにご提供できるものは、皆さまが働く場所での安全対策として、耐震補強にご協力することです。専用器具により職場内全般における地震対策を計画的に施すもので、その目的には、人命保護、資産保護、事業継続（BCP）につながる価値あるものと考えています。そのために、施工のご依頼を頂くことで、お客さまの防災、減災の一助となることを使命に、地道に取り組んでいます。

コストを抑え、再設置や復元可能な施工

施工会社の池田さんも話します。

耐震固定具は、どの製品も基本的に接着方式で固定する設計になっています。ビス固定と違って壁や床に穴を開けることがありませんので、賃貸物件に入居されているクリニック様でも退去時の現状復旧にかかる費用を抑えることができます。

また施工には特殊な電動工具なども必要ありませんので粉塵、騒音が発生せず、短時間での作業が可能になります。施工に用いるパーツも、自社のものですから、個々に買い揃え、DIYで行うことと比較しても、費用面、及び確実性の面でもご安心いただけると思います。

大変な作業も業者さんにお任せ

さらに、クリニックの多忙さもあるでしょう。医療機器など重要性の高いものの扱いに関しては、しっかり取り付けるための判断や施工面などでの慣れも必要です。それこそ、お任せいただきたい部分です。

院内設備と設置例

⓮検査機

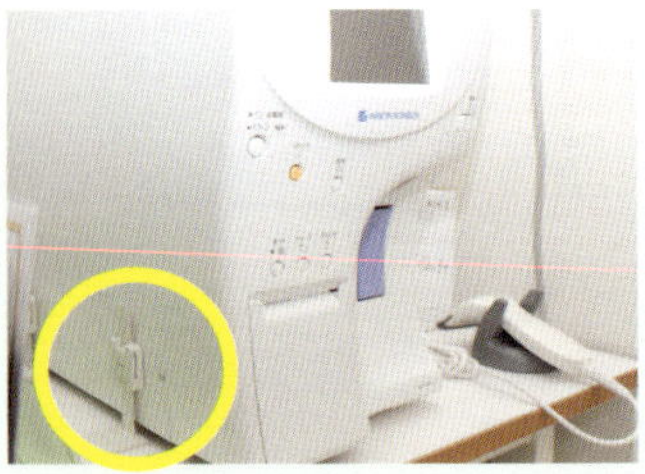

❿遠心分離機

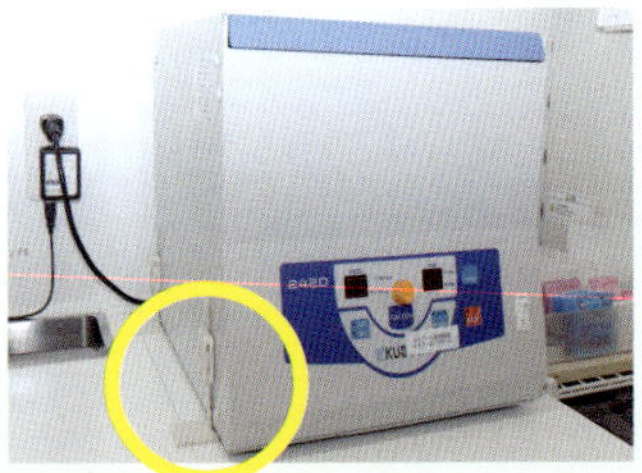

❶インキュベータ

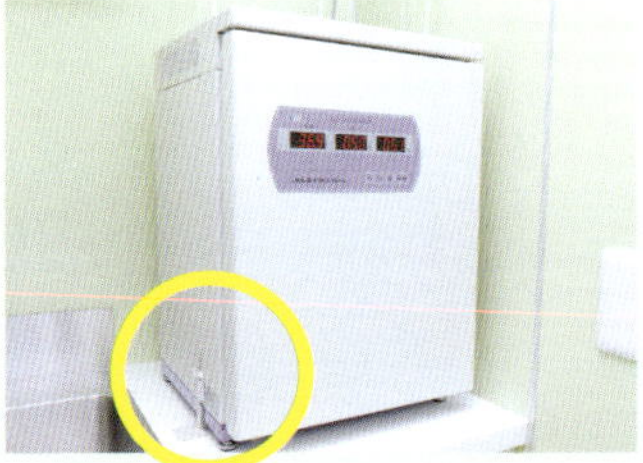

卓上の比較的軽量な装置を固定、一時脱着ができるので、掃除の時など柔軟に対応できます。

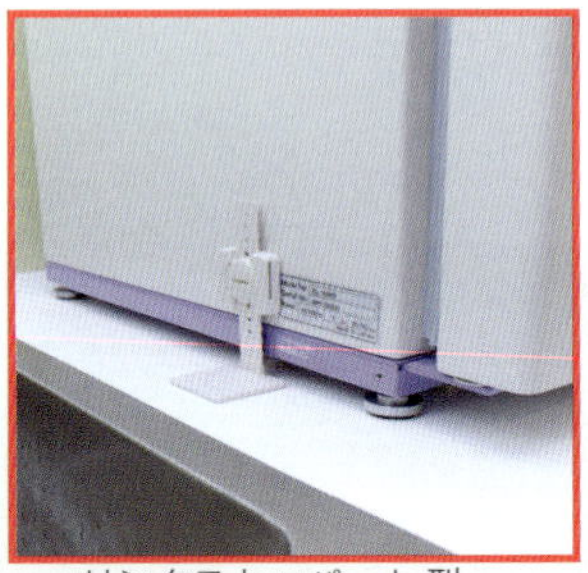

リンクストッパーＬ型

❸インキュベータの架台に施工中

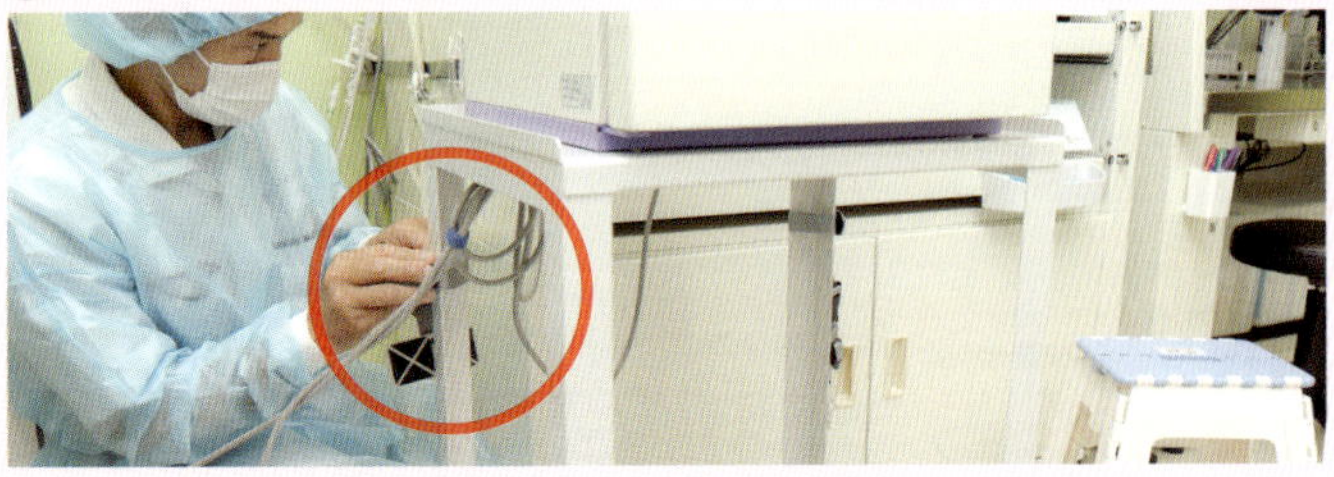

❷保冷庫

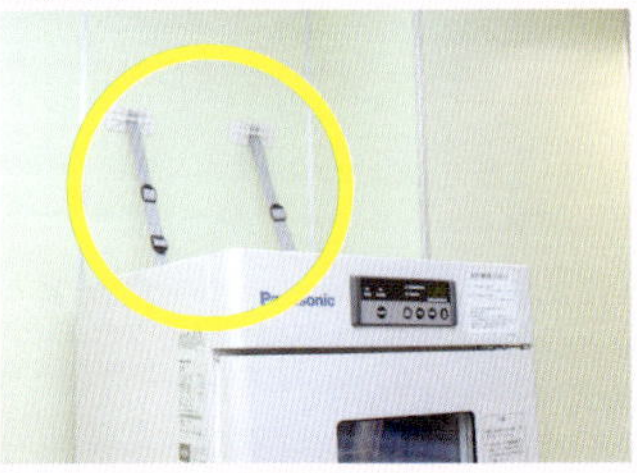

壁との距離がある場合など、ベルトの長さを調節して固定できます。

❺インキュベータ

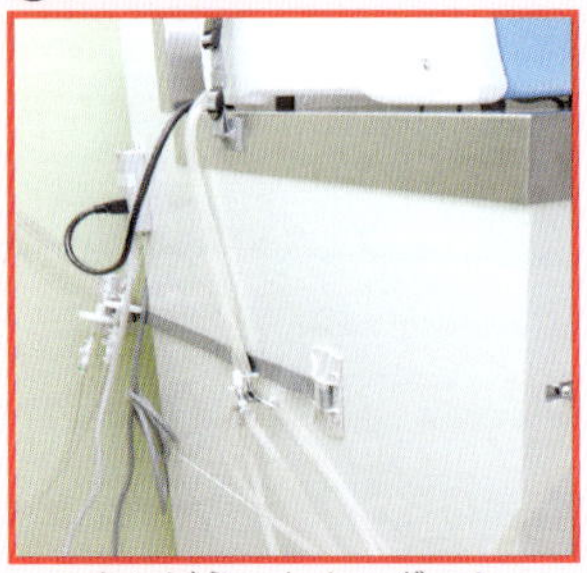

キャビネットホルダーＬ

❻インキュベータ

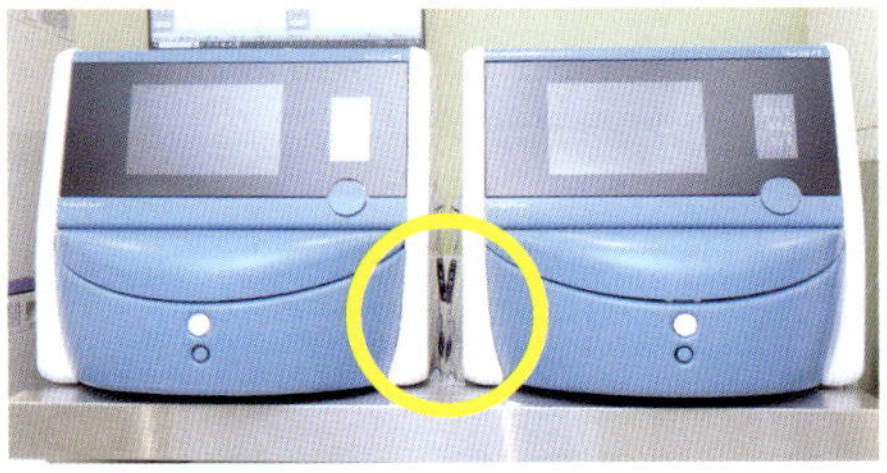

脱着可能なベルトを卓上に固定し落下を防止します。

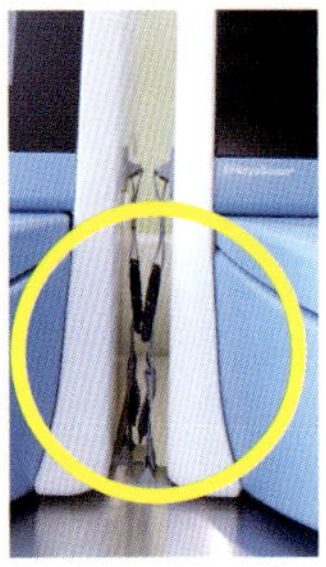

卓上プリンターストッパー

⓬生化学・免疫分析装置

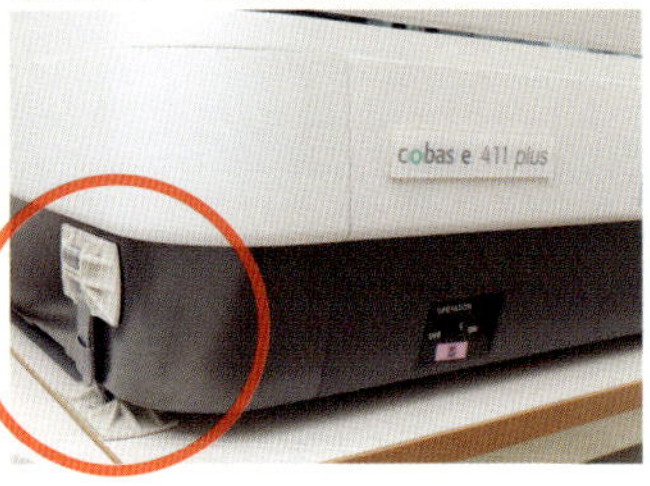

作業台に接着固定し落下を防止します。

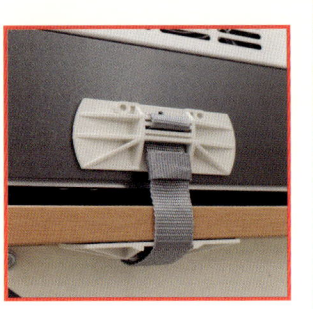

キャビネットホルダーＢ

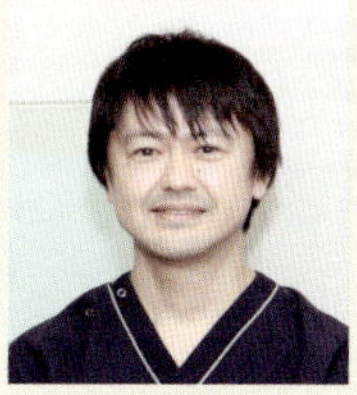

峯 克也 先生

Profile

経歴
日本医科大学医学部卒業
日本医科大学大学院女性生殖発達病態学卒業
日本医科大学産婦人科学教室 病院講師・生殖医療主任歴任
日本医科大学産婦人科学教室　非常勤講師
厚生労働省研究班「不育治療に関する再評価と新たなる治療法の開発に関する研究」研究協力者

資格・専門医
医学博士（2007 年 日本医科大学大学院）
日本専門医機構 認定産婦人科専門医
日本生殖医学会 認定生殖医療専門医
日本人類遺伝学会 認定臨床遺伝専門医

峯レディースクリニック
東京都目黒区自由が丘 2-10-4
ミルシェ自由が丘 4 F
https://www.mine-lc.jp/
電話番号．03-5731-8161

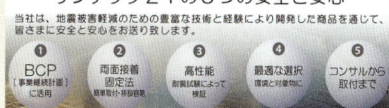

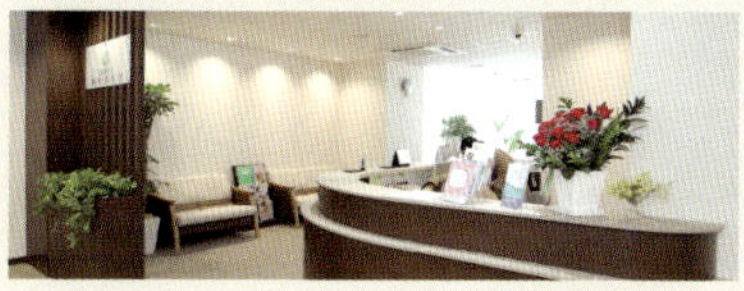

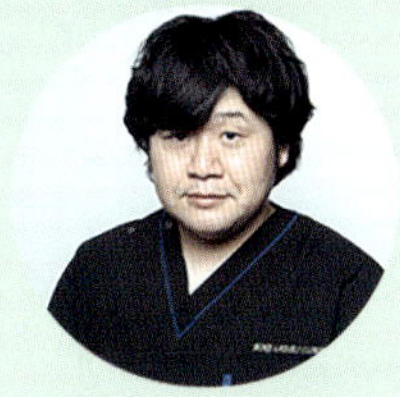

生殖補助医療胚培養士室長

胚培養士さんも安心

今回の耐震施工は、自分たち培養室内のスタッフが長年課題として持ち続けていたことです。自分も日頃からの工夫はしていたものの、業者さんが来てくださったことで、まずは安心レベルで施工が終わり、皆で安心しているところです。

最初に下見にこられ、細かな施工箇所の目処を付けられているので、施工時間も短く、大きなものも含め、業者さんならではのプロの対応、仕事ぶりに、大満足しています。

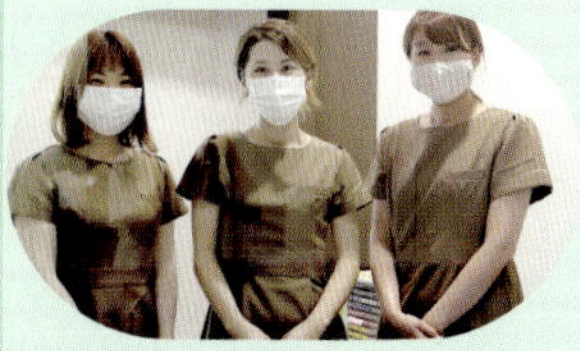

日頃から患者さまに接する機会の多い受付のスタッフの皆さま

スタッフも安心

今まで、地震が起きるたびに「患者さまへの安全対策は大丈夫かしら?」とか「物が倒れたりした時に、私たちの命は守れるのかしら?」と不安になることがありました。そのため、院長にも相談していたのですが、願いが叶って良かったと思っています。誰よりも心配されていた院長も、施工後にホッとした顔をされていました。震度6ぐらいまでなら大丈夫と言われていますから、あってもそれよりも小さいものであって欲しいですね。

消火器の裏

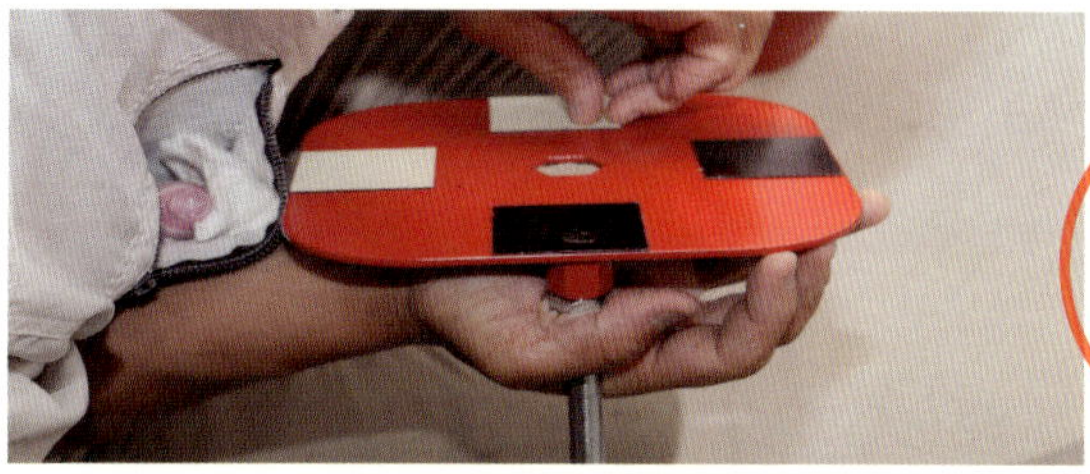

スタンドの底面を床に接着固定し消火器の転倒、移動を防止します。

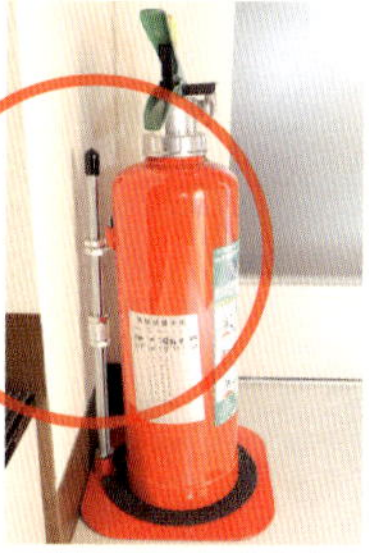

⑲⑳消火器

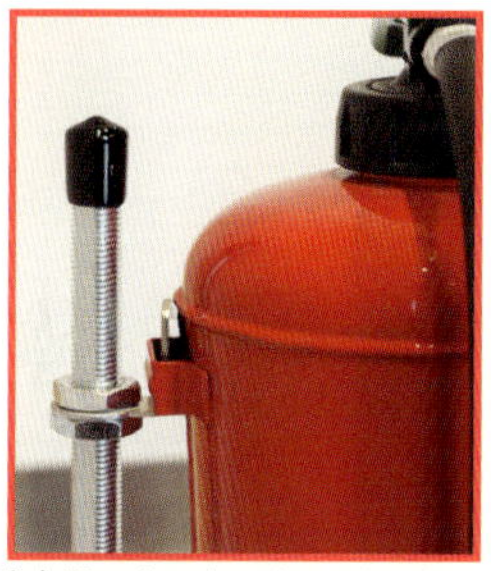

消火器スタンドストッパー CP

❼下駄箱

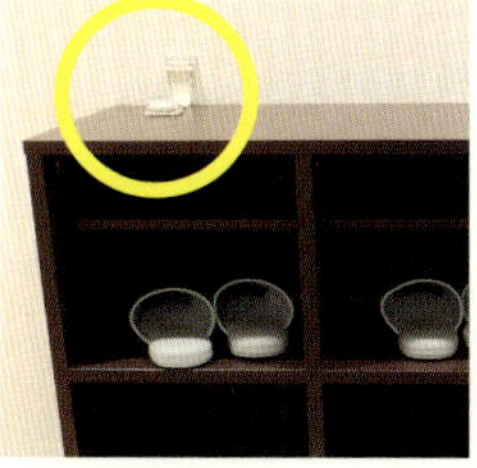

軽量の棚などはコンパクトな固定具で固定します。

⓱ロッカー上

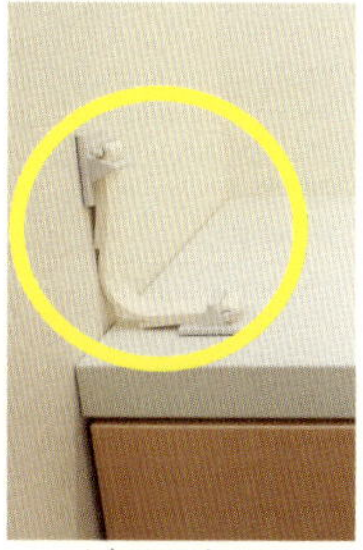

ピヨンタ

インキュベータ架台

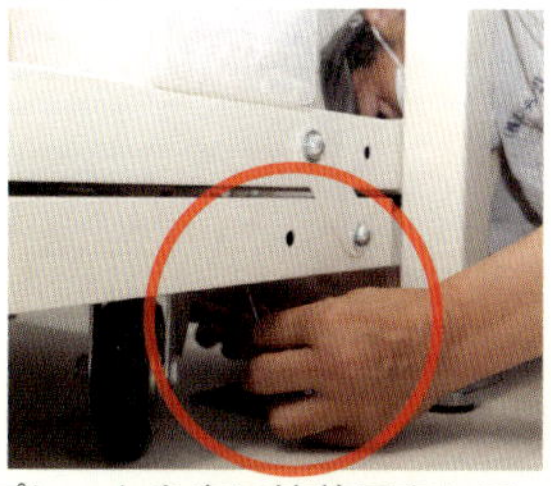

プレートを床に接着固定しワイヤーを結束して移動を防止。

⓭インキュベータ架台下

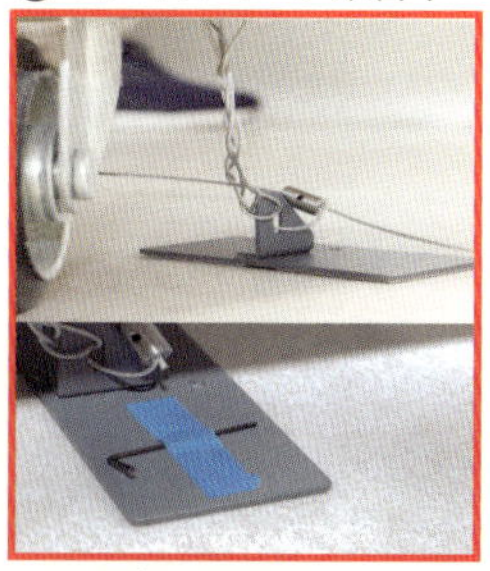

リンクプレートフラット L50

その他

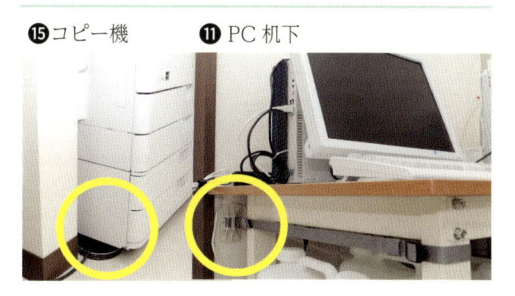

⓯コピー機

⓫ PC 机下

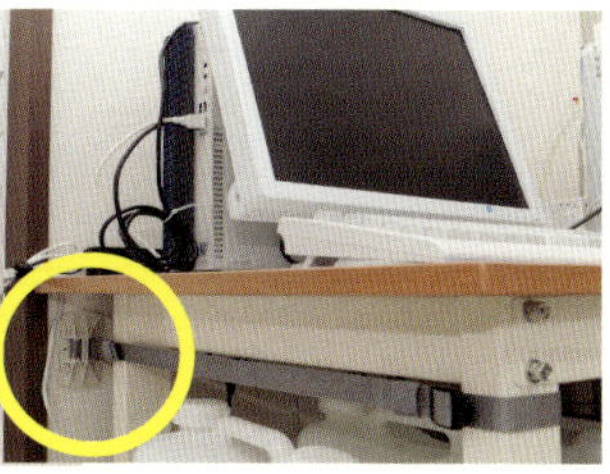

❾保冷庫上

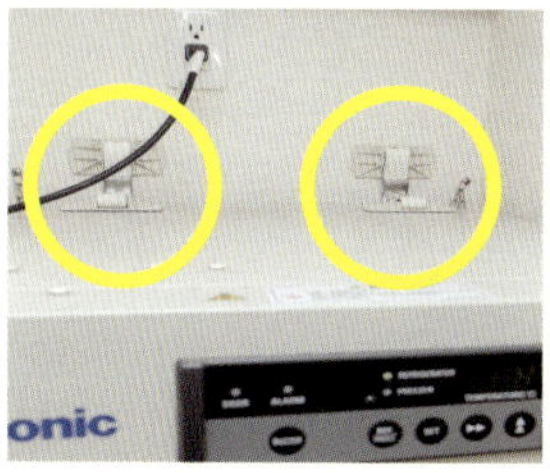

壁と接着固定し保冷庫の転倒を防止します。

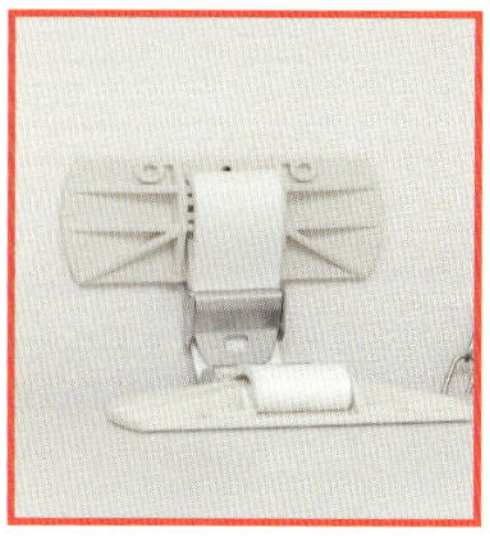

キャビネットホルダー GL

このコーナーでは、全国の不妊治療・体外受精専門クリニックで行われている不妊セミナー（勉強会や説明会）の情報を紹介しています。

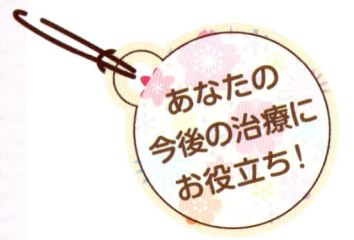

あなたの今後の治療にお役立ち！

Seminar information

病院やクリニックで行われている勉強会・説明会では、医師が日頃から患者さんに伝えたい治療方針や内容など、参加者にとても丁寧に、正確で最新、最適な情報を提供しています。病院選びをするときには、いくつかの勉強会に参加してみるのがおススメです。自分たち夫婦に合った医師選び、病院選びがきっとできるでしょう。
ぜひ、ご夫婦一緒に参加してみてくださいね！

（P.93の全国の不妊治療病院＆クリニックも、ぜひご活用ください）

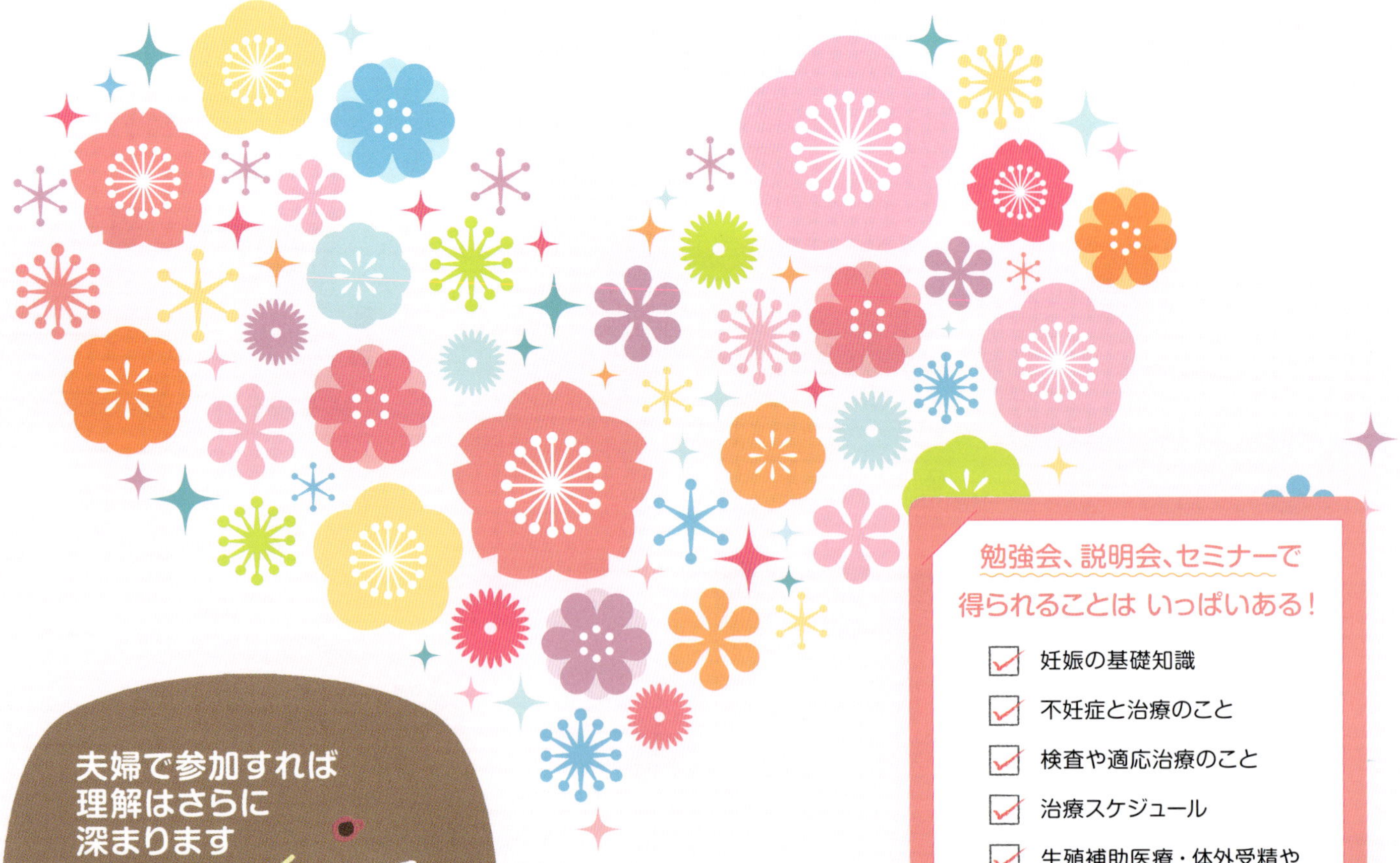

夫婦で参加すれば理解はさらに深まります

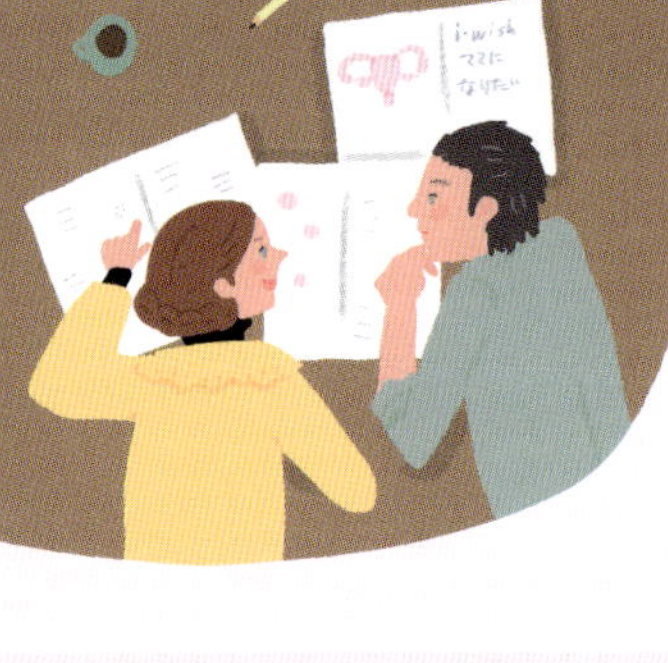

勉強会、説明会、セミナーで得られることは いっぱいある！

- 妊娠の基礎知識
- 不妊症と治療のこと
- 検査や適応治療のこと
- 治療スケジュール
- 生殖補助医療・体外受精や顕微授精の説明
- 費用や助成金 など

※ 新型コロナウイルスの影響により、治療施設における勉強会などのスケジュールや開催方法に変更が生じることがあります。詳細は、各施設のホームページなどで、あらかじめご確認ください。

Hokkaido　Access　地下鉄大通駅から徒歩２分／地下歩行空間 12 番出口からすぐ

金山生殖医療クリニック

北海道札幌市中央区北１条西４丁目 1-1 三甲大通公園ビル２階
TEL : 011-200-1122

https://www.kaneyama-clinic.jp/

参加予約▶ ホームページの申込みフォームより

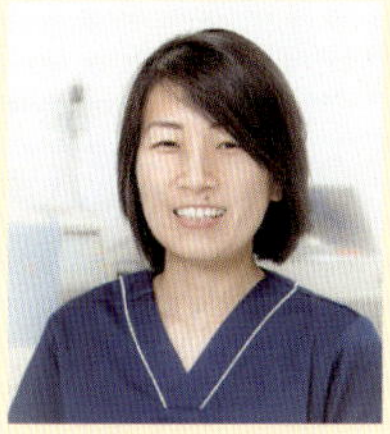

金山 昌代 医師

■名称…………今後妊娠したい方のための勉強会
■日程…………月１回
■開催場所……クリニック内
■予約…………必要
■参加費用……無料
■参加…………他院の患者様OK
■個別相談……無し

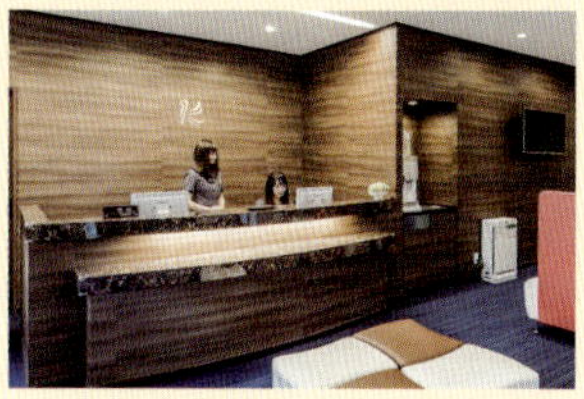

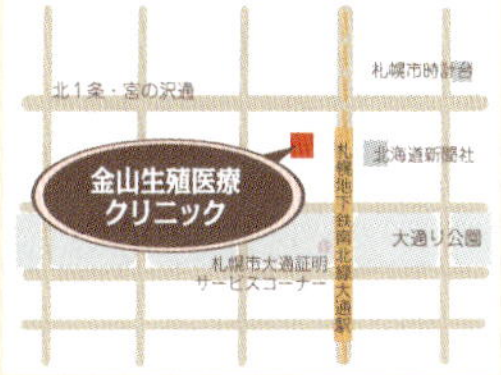

●「これから不妊治療をはじめたい方」を対象に勉強会を開催いたします。
はじめての方にもわかりやすい内容や、妊娠をお考えの皆様に役立つ情報、料金についても詳しく説明しております。無料の勉強会となっておりますので、お気軽にご参加ください。皆さまのご参加をお待ちしております。(途中退席可)

Tokyo　Access　JR 品川駅高輪口 徒歩５分

京野アートクリニック高輪

東京都港区高輪 3-13-1 高輪コート 5F
TEL : 03-6408-4124

https://ivf-kyono.com

参加予約▶ ホームページの申込みフォームより

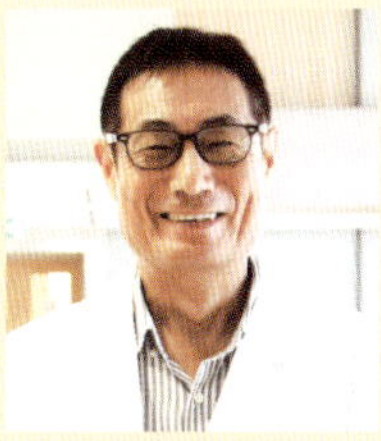

京野 廣一 医師

■名称…………ARTセミナー
■日程…………月１回 (平日の夕方)
■開催場所……オンライン
■予約…………必要
■参加費用……無料
■参加…………他院の患者様OK
■個別相談……無し

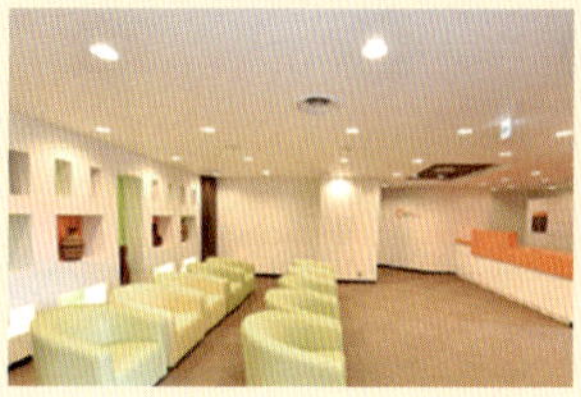

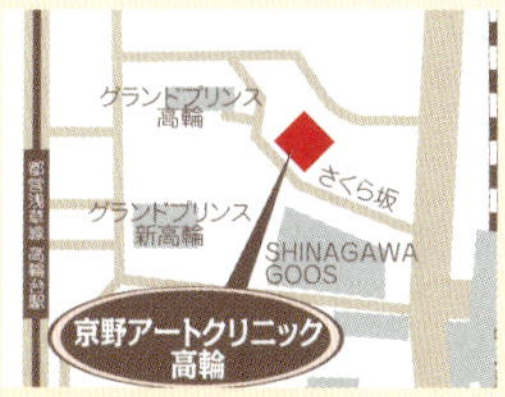

● 当院の妊活セミナーは、不妊治療の全般（一般不妊治療から高度生殖医療まで）について、また、無精子症も含めた男性不妊、卵管鏡下卵管形成術、未熟卵体外成熟培養など、当院の治療方法・方針をご説明いたします。新型コロナウィルスの感染状況を鑑みて、オンラインにて開催しています。

Tokyo　Access　JR、京王、東急、東京メトロ　各線、渋谷駅 徒歩３分

田中レディスクリニック渋谷

渋谷区宇田川町 20-11　渋谷三葉ビル 4F
TEL : 03-5458-2117

https://tanakaladies.com/

参加予約▶ TEL : 03-5458-2117

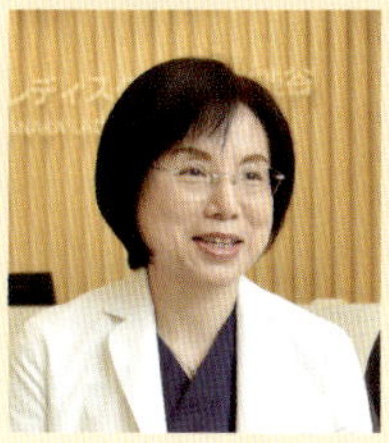

田中 慧 医師

■名称…………不妊治療セミナー (これから治療を始める方へ)
■日程…………毎月１回
■開催場所……クリニック内
■予約…………必要
■参加費用……無料
■参加…………他院の患者様OK
■個別相談……有り

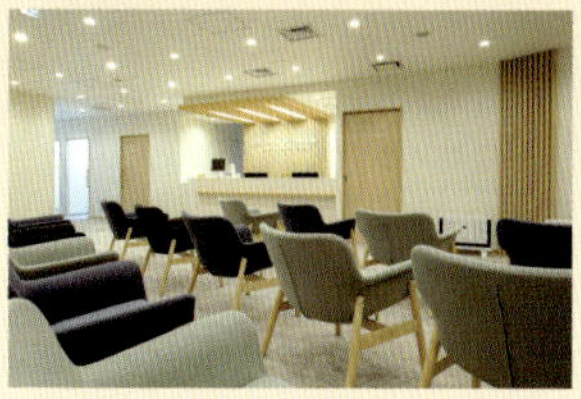

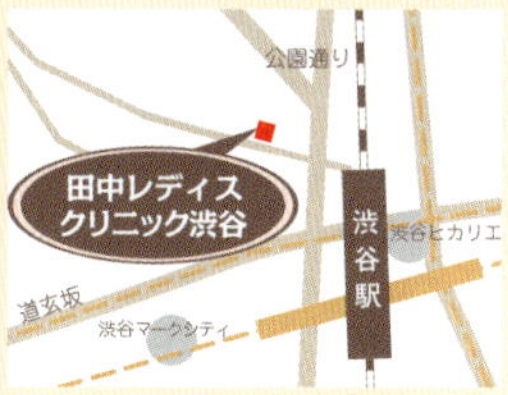

● 当院ではこれから妊活を始める方や、不妊治療をお考えの方に向けたセミナーを毎月開催しております。そもそも不妊症とは？ 不妊治療とは？ 正しい知識を知り、不安やお悩みを解消していただく機会になります。ぜひご夫婦でご参加ください。

Tokyo　Access　JR、都営大江戸線 代々木駅 徒歩5分、JR 千駄ヶ谷駅 徒歩5分、副都心線 北参道駅 徒歩5分

はらメディカルクリニック

東京都渋谷区千駄ヶ谷 5-8-10
TEL : 03-3356-4211

https://www.haramedical.or.jp/support/briefing

参加予約▶ ホームページの申込みフォームより

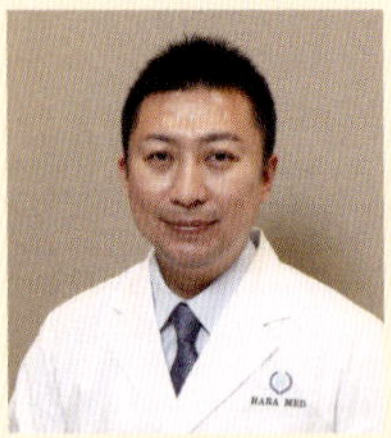

宮﨑 薫 医師

- 名称…………体外受精説明会
- 日程…………1ヶ月に1回
- 開催場所……SYD ホール又は動画配信
- 予約…………必要
- 参加費用……無料
- 参加…………他院の患者様OK
- 個別相談……有り

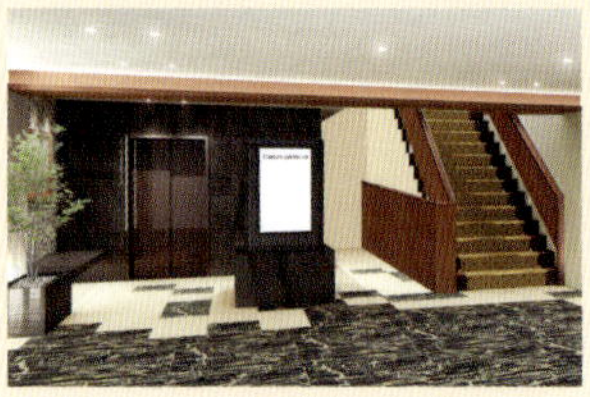

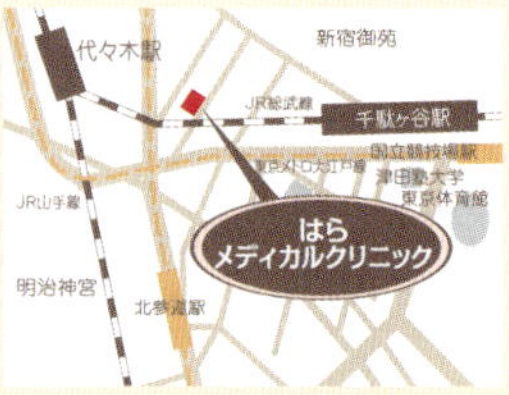

● 説明会・勉強会：はらメディカルクリニックでは、①体外受精説明会／月１回　②不妊治療の終活を一緒に考える会／年１回
③卵子凍結説明会／月１回を開催しています。
それぞれの開催日程やお申込は HP をご覧ください。

Tokyo　Access　東急東横線・大井町線 自由が丘駅 徒歩30秒

峯レディースクリニック

東京都目黒区自由が丘 2-10-4 ミルシェ自由が丘 4F
TEL : 03-5731-8161

https://www.mine-lc.jp/

お問合せ▶ TEL : 03-5731-8161

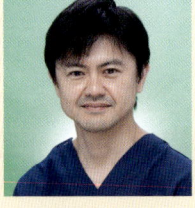

峯 克也 医師

- 名称…………体外受精動画説明（web）
- 日程…………web 閲覧のため随時
- 予約…………不要
- 参加費用……無料
- 参加…………当院通院中の方
- 個別相談……オンラインによる体外受精の個別相談説明も行っております。(有料)

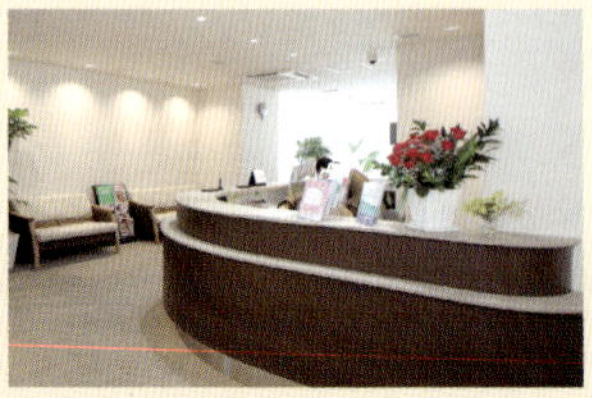

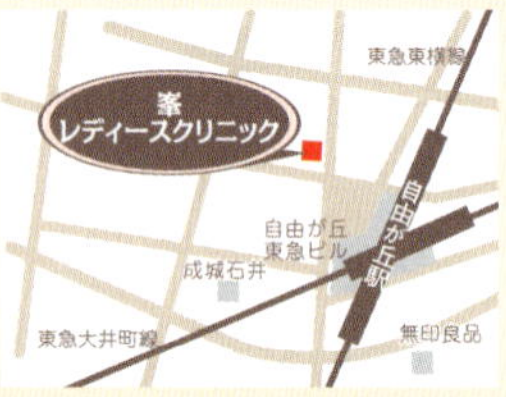

● 当院での体外受精の治療方法やスケジュールを分かりやすく動画で説明します。
体外受精をお考えのご夫婦。体外受精について知りたいご夫婦。ぜひ、ご夫婦でご覧ください。
※プライバシーの保護と新型コロナウイルス感染対策のため、動画での説明会を実施しています。ご希望の方は診察時に医師にお申し出ください。資料をお渡しします。

Tokyo　Access　東急田園都市線 三軒茶屋駅 徒歩3分、東急世田谷線 三軒茶屋駅 徒歩4分

三軒茶屋ウィメンズクリニック

東京都世田谷区太子堂1-12-34- 2F
TEL: 03-5779-7155

https://www.sangenjaya-wcl.com

参加予約▶ TEL : 03-5779-7155

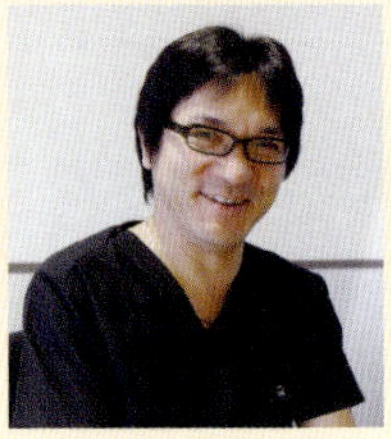

保坂 猛 医師

- 名称…………体外受精勉強会
- 日程…………毎月開催
- 開催場所……クリニック内
- 予約…………必要
- 参加費用……無料
- 参加…………他院の患者様OK
- 個別相談……有り

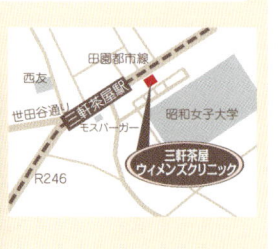

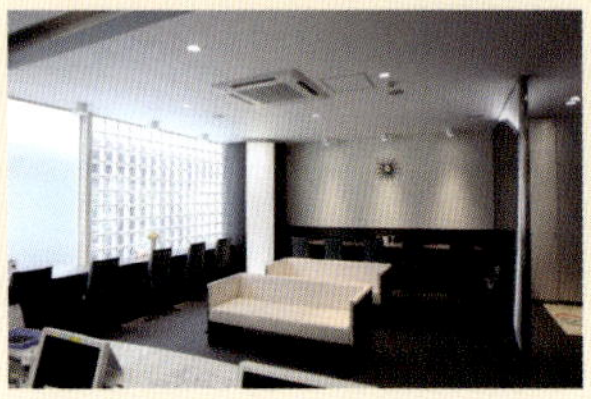

● 体外受精説明会をはじめ、胚培養士や不妊症認定看護師による相談会なども実施しております。
また、妊活セミナーも随時実施しておりますので、詳しくはホームページをご覧ください。

Tokyo　Access　JR・京王線・小田急線 新宿駅東口 徒歩 1 分、都営地下鉄・丸ノ内線 新宿、新宿 3 丁目駅直結

にしたん ART クリニック 新宿院

https://nishitan-art.jp/branch/shinjuku/

東京都新宿区新宿 3-25-1 ヒューリック新宿ビル 10F
TEL: 0120-542-202

参加予約▸　ホームページの WEB 予約より

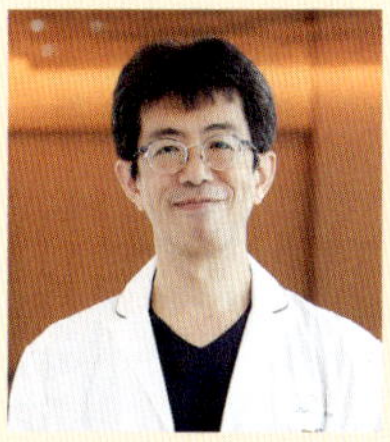

松原 直樹 医師

- ■名称…………見学会
- ■日程…………随時
- ■開催場所……クリニック内
- ■予約…………必要
- ■参加費用……無料
- ■参加…………他院の患者さま OK
- ■個別相談……有り

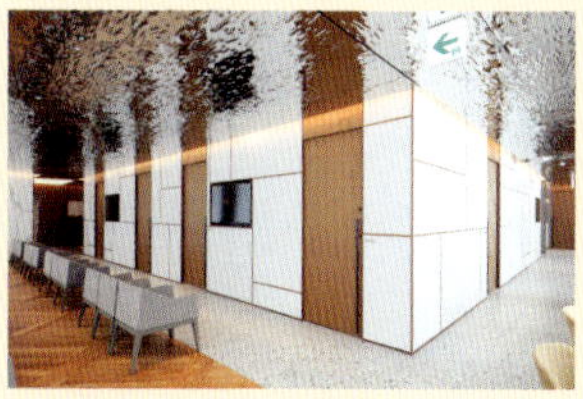

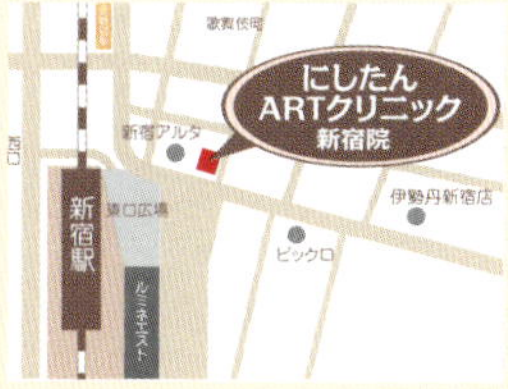

●当院では、クリニックの特長を知っていただけるよう、ラグジュアリーな内装、見える化された培養室、駅直結というアクセスの良さを皆さまに実感していただける見学会を、最短15分で行っております。治療をご検討されている方はもちろん、雰囲気が知りたいという方の参加も大歓迎。お気軽にご参加ください。

Tokyo　Access　東京メトロ丸ノ内線　西新宿駅2番出口 徒歩3分、都営大江戸線　都庁前駅 C 8番出口より徒歩3分、JR 新宿駅西口 徒歩 10 分

Shinjuku　ART Clinic

https://www.shinjukuart.com/sac_session/

東京都新宿区西新宿 6-8-1　住友不動産新宿オークタワー 3F
TEL : 03-5324-5577

参加予約▸　ホームページの 申込みページより

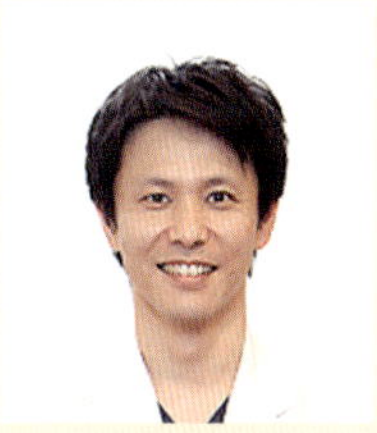

阿部 崇 医師

- ■名称…………個別相談会・WEB 治療説明会
- ■日程…………土曜日・クリニック内
- ■予約…………必要
- ■参加費用……無料
- ■参加…………他院の患者様OK
- ■個別相談……有り
- ■オンラインカウンセリング…有り

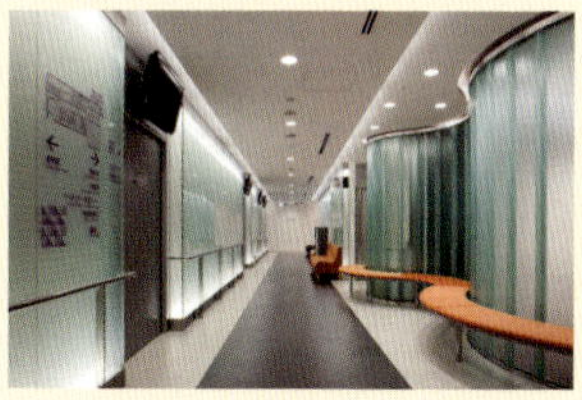

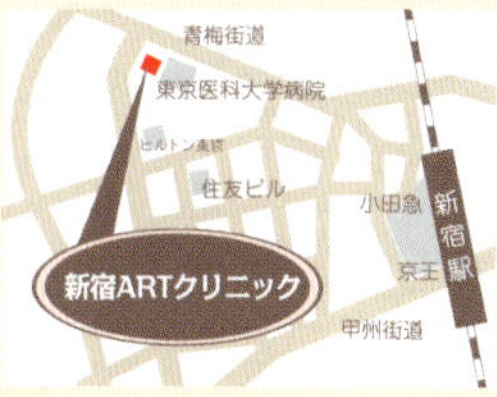

● 個別相談会では、一般不妊治療から体外受精・顕微授精や卵子凍結、当院の自然低刺激周期治療や検査に関する質問や不安な点などをご相談していただけます。サイトから登録後、説明会受付を行ってください。また、当院の体外受精を中心とした治療方法・方針をわかりやすくご説明した、WEB 動画説明会もあります。ご視聴には、ID・パスワードが必要となります。まずはご希望の旨をメールでお送りください。

Tokyo　Access　JR・丸ノ内線・有楽町線・副都心線・東武東上線・西武池袋線 池袋駅 東口北 徒歩3分

松本レディース IVF クリニック

https://www.matsumoto-ladies.com

東京都豊島区東池袋 1-13-6 ロクマルゲートビル IKEBUKURO 5F･6F
TEL : 03-5958-5633

参加予約▸　TEL : 03-5958-5633

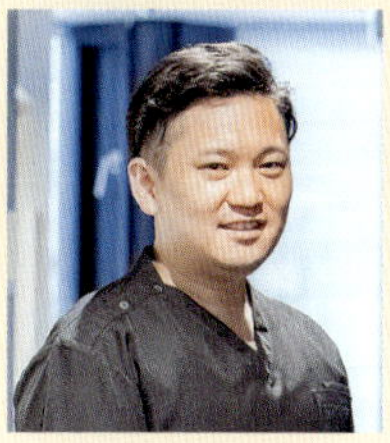

松本 玲央奈 医師

- ■名称…………オンライン教室
- ■日程…………不定期
- ■開催場所……オンライン教室
- ■予約…………必要
- ■参加費用……無料
- ■参加…………他院の患者様OK
- ■個別相談……有り

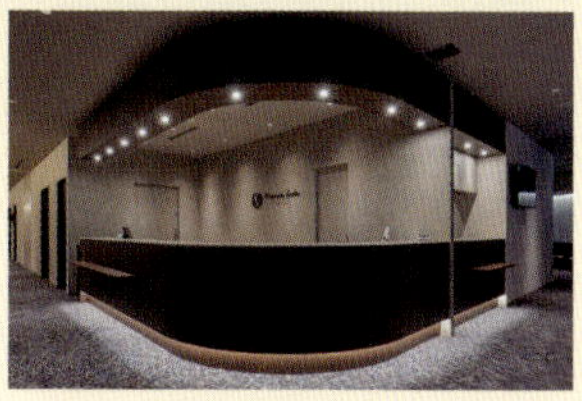

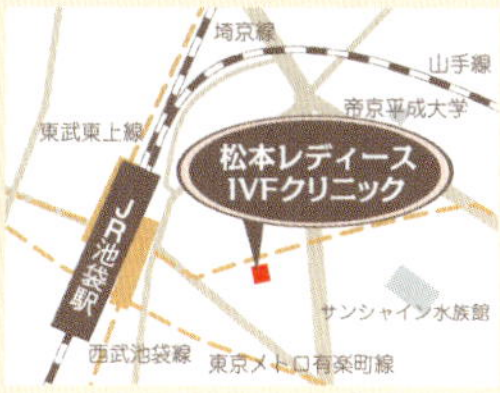

● 妊活には興味があるけど、不妊クリニックに受診するべきなのかどうか不安な方、まずは知識を得たい方など、気軽にご連絡ください。
最新鋭の機器、日本トップレベルのドクターがそろっています。

日程・場所に関すること、また、オンライン教室など、当院のホームページをご確認ください。

Kanagawa Access みなとみらい線 みなとみらい駅 4番出口すぐ

みなとみらい夢クリニック

神奈川県横浜市西区みなとみらい3-6-3 MMパークビル2F·3F（受付）
TEL : 045-228-3131

https://mm-yumeclinic.com/session/

参加予約▸ ホームページの申込みフォームより

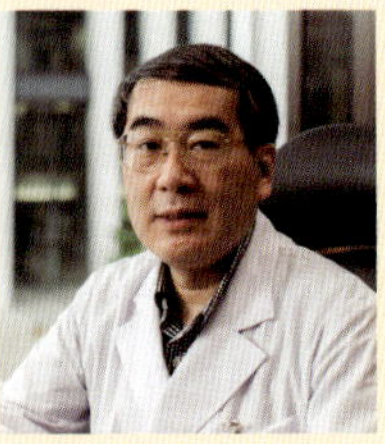

貝嶋 弘恒 医師

■名称…………不妊治療セミナー
■日程…………各月定期開催※
■開催場所……MMパークビル 2F
■予約…………必要
■参加費用……無料
■参加…………他院の患者様OK
■個別相談……有り

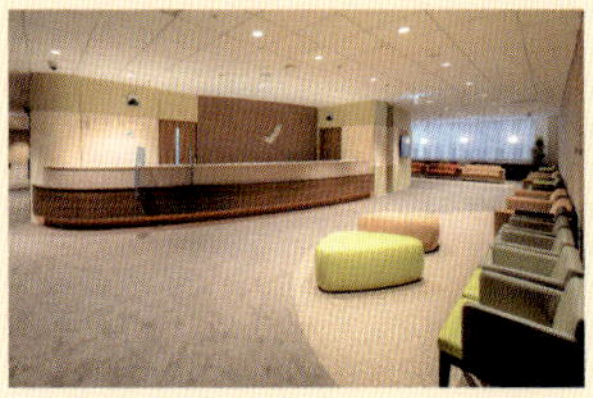

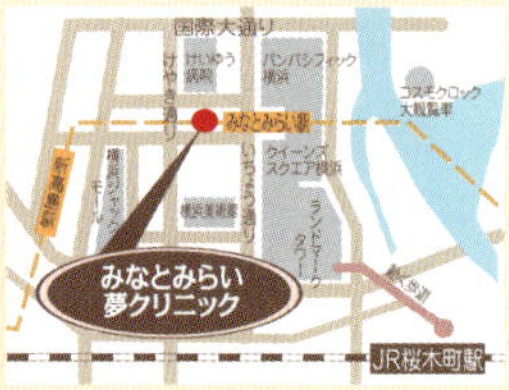

● 一般の方（現在不妊症でお悩みの方、不妊治療中の方）向けセミナーを開催しております。 当院の体外受精を中心とした治療方法·方針（保険·自費での治療含む）をスライドやアニメーションを使ってわかりやすく説明し、終了後は個別に質問にもお答えしております。※セミナー（録画）はウェブよりいつでもご覧いただけます。詳細はホームページよりご確認下さい。

Kanagawa Access JR 関内駅北口 徒歩 5 分、横浜市営地下鉄 関内駅9番出口 徒歩2分、みなとみらい線 馬車道駅 徒歩2分

馬車道レディスクリニック

神奈川県横浜市中区相生町 4-65-3 馬車道メディカルスクエア 5F
TEL: 045-228-1680

https://www.bashamichi-lc.com

参加予約▸ TEL : 045-228-1680

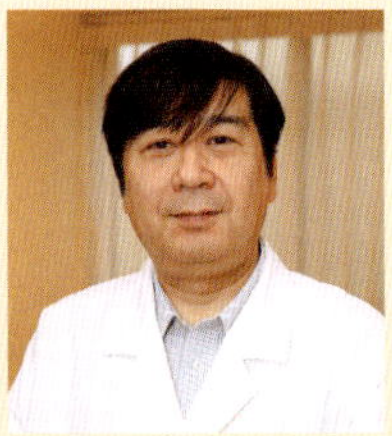

池永 秀幸 医師

■名称…………不妊学級
■日程…………WEB でいつでも
■開催場所……オンライン
■予約…………不要
■参加費用……無料
■参加…………他院の患者様OK
■個別相談……有り

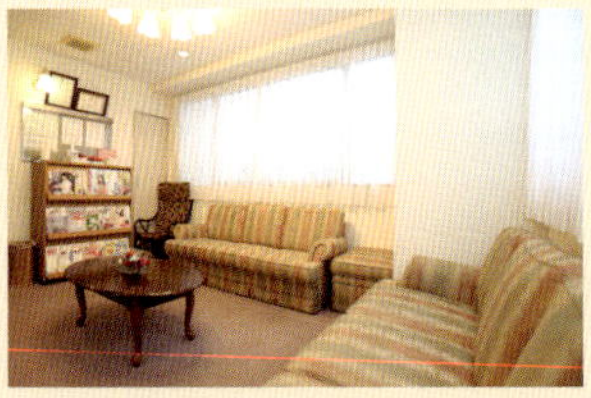

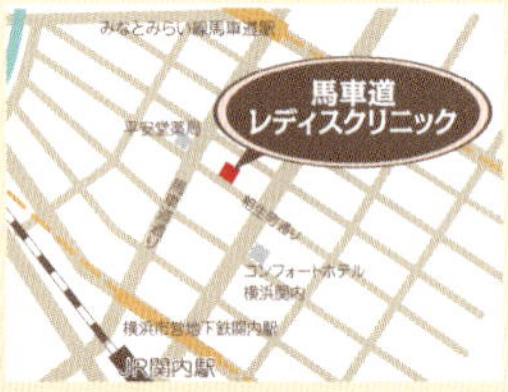

● 当院では初診時に面談をし、個々の意向をお伺いした上で治療を進めています。ART 希望の方にはご夫婦で「不妊学級」をご覧いただき、院長から直接、実際当院で行っている ART の流れや方法 · 院長の考えなどを聞いていただいています。
詳しい話やご相談希望がある方は、院長の「個別相談」または看護師 · 培養士による「面談」の時間を設けています。

Osaka Access 堺筋線 · 京阪本線 北浜駅 タワー直結 / 南改札口4番出口

レディースクリニック北浜

大阪府大阪市中央区高麗橋1- 7- 3 ザ · 北浜プラザ3 F
TEL : 06-6202-8739

https://www.lc-kitahama.jp

参加予約▸ TEL : 06-6202-8739

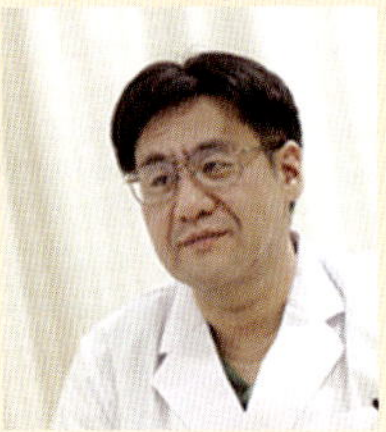

奥 裕嗣 医師

■名称…………体外受精（IVF）無料セミナー
■日程…………毎月第2土曜 15 :00 ～17 :00
■開催場所……クリニック内
■予約…………必要
■参加費用……無料
■参加…………他院の患者様OK
■個別相談……有り

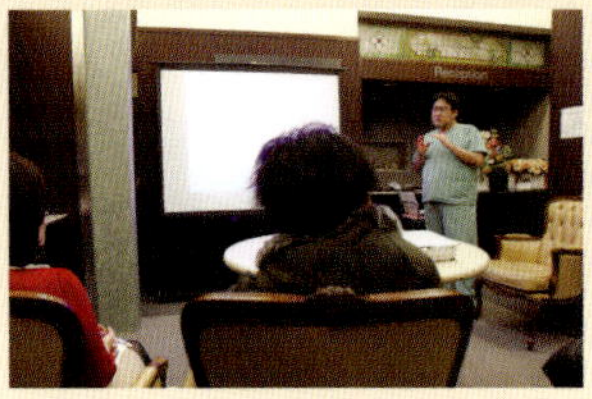

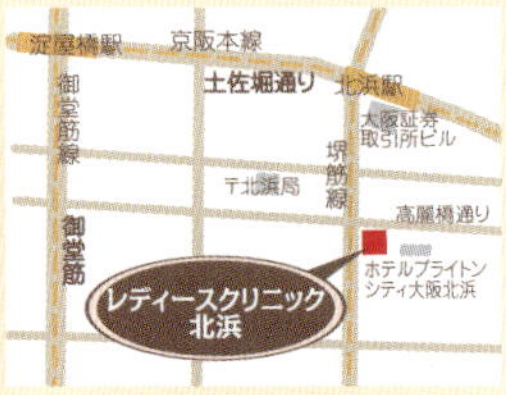

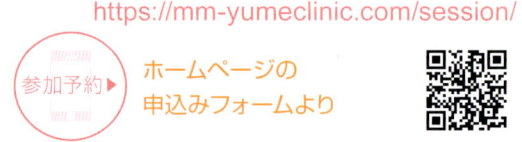

● 毎月第２土曜日に体外受精教室を開き、医師はじめ胚培養士、看護師による当院の治療説明を行っています。会場は院内で、参加は予約制です。他院に通院中の方で体外受精へのステップアップを考えられている患者さんの参加も歓迎しています。ぜひ、テーラーメイドでフレンドリーな体外受精の説明をお聞きになって、基本的なことを知っていってください。

Osaka　Access　四つ橋線 玉出駅 徒歩 0 分、南海本線 岸里玉出駅 徒歩 10 分

オーク住吉産婦人科

大阪府大阪市西成区玉出西2-7-9
TEL：0120-009-345

https://www.oakclinic-group.com

視聴

https://www.oakclinic-group.com/on-doga/

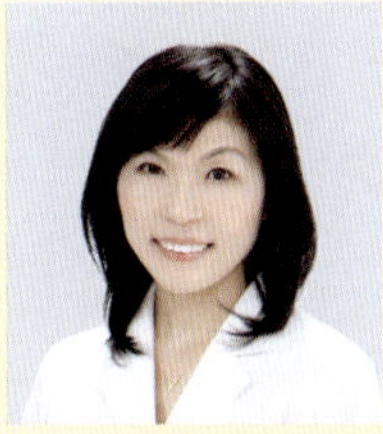

田口 早桐 医師

■名称…………オーク会セミナー動画 / オンラインセミナー
■日程…………HP にてご確認ください
■開催場所……HP 内オンライン動画 /Zoom
■予約…………なし /web
■参加費用……無料
■参加…………他院の患者様OK
■個別相談……メールにて

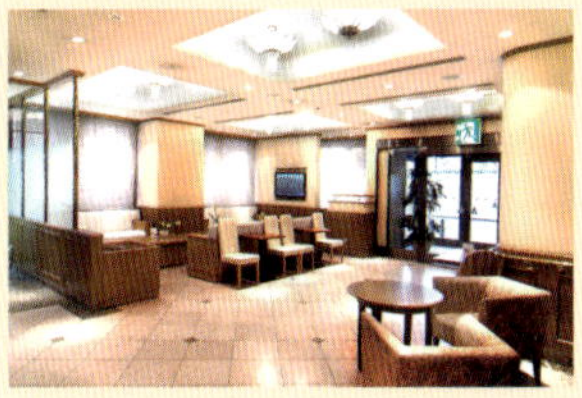

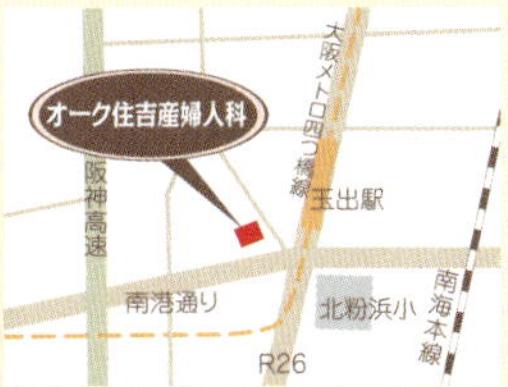

● オンライン上でセミナー動画を配信しています。医師が妊娠成立の仕組みと妊娠が成立しない原因について考えられること、さらに、体外受精による治療がどういうものなのかを詳しくお伝えしています（右上の QR コードからもご覧いただけます）。オンライン診療にも力を入れており、来院回数をできるだけ減らした治療を選択することが可能です。

Hyogo　Access　海岸線 旧居留地・大丸前駅 徒歩1分、JR・阪神本線 元町駅 徒歩3分、JR 三宮駅 徒歩8分

神戸元町夢クリニック

兵庫県神戸市中央区明石町44 神戸御幸ビル3F
TEL：078-325-2121

https://www.yumeclinic.or.jp

視聴

当院 YouTube チャンネルより

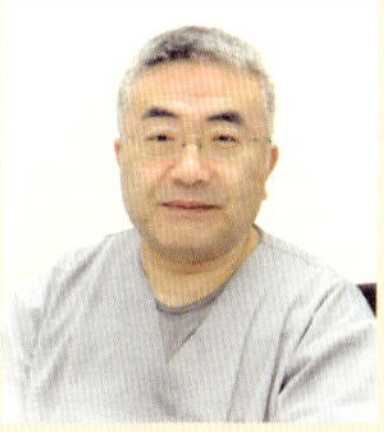

河内谷 敏 医師

■名称…………体外受精説明会（動画）
■日程…………随時
■開催場所……当院 YouTubeチャンネルより
■予約…………不要
■参加費用……無料
■参加…………他院の患者様OK
■個別相談……動画閲覧の場合はなし

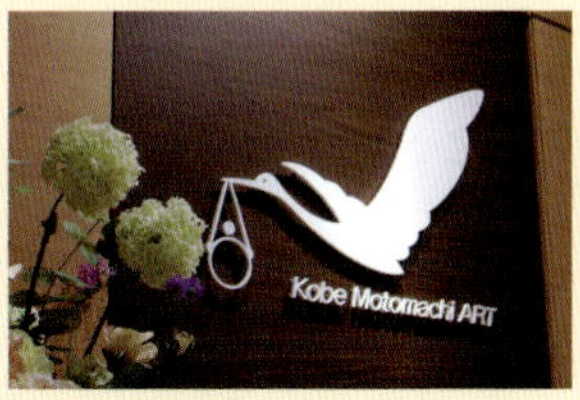

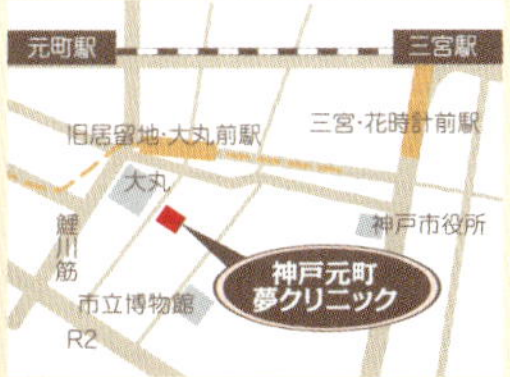

● 新型コロナウイルス感染症（COVID-19）の影響を考慮し、当面の間説明会は中止しております。代わりに、当院の説明会でお話しする内容を動画形式にし、当院 YouTube チャンネルでご覧いただけます。当院ホームページ説明会のページにリンクがございますので、そちらからご覧ください。（右上の QR コードからもご覧いただけます）

ふたりで勉強会に参加するメリットは？

★ 妊娠や出産、不妊治療に関する知識を一緒に深めることができます。
★ 不妊治療を進めるうえで、情報を共有しやすくなります。
★ ふたりが協力しあって治療に取り組みやすくなり、治療にかかるストレスの軽減につながります。

赤ちゃんがほしい！ ママ&パパになりたい！

見つけよう！

私たちにあった クリニック

なかなか妊娠しないなぁ。どうしてだろう？

心配になってクリニックへ相談へ行こうと思っても、「たくさんあるクリニックから、どう選べばいいの？」と悩むこともあるかもしれませんね。

ここでは、クリニックからのメッセージと合わせて基本的な情報を紹介しています。

お住いの近く、職場の近く、ちょっと遠いけど気になるクリニックが見つかったら、ぜひ、問い合わせてみてください。 （P.95 の全国の不妊治療病院＆クリニックも、ぜひご活用ください）

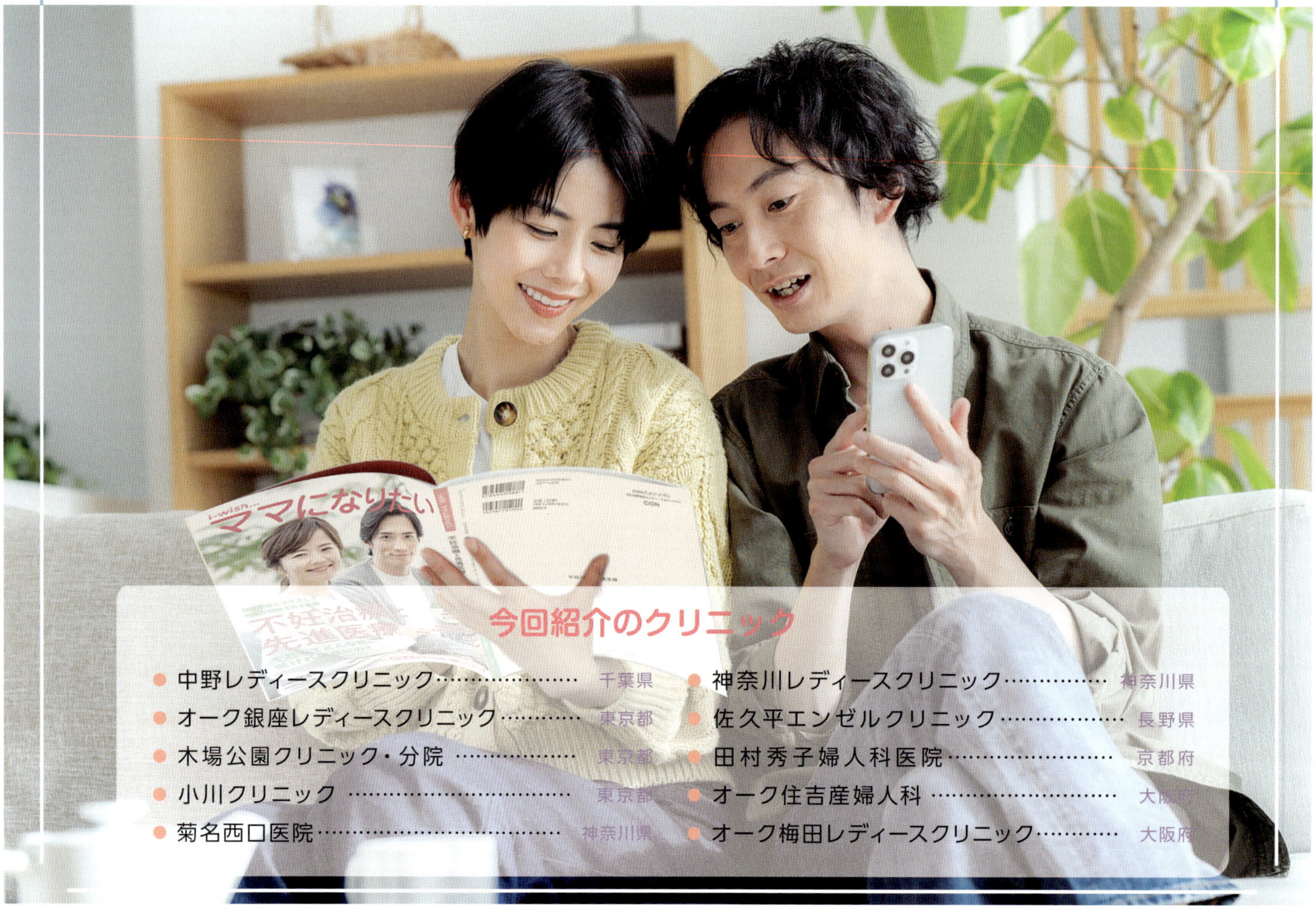

今回紹介のクリニック

- 中野レディースクリニック…………………… 千葉県
- オーク銀座レディースクリニック………… 東京都
- 木場公園クリニック・分院 ……………… 東京都
- 小川クリニック ………………………… 東京都
- 菊名西口医院……………………………… 神奈川県
- 神奈川レディースクリニック…………… 神奈川県
- 佐久平エンゼルクリニック……………… 長野県
- 田村秀子婦人科医院……………………… 京都府
- オーク住吉産婦人科 …………………… 大阪府
- オーク梅田レディースクリニック………… 大阪府

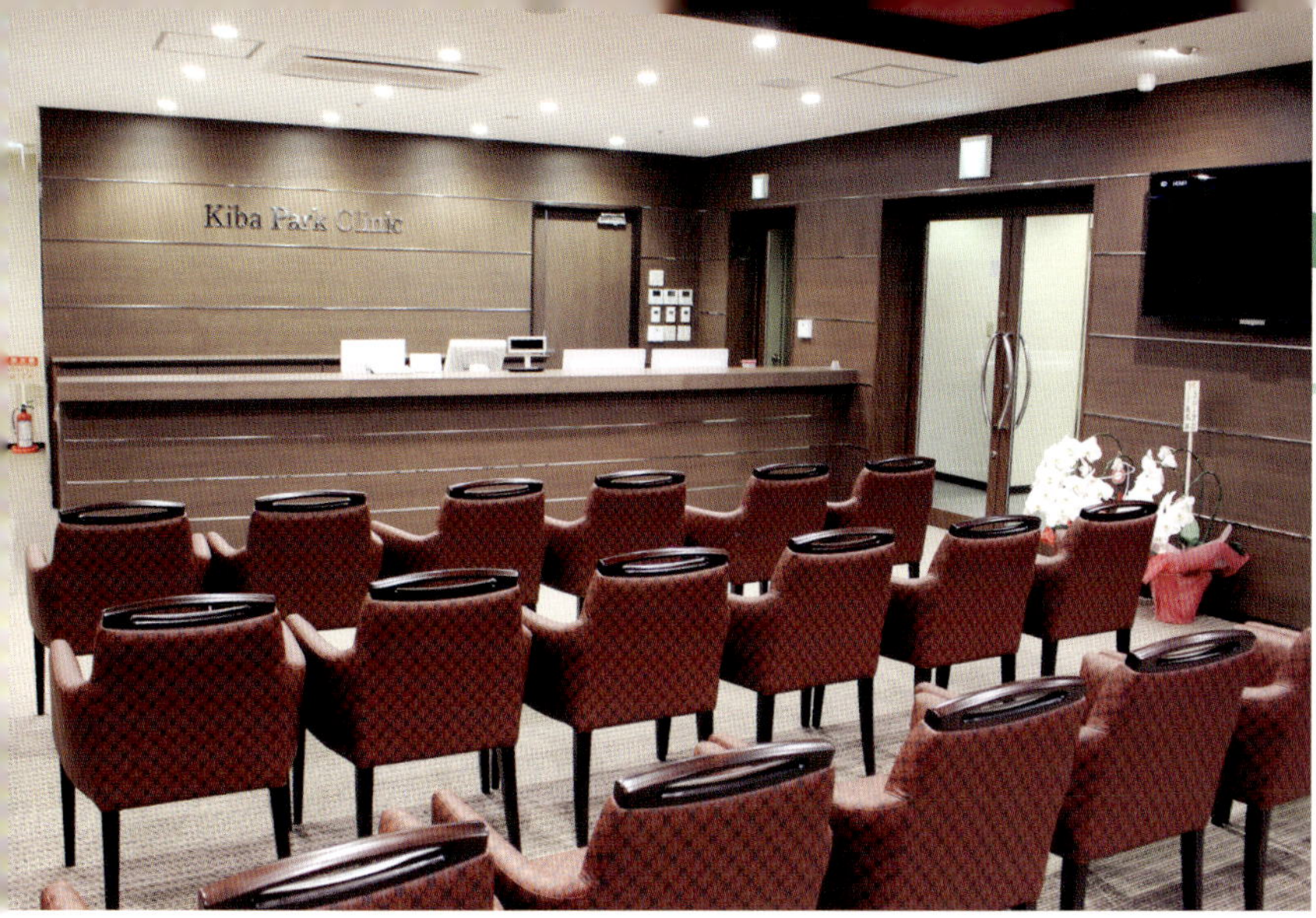

一般不妊症・体外受精・顕微授精・不育症　東京都・江東区

木場公園クリニック・分院

TEL. 03-5245-4122　URL. https://www.kiba-park.jp

世界トップレベルの医療を提供しています。

不妊症の治療は時間を要することもあり、治療方針や将来に不安を抱く方も少なくありません。

そこで私たちクリニックでは、心のケアを大事に考え、心理カウンセラーや臨床遺伝専門医が患者さまの心の悩みをバックアップしています。

医療面では、一般不妊治療から生殖補助医療（体外受精、顕微授精）まで、生殖医療専門医による大学レベルの高品位な技術を提供し、世界トップレベルの医療と欧米スタイルでご夫婦の立場に立った、心の通った女性・男性不妊症の診察・検査・治療を行っておりますので、どうぞご夫婦でご相談にいらしてください。

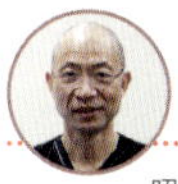

Profile.　吉田 淳 理事長

JISART 認定 2021-2024

昭和61年愛媛大学医学部卒業。同年5月より東京警察病院産婦人科に勤務。平成3年より池下チャイルドレディースクリニックに勤務。平成4年日本産科婦人科学会産婦人科専門医を取得。その後、女性不妊症・男性不妊症の診療・治療・研究を行う。平成9年日本不妊学会賞受賞。平成11年1月木場公園クリニックを開業。「不妊症はカップルの問題」と提唱し、日本で数少ない女性不妊症・男性不妊症の両方を診察・治療できるリプロダクション専門医である。

○ 診療時間 (8:30〜12:00、13:30〜16:30)

	月	火	水	木	金	土	日
午前	○	○	○	○	○	○※	―
午後	○	●	○	●	○	○※	―

● 6Fのみ火曜日と木曜日の午後13:30〜18:30
※土曜日 午前9:00〜14:00、午後14:30〜16:00
　祝日の午前は8:30〜13:00

東京都江東区木場 2-17-13 亀井ビル

○東京メトロ東西線木場駅 3番出口より徒歩2分

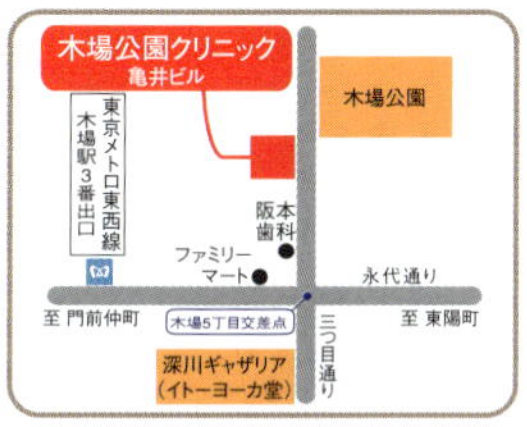

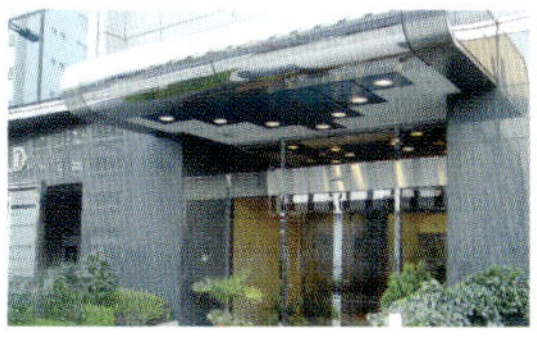

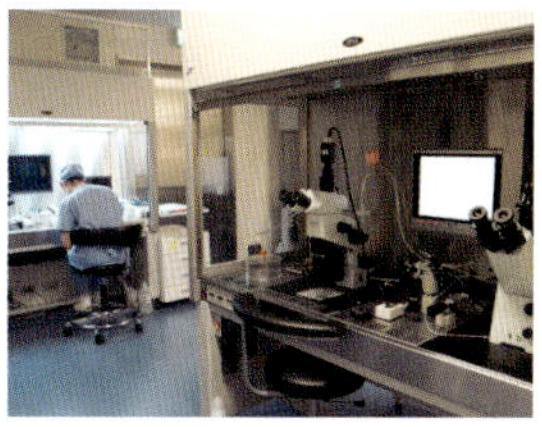

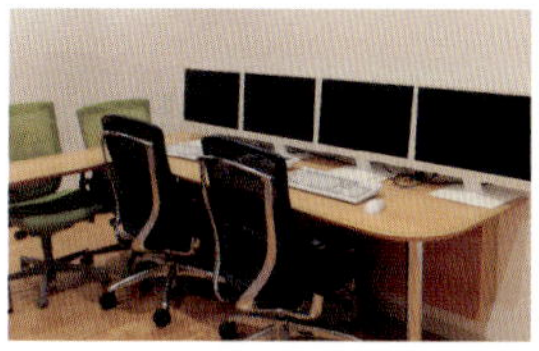

「不妊症はカップルの病気」

木場公園クリニック・分院は、カップルで受診しやすいクリニックを目指して、設計・運営しています。カップルで診察を待つ人が多いので、待合室に男性がいてもなんの違和感もありません。7階には子連れ専用フロアを開設させていただきました。月に2回 Web セミナーを行っています。

●人工授精 ●体外受精 ●顕微授精 ●凍結保存 ●男性不妊 ●カウンセリング ●女性医師

体外受精・顕微授精・不妊症　東京都・中央区

オーク銀座レディースクリニック

TEL. 0120-009-345　URL. https://www.oakclinic-group.com/

お子様を迎えるという目標に向かって、高度生殖補助医療による治療を提供しています。

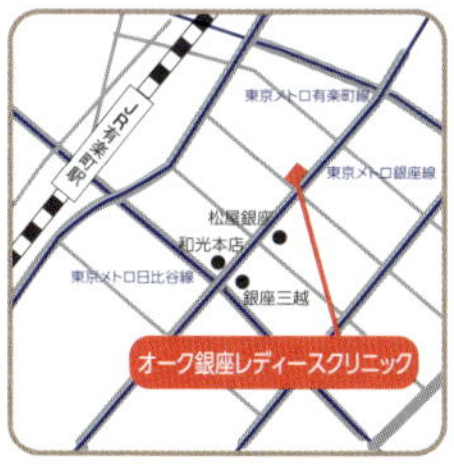

患者様のお話をうかがい、お一人おひとりに合わせた治療プランをご提案します。男性不妊にも対応しており、ご夫婦で受診していただくことも可能です。また、週に3日は大阪の本院（オーク住吉産婦人科）から経験豊富な専門医が来院し、診療にあたっています。

学会認定の胚培養士が在籍する国際水準の培養ラボラトリーを備え、院内の基準をクリアした胚培養士が、患者様に採卵した卵子や受精後の胚の状態をご説明しています。

患者様が一日も早く赤ちゃんを迎えられるよう、経験と技術に裏打ちされた治療でサポートして参ります。

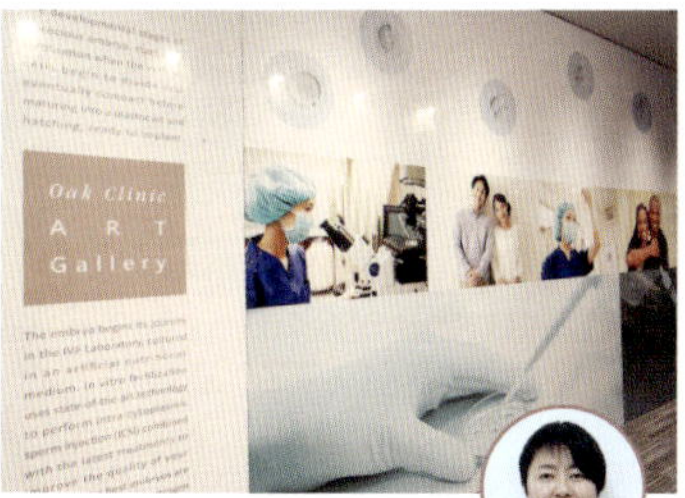

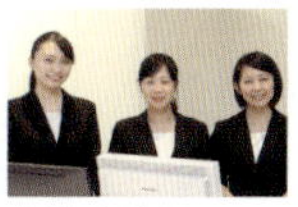

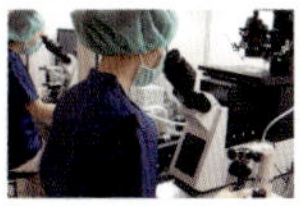

Profile.　渡邉 倫子 医師

筑波大学卒業。筑波大学附属病院、木場公園クリニック、山王病院等を経てオーク銀座レディースクリニック院長。得意分野は、男性不妊と内視鏡検査。もちろん女性不妊も専門です。男性、女性を診療できる数少ない生殖医療専門医です。

○ 診療時間

	月	火	水	木	金	土	日
午前	○	○	○	○	○	○	△
午後	○	○	○	○	○	○※	△
夜間	○	○	○	○	○	―	―

午前 9:00〜13:00、午後 14:00〜16:30
※土曜午後14:00〜16:00、夜間 17:00〜19:00
△日・祝日は 9:30〜15:00

東京都中央区銀座 2-6-12　Okura House 7F

○ JR 山手線・京浜東北線有楽町駅 徒歩5分、東京メトロ銀座駅 徒歩3分、東京メトロ有楽町線 銀座1丁目駅 徒歩2分

●人工授精 ●体外受精 ●顕微授精 ●凍結保存 ●男性不妊
●漢方 ●カウンセリング ●女性医師

不妊症・婦人科一般・更年期障害・その他　千葉県・柏市

中野レディースクリニック

TEL. 04-7162-0345　URL. http://www.nakano-lc.com

エビデンスに基づいた、イージーオーダーの不妊治療。

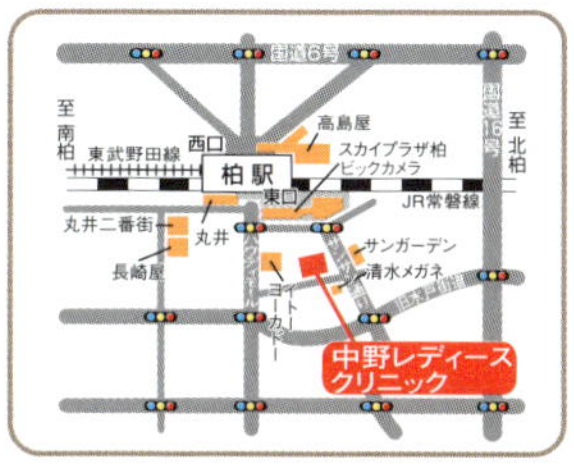

患者様お一人おひとりに治療効果が高いレベルで実現できるよう、エビデンス（症状に対して効果があることがわかっている治療法）に基づいた治療を行っています。そして、最終的に一人でも多くの方が妊娠できるよう、それぞれの方に合った細やかな対応ができるようイージーオーダーの不妊治療をご提供しております。

不妊治療は、加齢とともに条件が悪くなりますから、みなさま、早めに私たちクリニックをお訪ねください。

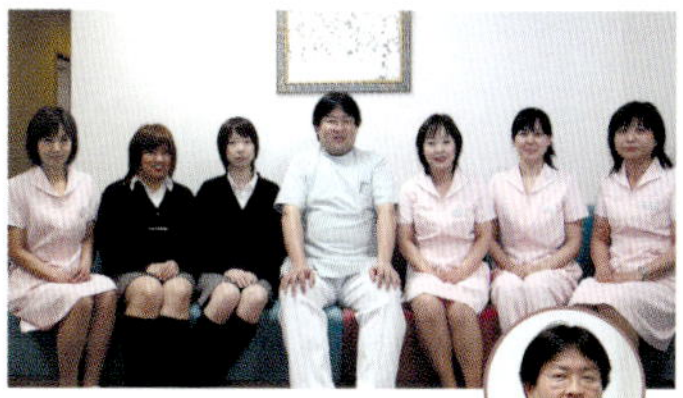

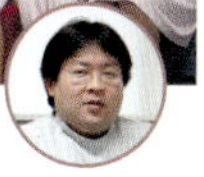

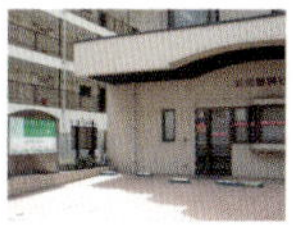

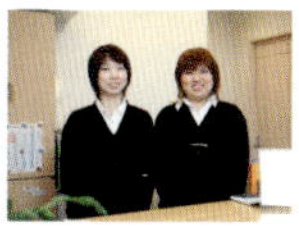

Profile.　中野 英之 院長

平成4年 東邦大学医学部卒業、平成8年 東邦大学大学院修了。この間、東邦大学での初めての顕微授精に成功。平成9年 東京警察病院産婦人科に出向。吊り上げ式腹腔鏡の手技を習得、実践する。
平成13年 宗産婦人科病院副院長。平成17年 中野レディースクリニックを開設。医学博士。
日本生殖医学会認定生殖医療専門医。

○ 診療時間 (9:00〜12:30、15:00〜19:00)

	月	火	水	木	金	土	日
午前	○	○	○	○	○	○	―
午後	○	○	○	○	○	―	―
夜間	○	―	○	―	○	―	―

午後 15:00〜17:00、夜間 17:00〜19:00
※土曜午後、日・祝日は休診。
※初診の方は、診療終了1時間前までにご来院下さい。

千葉県柏市柏 2-10-11-1F

○ JR 常磐線柏駅東口より徒歩3分

●人工授精 ●体外受精 ●顕微授精 ●凍結保存
●男性不妊 ●カウンセリング

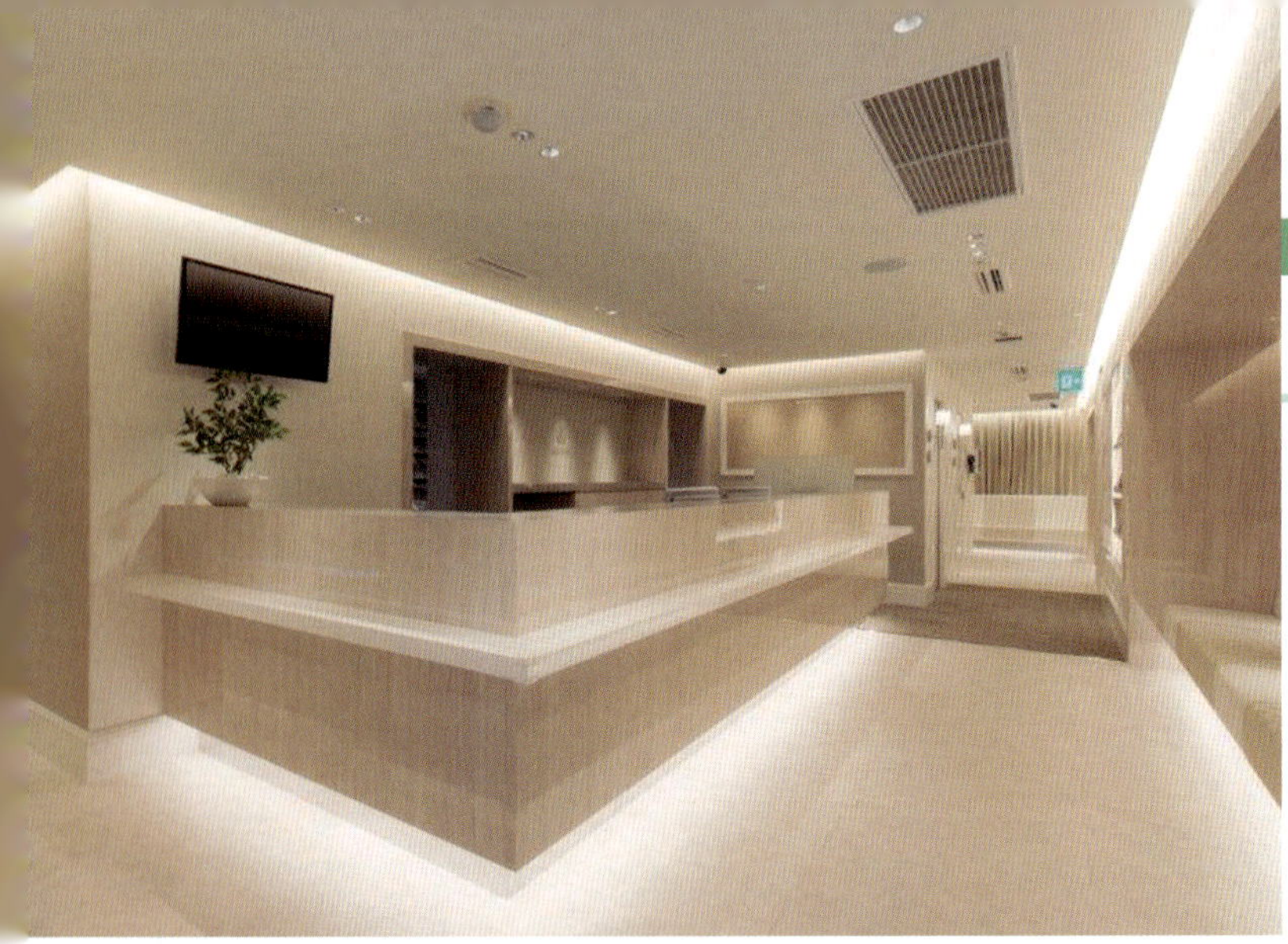

不妊不育 IVF センター・婦人科一般　神奈川県・横浜市

神奈川レディースクリニック

TEL. 045-290-8666 URL. https://www.klc.jp

患者様お一人おひとりのお気持ちを大切に納得のいく治療を進めていきます。

不妊から不育まで一貫した治療を行うことが、当クリニックの特徴です。患者様の身近な存在として、気軽に活用できるクリニックでありたいというのが、私達のモットーです。

不妊・不育症の原因は様々であり複雑です。また、患者様の背景やニーズも多様化してきている中で、お一人おひとりの患者様の体調やお気持ちにいかに寄り添い、今何が必要かを一緒に考えることが大切だと考えています。治療へのストレスや不安を少しでも取り除いて安心して通院していただくため、多くの相談窓口を設けておりますので、お気軽にご相談ください。

患者様のお気持ちを大切に、医師・培養士・看護師・受付スタッフなど全員がチームとなって寄り添った医療を行ってまいります。

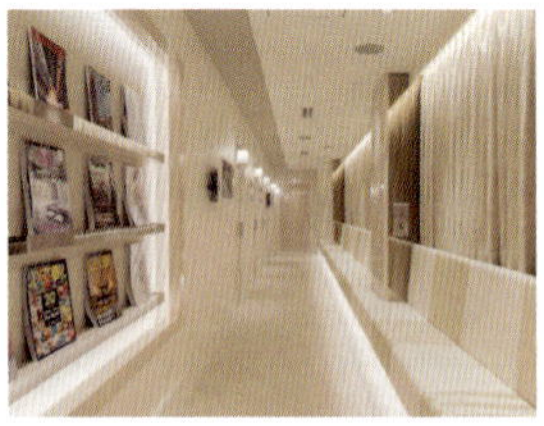

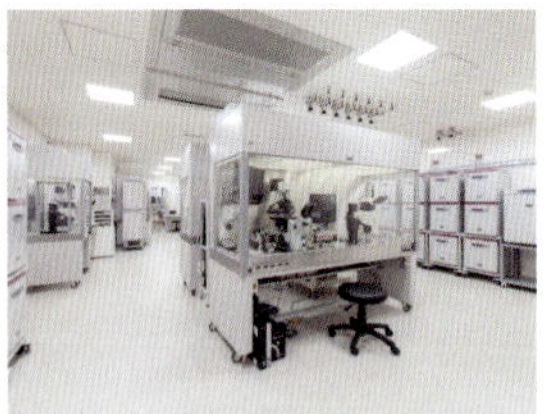

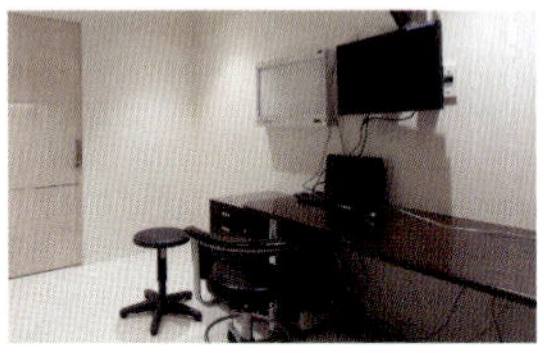

緊急時や入院の必要な方は、近隣の医療機関と提携し、24 時間対応にて診療を行っております。また、待ち時間緩和のため、予約システムを導入しております。

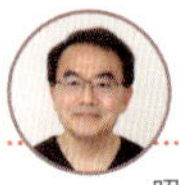

Profile. 小林 淳一 理事長

昭和 56 年慶應義塾大学医学部卒業。慶應義塾大学病院にて習慣流産で学位取得。昭和 62 年済生会神奈川県病院にて、IVF・不育症を専門に外来を行う。平成 9 年新横浜母と子の病院にて、不妊不育 IVF センターを設立。平成 15 年 6 月神奈川レディースクリニックを設立し、同センターを移動する。医学博士。日本産科婦人科学会認定産婦人科専門医。母体保護法指定医。

○ 受付時間 (8:30〜12:30、14:00〜19:00)

	月	火	水	木	金	土	日
午前	○	○	○	●	○	△	△
午後	○	○	○※	●	○	―	―

△土・日(第2・第4)・祝日の午前は8:30〜12:00、午後は予約制
※水曜午後は14:00〜19:30
●木曜、第1・第3・第5日曜の午前は予約制

神奈川県横浜市神奈川区西神奈川 1-11-5 ARTVISTA 横浜ビル

○ JR 東神奈川駅より徒歩5分、京急東神奈川駅より徒歩8分、東急東白楽駅より徒歩7分

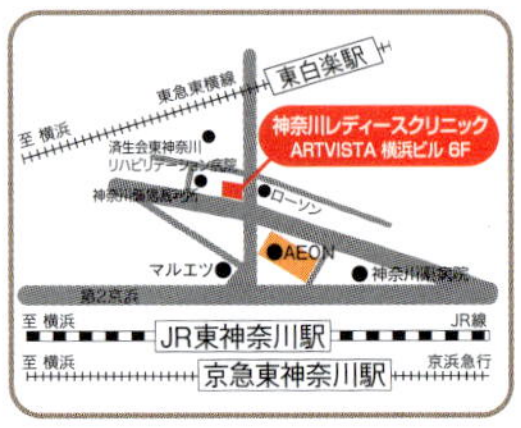

●人工授精 ●体外受精 ●顕微授精 ●凍結保存 ●男性不妊 ●漢方 ●カウンセリング ●不育症 ●女性医師

不妊症・産科・婦人科・小児科・内科　神奈川県・横浜市

菊名西口医院

TEL. 045-401-6444 URL. https://www.kikuna-nishiguchi-iin.jp

約6割の方が自然妊娠！プラス思考で妊娠に向けてがんばってみませんか？

できる限り、自然に近い妊娠につながる不妊治療を心がけ、妊娠後のアフターフォローまで責任を持って診ることが、私たち菊名西口医院のモットーです。

そのため、外来の妊婦さんも約半数は不妊治療を経た妊娠成功者で、小児科の約3割はそのご夫婦のお子さんです。

「妊婦がいる外来は通院したくない」、「子どもがいる外来は通院したくない」というお気持ちは十分に受け止めています。だからこそ、そのご夫婦のように「妊娠できるんだ！」と、妊娠に向けてプラス思考へ切り替えてみませんか。

無理のない範囲で、根気強く。

基礎体温をつける気持ちになれないほど落ち込んだら、何カ月でも待ちます。通院をしばらく休んでも良いのですよ。

…『待つことも治療』ですから。

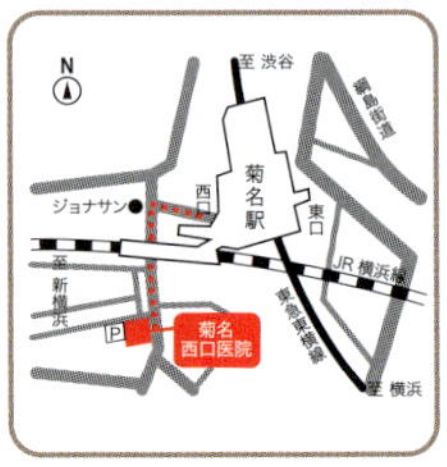

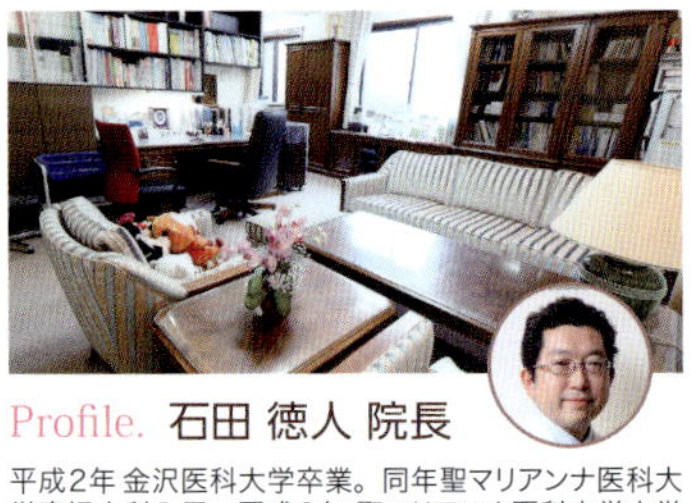

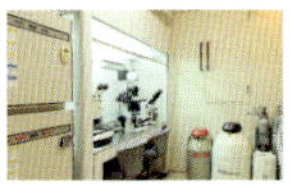

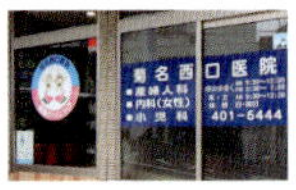

Profile. 石田 徳人 院長

平成2年 金沢医科大学卒業。同年聖マリアンナ医科大学産婦人科入局。平成8年 聖マリアンナ医科大学大学院修了。平成8年 カナダ McGill 大学生殖医学研究室客員講師。平成9年 聖マリアンナ医科大学産婦人科医長。平成13年 菊名西口医院開設。
日本産科婦人科学会認定産婦人科専門医。母体保護法指定医。医学博士。

○ 診療時間 (9:30〜12:30、15:30〜19:00)

	月	火	水	木	金	土	日
午前	○	○	○	○	○	○	―
午後	○	○	○	―	○	―	―

※木・土曜午後、日曜・祝日は休診。
※土曜午後、日曜・祝日は体外受精や顕微授精な　どの特殊治療を行う患者さんのみを完全予約制　にて行っています。
※乳房外来、小児予防接種は予約制。

神奈川県横浜市港北区篠原北 1-3-33

○ JR横浜線・東急東横線 菊名駅西口より徒歩1分
医院下に駐車場4台有り。(車でお越しの方は、そ　の旨お伝え下さい。)

●人工授精 ●体外受精 ●顕微授精 ●凍結保存 ●男性不妊
●漢方 ●カウンセリング ●食事指導 ●運動指導

不妊症・妊婦健診・婦人科一般・更年期障害・その他　東京都・豊島区

小川クリニック

TEL. 03-3951-0356 URL. https://www.ogawaclinic.or.jp

希望に沿った治療の提案で、無理のない妊娠計画を実現。

不妊治療の基本は、なるべく自然に近い形で妊娠を叶えることです。やみくもに最新治療の力を借りることは、避けなければなりません。

私たちクリニックでは、まずタイミング法より始め、漢方療法、排卵誘発剤、人工授精など、その人の状態により徐々にステップアップしていきます。

開院以来、高度生殖医療（体外受精、顕微授精など）の治療に到達する前に多くの方々が妊娠されています。

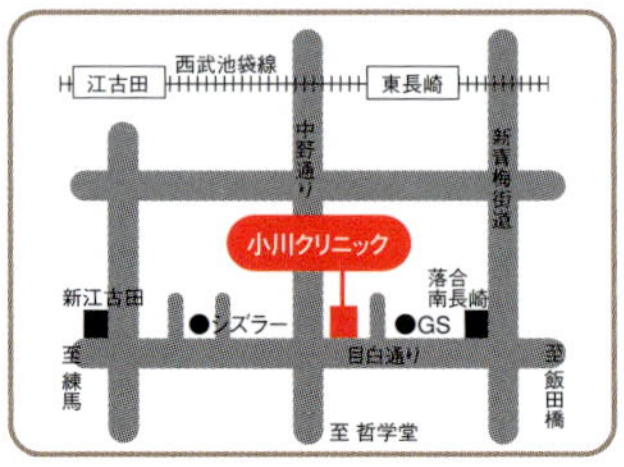

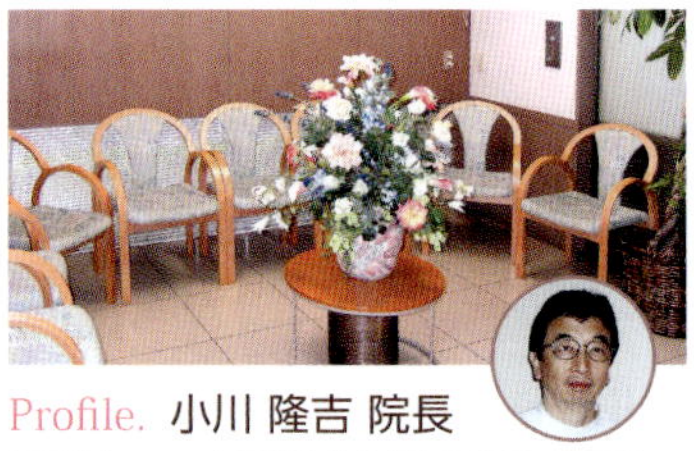

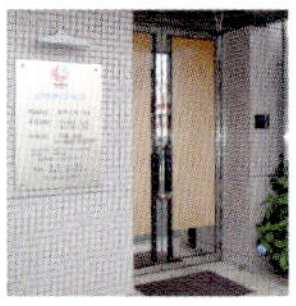

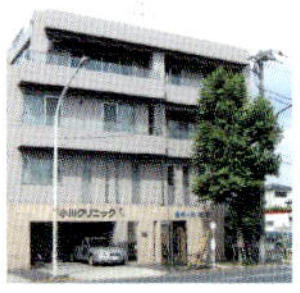

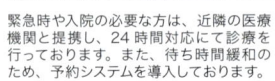

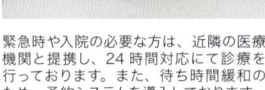

Profile. 小川 隆吉 院長

医学博士。元日本医科大学産婦人科講師。1975年日本医科大学卒業後、医局を経て1995年4月まで都立築地産院産婦人科医長として勤務。1995年6月不妊症を中心とした女性のための総合クリニック、小川クリニックを開院。著書に「不妊の最新治療」「ここが知りたい不妊治療」「更年期を上手に乗り切る本」「30才からの安産」などがある。

○ 診療時間 (9:00〜12:00、15:00〜18:00)

	月	火	水	木	金	土	日
午前	○	○	○	○	○	○	―
午後	○	○	―	○	○	―	―

※水・土曜の午後、日・祝日は休診。緊急の際は、上記に限らず電話連絡の上対応いたします。

東京都豊島区南長崎 6-7-11

○ 西武池袋線東長崎駅、地下鉄大江戸線落合南長崎駅より徒歩8分

●人工授精 ●男性不妊 ●漢方 ●カウンセリング

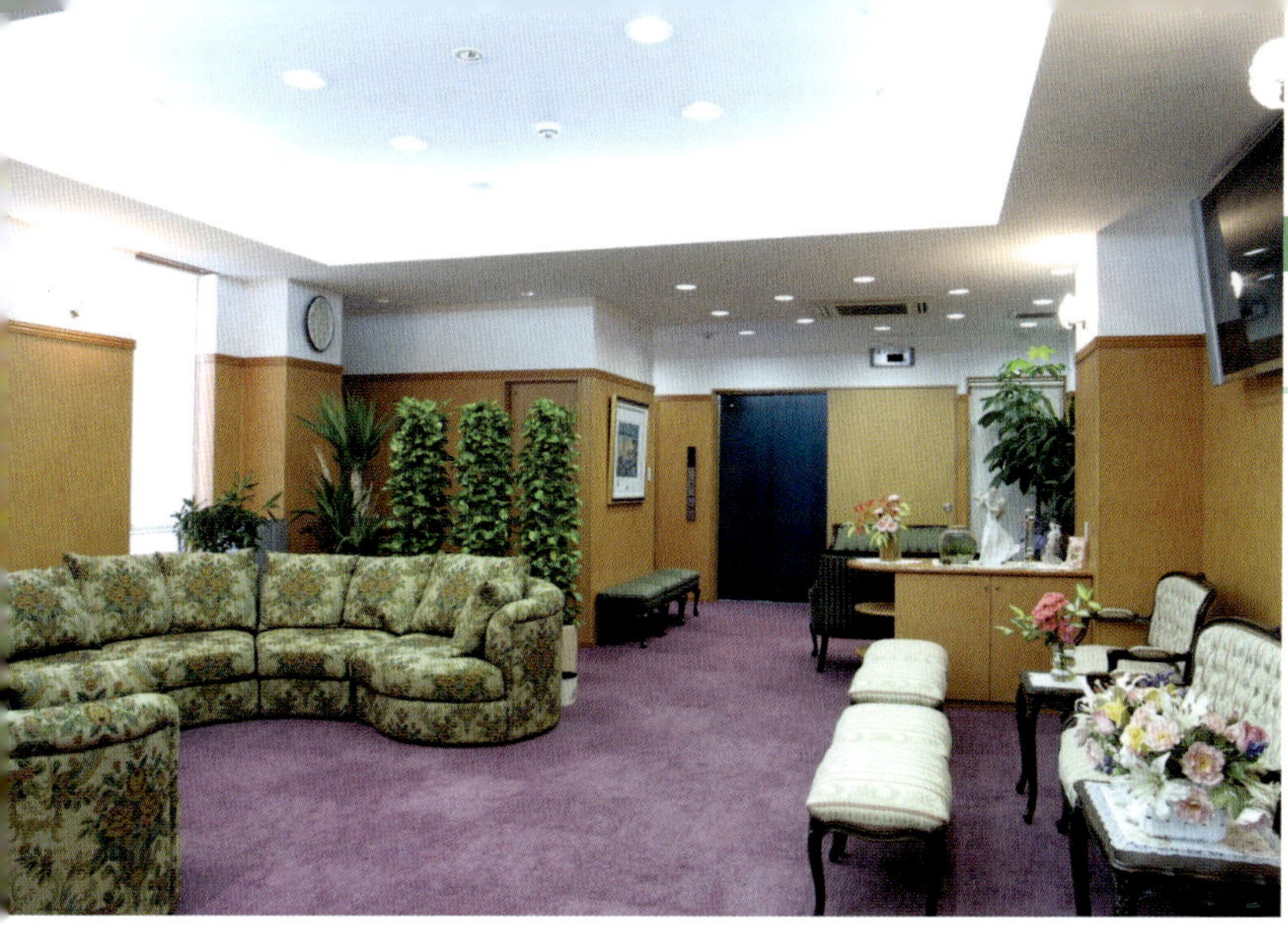

不妊症専門　京都府・京都市

田村秀子婦人科医院

TEL. 075-213-0523 URL. https://www.tamura-hideko.com/

心の持ち方や考え方、生活習慣などを聞き、その人だけのオーダーメイドな治療の提案。

『これから病院に行くんだ』という気持ちでなく、もっとリラックスした気持ちで、たとえばレストランに食事に行く時やウィンドウショッピングの楽しさ、ホテルでお茶をする時の心地良さで来ていただけるような病院を目指しています。

また、不妊症は子どもが欲しくても自分ではどうしようもなく、かつ未体験のストレスとの戦いでもありますから、できればここに来たら、お姫さまのように自分主体でゆとりや自信を持てる雰囲気を作るよう心がけています。

我々は皆様が肩の力を抜いて通院して下さってこそ、治療の最大の効果を発揮できるものと思っております。ですから、そんな雰囲気作りに、これからも力を注いでいきたいと思っています。

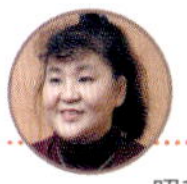

Profile. 田村 秀子 院長

昭和 58 年、京都府立医科大学卒業。平成元年同大学院修了。同年京都第一赤十字病院勤務。平成 3 年、自ら治療し、妊娠 13 週での破水を乗り越えてできた双子の出産を機に義父の経営する田村産婦人科医院に勤務して不妊部門を開設。平成 7 年より京都分院として田村秀子婦人科医院を開設。平成 15 年 8 月、現地に発展移転。現在、自院、田村産婦人科医院、京都第二赤十字病院の 3 施設で不妊外来を担当。専門は生殖内分泌学。医学博士。

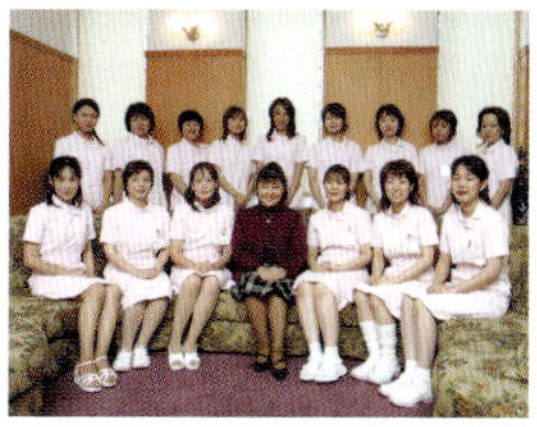

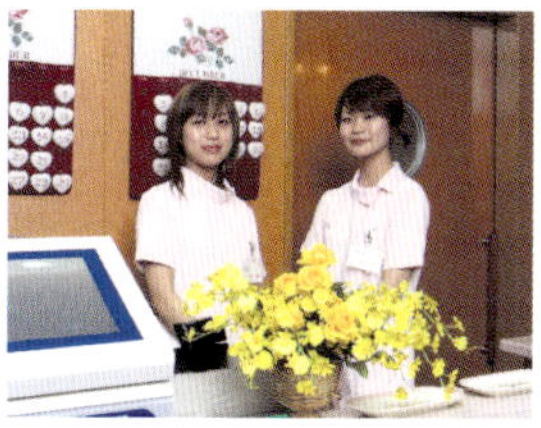

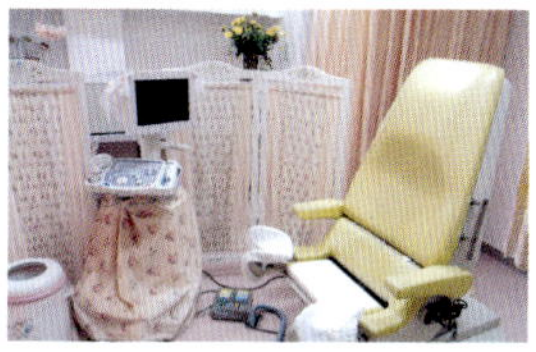

やわらかくあたたかいカラーリング。アロマテラピーによる心地よい香り。さらに、冷たさを感じないようにと医療機器に覆いかけられたクロスなど、院内には細かな配慮がなされている。体外受精のあとに安静室（個室）でもてなされる軽食も好評。

○ 診療時間 (9:30〜12:00、13:00〜19:00)

	月	火	水	木	金	土	日
午前	○	○	○	○	○	○	―
午後	○	○	○	○	○	―	―
夜間	○	○	○	○	○	―	―

午後 13:00〜15:00、夜間 17:00〜19:00
※日・祝祭日休診
京都府京都市中京区御池高倉東入ル御所八幡町 229
○ 市営地下鉄烏丸線 御池駅 1 番出口 徒歩 3 分

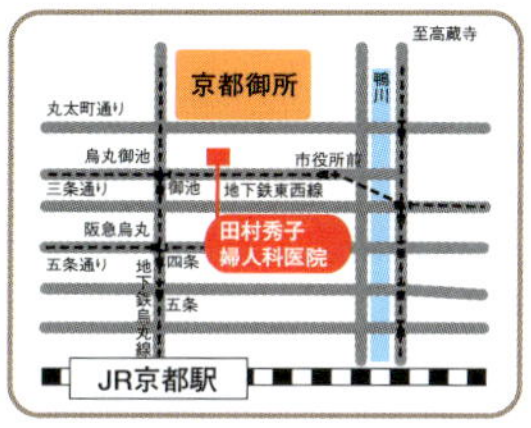

●人工授精 ●体外受精 ●顕微授精 ●凍結保存 ●男性不妊 ●漢方 ●カウンセリング ●女性医師

不妊症・リプロダクションセンター・体外受精ラボラトリー・サージセンター　大阪府・大阪市

オーク住吉産婦人科

TEL. 0120-009-345 URL. https://www.oakclinic-group.com/

高度生殖補助医療の専門クリニック。年中無休の体制で最先端の治療を提供します。

バックアップ体制の整った高度生殖補助医療実施施設です。働きながら不妊治療を受けていただきやすい体制を整えています。

生殖医療に長年携わっている専門医が、患者様お一人おひとりのお話をうかがった上で治療プランをご提案いたします。男性不妊にも対応し、ご夫婦での受診も可能です。

国際水準の培養ラボラトリーには、学会認定の胚培養士が多数在籍し、日々技術の習得や研究にあたっています。

患者様が納得して治療を受けて頂けるようドクター、スタッフが一丸となって治療に取り組んでいます。

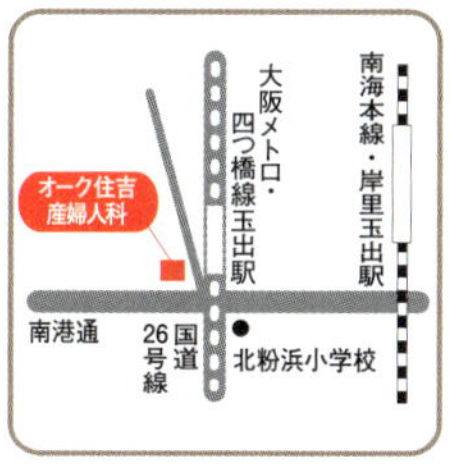

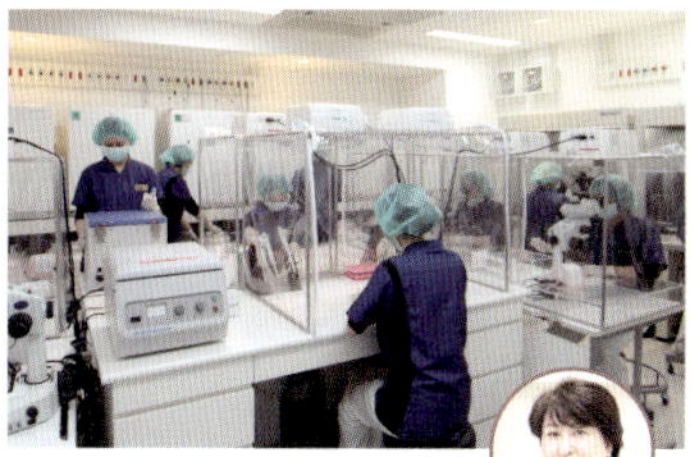

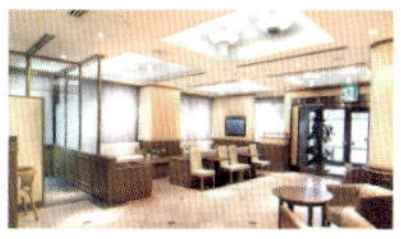

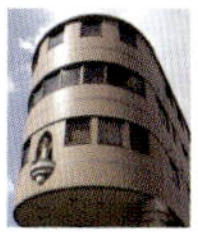

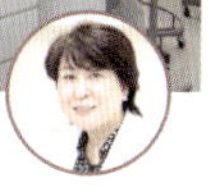

Profile. 林 輝美 医師

兵庫医科大学病院産婦人科学教室より宝塚市民病院へ。腹腔鏡手術の第一人者である伊熊健一郎医師のもとで非常に多数の腹腔鏡手術を行う。当時革新的だった「先天性腟欠損症に対するS状結腸を用いた腹腔鏡下造腟術」を発表。国立篠山病院、神戸アドベンチスト病院でその腕を振るう。

○ 診療時間

	月	火	水	木	金	土	日
午前・午後	○	○	○	○	○	●	―
夜間	○	○	―	○	―	―	―

午前・午後 9:00〜16:30、夜間 17:00〜19:00
● 土は9:00〜16:00

大阪府大阪市西成区玉出西 2-7-9
○ 大阪メトロ四つ橋線玉出駅 5 番出口徒歩 0 分
南海本線岸里玉出駅徒歩 10 分

●人工授精 ●体外受精 ●顕微授精 ●凍結保存 ●男性不妊
●漢方 ●カウンセリング ●女性医師

不妊症・産婦人科　長野県・佐久市

佐久平エンゼルクリニック

TEL. 0267-67-5816 URL. https://www.sakudaira-angel-clinic.jp/

患者様との対話を重視し、患者様の希望や思いに寄り添った生殖医療を提供いたします。

2022年4月以降の生殖医療保険診療化に伴い、当院では従来通り、自由診療による個々の患者様に合わせた最適な治療を提案するオーダーメイド治療と、保険診療の範囲内で治療完結を目指す保険診療の2本立てメニューで治療を提供いたします。

オーダーメイド治療では、個々の患者様の不妊原因や体の状態、仕事と治療の両立を最大限に考慮し、最適な治療を提案いたします。そして最短の治療期間で結果を出して、生まれてくるお子様と過ごす時間を長く有意義にしていただくことを目標とします。

一方、低コストでの治療を希望される方には、保険診療を選択いただけます。どちらもご希望の治療が提案できますよう努めて参ります。

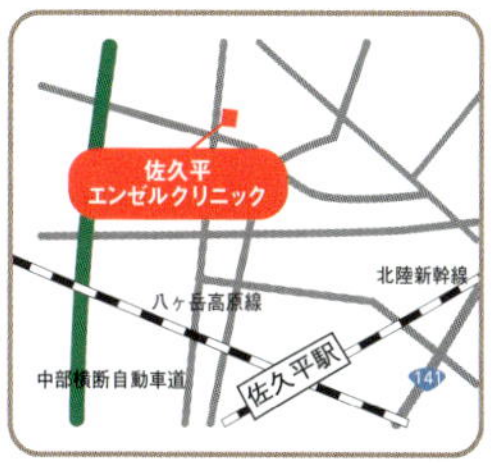

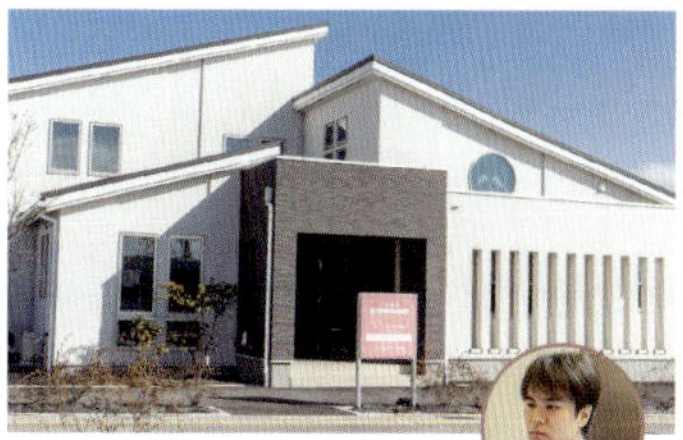

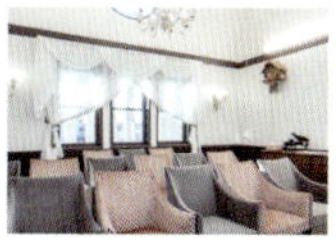

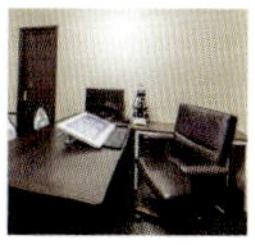

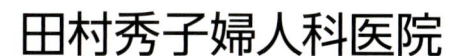

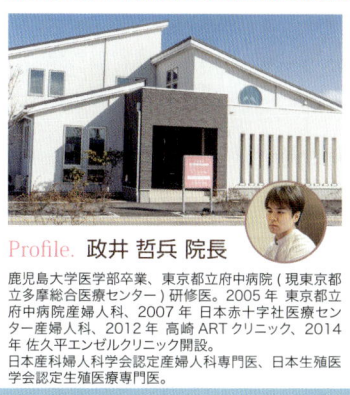

Profile. 政井 哲兵 院長

鹿児島大学医学部卒業、東京都立府中病院 (現東京都立多摩総合医療センター) 研修医。2005 年 東京都立府中病院産婦人科、2007 年 日本赤十字社医療センター産婦人科、2012 年 高崎 ART クリニック、2014 年 佐久平エンゼルクリニック開設。
日本産科婦人科学会認定産婦人科専門医、日本生殖医学会認定生殖医療専門医。

○ 診療時間 (8:30〜12:00、14:00〜17:00)

	月	火	水	木	金	土	日
午前	○	○	○	○	○	○	△
午後	○	○	―	○	○	―	―

※最終受付は16:30。※水曜、土曜の午後、日曜は休診。△医師が必要と判断した場合は診察、採卵等の処置を行います。※体外受精説明会は、WEB配信方式としております。

長野県佐久市長土呂1210-1
○ 佐久北IC・佐久ICより車で約5分
JR佐久平駅より徒歩約10分

●人工授精 ●体外受精 ●顕微授精 ●凍結保存
●男性不妊 ●漢方 ●カウンセリング

インターネットでも、不妊治療の
幅広い情報を提供しています。

不妊治療情報センター・FUNIN.INFO

https://www.funin.info

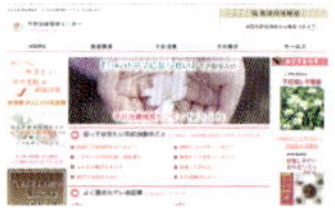

全国の不妊治療施設を紹介する不妊治療情報センター・funin.info です。コンテンツは、不妊治療に絡んだ病院情報がメインです。

全国体外受精実施施設完全ガイド

https://www.quality-art.jp

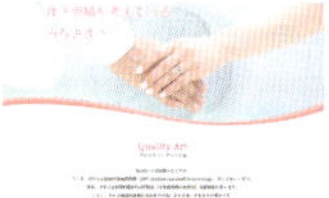

体外受精の質を追求するクリニックの情報を多項目から公開するとともに、全国の体外受精実施施設を紹介しています。

不妊治療の先生に聞いてみた!

https://funin.clinic/

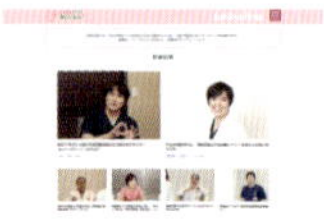

治療に臨むカップルが赤ちゃんを授かるために聞きたいこと、心配や疑問に思っていることを医師に取材！
記事は、テーマごとに分けられ、定期的にアップしています。

不妊症・体外受精・顕微授精　大阪府・大阪市

オーク梅田レディースクリニック

TEL. 0120-009-345　URL. https://www.oakclinic-group.com/

患者様の妊娠に向けた診療に、不妊治療の専門院として全力で取り組んでいます。

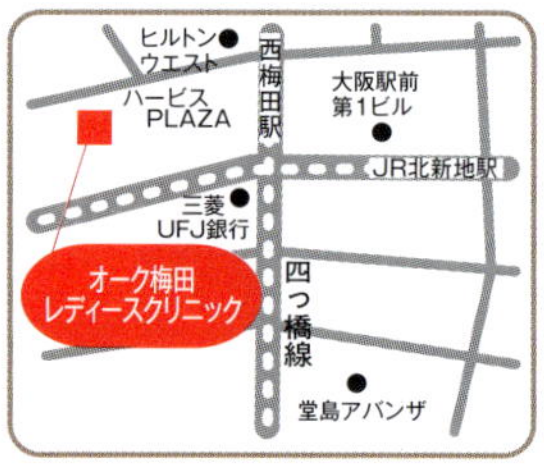

多数のオリジナル・メソッドを含む検査と治療をメニューに用意しています。

国際水準の培養ラボラトリーを備えた高度生殖補助医療実施施設です。体外受精は患者様のお話をうかがい、お一人おひとりに合わせたプランをご提案しています。

オペ室、培養室を完備し、採卵や移植なども、本院と同様に梅田院でも実施可能です。

患者様とともに、妊娠という目標に向かって治療を進めて参ります。

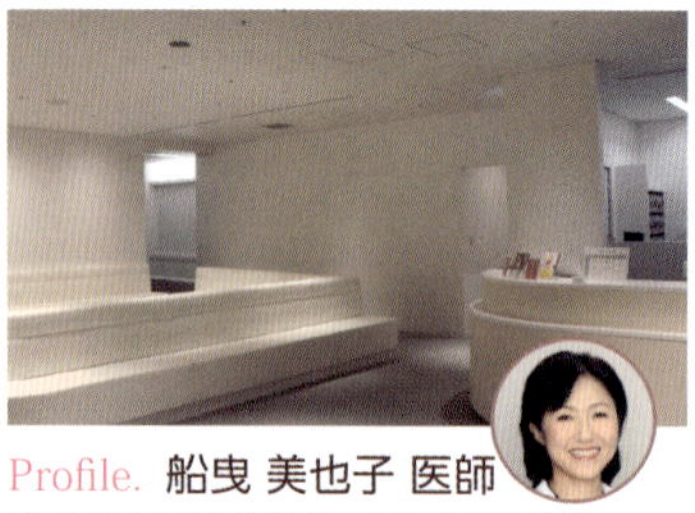

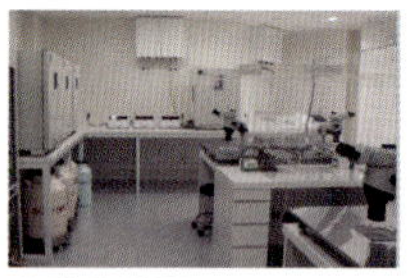

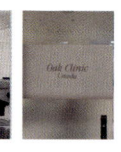

Profile. 船曳 美也子 医師

神戸大学文学部心理学科、兵庫医科大学卒業
兵庫医科大学、西宮中央市民病院、パルモア病院を経て当院へ。エジンバラ大学で未熟卵の培養法などを学んだ技術と自らの不妊体験を生かし、当院・オーク住吉産婦人科で活躍する医師。日本産科婦人科学会認定産婦人科専門医、日本生殖医学会認定生殖医療専門医。

○ 診療時間

	月	火	水	木	金	土	日
午前	○	○	○	○	○	○	○
午後	○	○	○	○	○	●	△
夜間	○	○	○	○	○	ー	ー

午前 09:00 ～ 13:00、午後 14:00 ～ 16:30
夜間 17:00 ～ 19:00、● 土は 14:00 ～ 16:00、
△ 日・祝日は 9:30 ～ 13:00、14:00 ～ 15:00

大阪府大阪市北区梅田 2-5-25 ハービス PLAZA 3F

○大阪メトロ四つ橋線西梅田駅、
JR 大阪駅桜橋口より徒歩約 10分

●人工授精 ●体外受精 ●顕微授精 ●凍結保存 ●男性不妊
●漢方 ●カウンセリング ●女性医師

体外受精を考えているみなさまへ

Quality Art

www.quality-art.jp

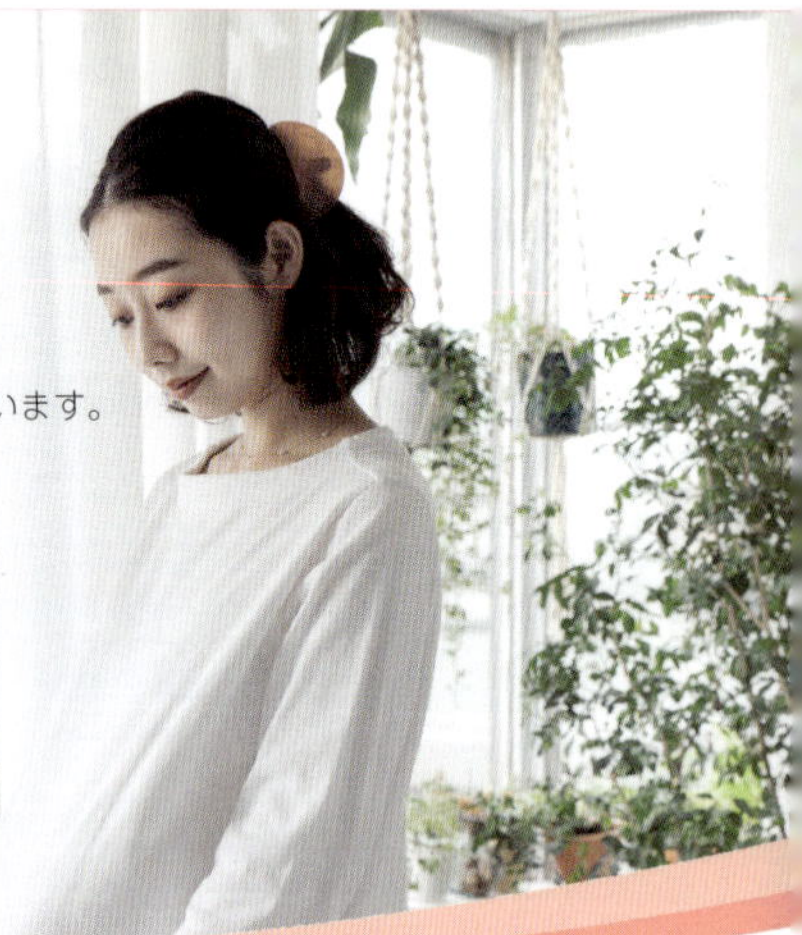

Quality とは品質のことです。

そして、ART とは高度生殖補助医療（ART: assisted reproductive technology ）のことをいいます。

現在、日本には約 600 件ほどの ART 施設（日本産科婦人科学会登録施設）があります。

保険診療が始まって、どの ART 施設でも同じ治療を受けることができるようになりました。

自由診療との違いはあるのでしょうか？ 自由診療の頃の ART の流れがわかるサイトです。

あなたの受けようとしている治療が満足なものでありますように

contents

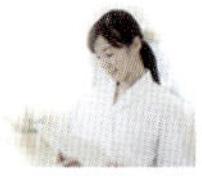

治療の状況

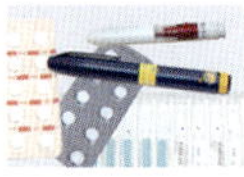

治療を始める前に

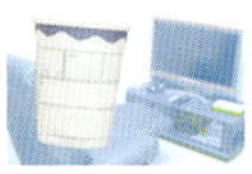

採精について

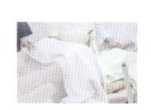

採卵について

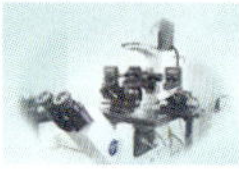

培養室について

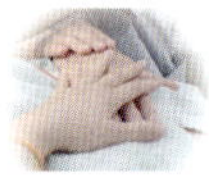

胚移植について

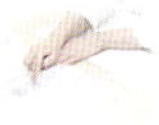

妊娠について

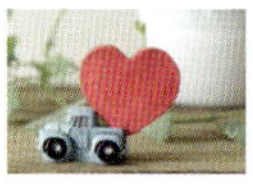

転院時の移送について

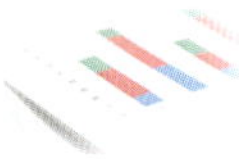

保険診療から外れる患者さんについて

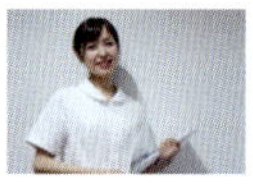

取り扱いのある診療について

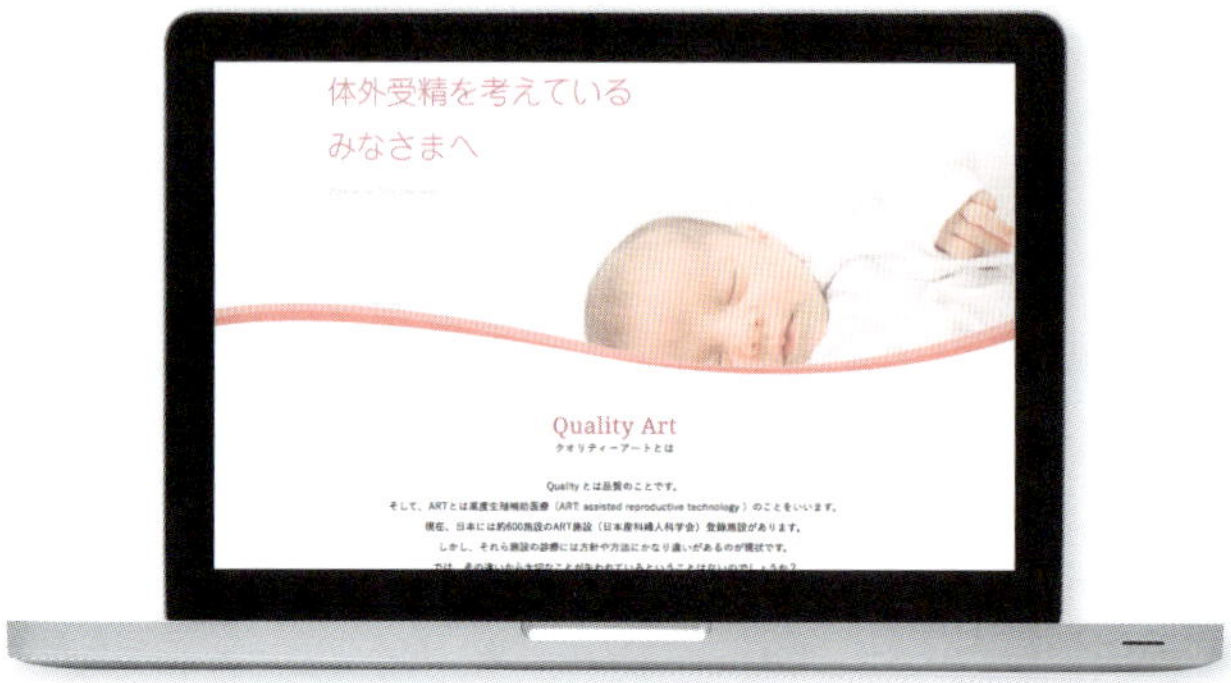

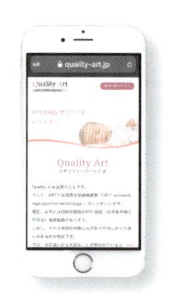

保険診療にお任せの不妊治療でなく、
体外受精のこともよく知って治療に臨むことをオススメします！
きっと、納得の診療を受けることができるでしょう。

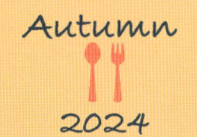

ママなり 応援レシピ

季節ごとの旬の食材は、新鮮でおいしく食べることができます。また、栄養も豊富！
今回は、秋（9月～11月頃）が旬の秋野菜を中心にしたレシピです。

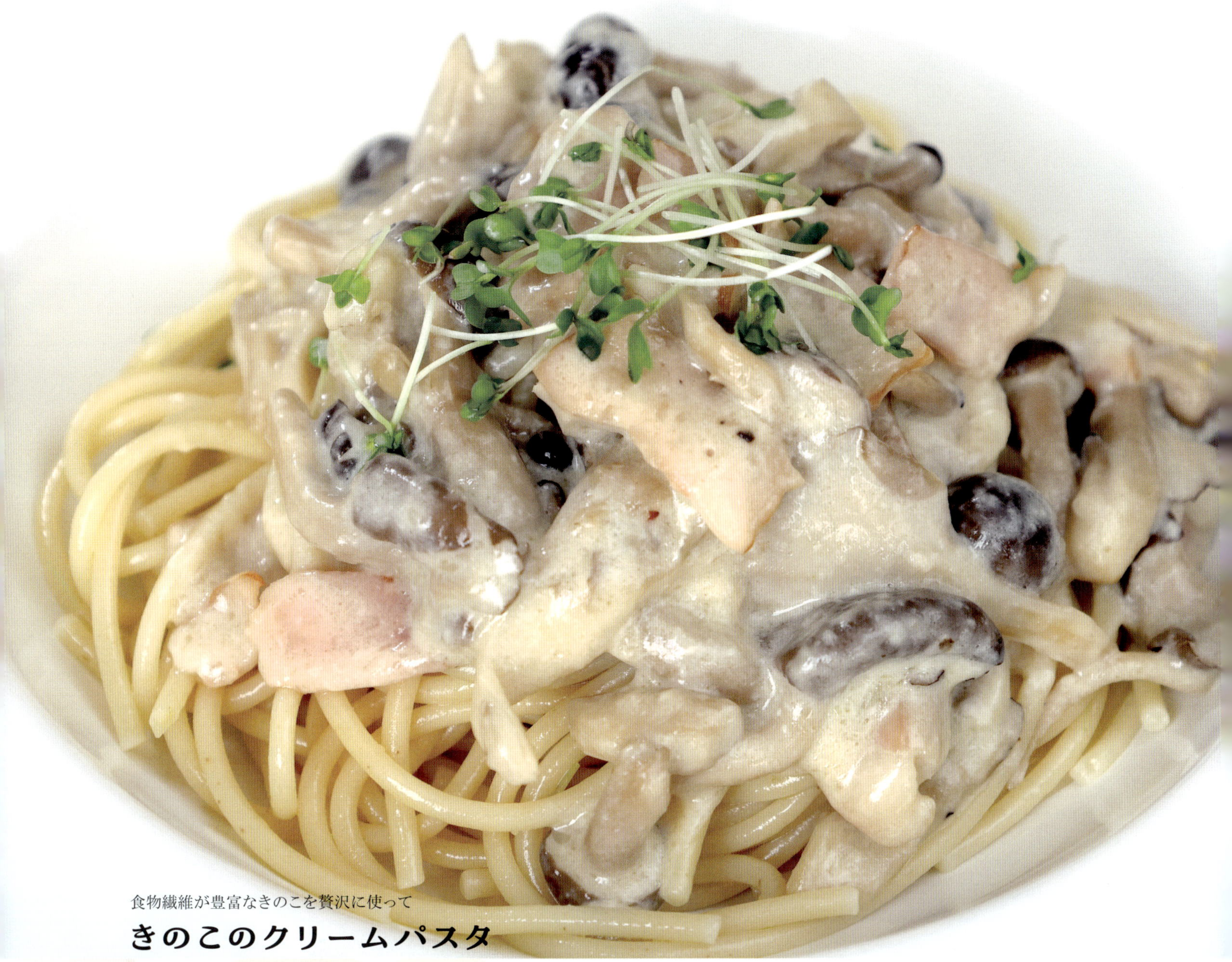

食物繊維が豊富なきのこを贅沢に使って

きのこのクリームパスタ

材料［2人分］

しめじ.しいたけ.えのき.まいたけ.エリンギなど、お好きなきのこ複数種類
ベーコン　にんにく（チューブでも可）1かけ分　オリーブオイル 大さじ1　塩コショウ少々　コンソメスープの素 1個　小麦粉 大さじ1　牛乳または豆乳 200cc　パスタ 180～200g　塩 適量

作り方

1. きのこは石づきを取り、食べやすい大きさに切る。しいたけは新しければ軸も柔らかいので、かさと軸を分け、軸は石づきを落としたら縦に割いておく。エリンギは食べやすい長さに分けてからスライスする。
きのこの種類や数は問わないが、切った長さが同じくらいになるように揃えると仕上がりが綺麗です。
2. ベーコンもきのこと同じ長さに切る。
3. パスタを茹でる。お湯を沸かし、塩を入れ表示時間より1分短く茹でる。
4. フライパンにオリーブオイル、にんにくを入れて火をつけ、香りが出てきたらベーコンを炒める。油がまわったらきのこを足し、塩コショウして炒める。
5. 全体がしんなりしてきたら弱火にし小麦粉を振り入れ、全体に絡める。
6. 牛乳、または豆乳を加えコンソメスープの素を砕いて入れ、ヘラで混ぜながらトロミがつくまで加熱する。
7. 茹で上がったパスタは軽くお湯を切りながら加え、味を見て薄かったら塩コショウで味を整える。
8. お皿に麺から盛り付け、きのこやベーコンを上にかざるように乗せてソースをかける。
9. 仕上げにブラックペッパーをふって完成。

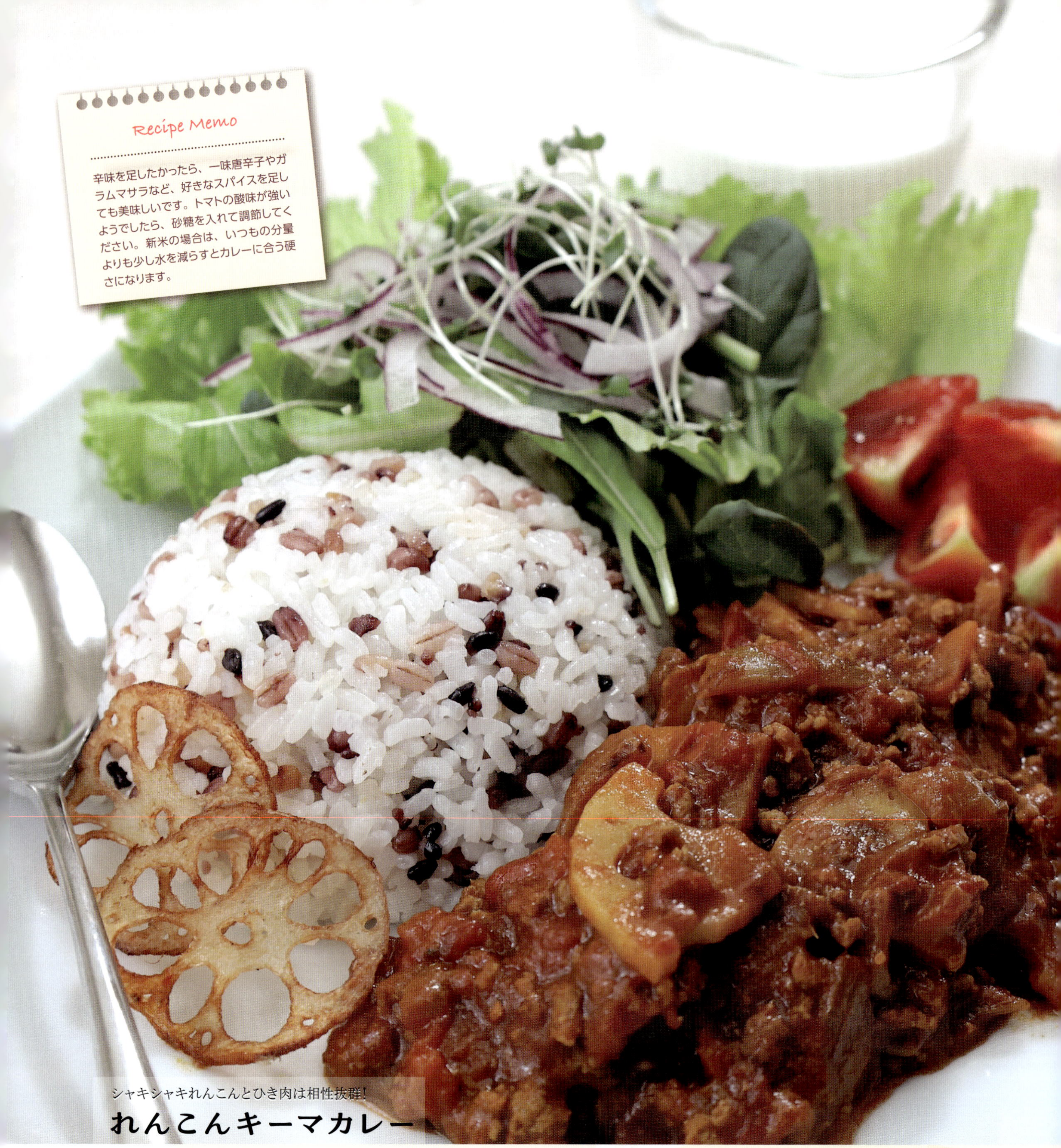

Recipe Memo

辛味を足したかったら、一味唐辛子やガラムマサラなど、好きなスパイスを足しても美味しいです。トマトの酸味が強いようでしたら、砂糖を入れて調節してください。新米の場合は、いつもの分量よりも少し水を減らすとカレーに合う硬さになります。

シャキシャキれんこんとひき肉は相性抜群!

れんこんキーマカレー

材料 [2人分]

合い挽き肉 200g　玉ねぎ 小1個　れんこん 150g　サラダ油 適量　にんにく２かけ　生姜 大きめ１かけ（20gくらい）　カレー粉 大さじ２　カットトマト 1缶　小麦粉 大さじ１　塩コショウ 適量　ローリエ１枚　ケチャップ 大さじ１　中濃ソース 大さじ１　ご飯 ２人分

作り方

1. 玉ねぎはくし切りに、れんこんは皮を剥いていちょう切りにして水にさらします。生姜とにんにくはみじん切り、小麦粉とカレー粉を混ぜておく。
2. 鍋に油をしき、玉ねぎをあめ色になるまで炒める。
3. 生姜とにんにくを足し、合い挽き肉も入れ一緒に炒め、塩コショウする。
4. 水を切ったれんこんを足し、さっと炒めたら小麦粉＋カレー粉をふりかけて炒め、全体になじませる。
5. カットトマト缶を全部入れ、全体をまぜて煮立ったらローリエを入れ、蓋をして弱火で10分くらい煮る。
6. ケチャップ、ソース、塩小さじ１を足して味を整える。
7. 水分が飛び、とろみがついたら完成。

種もわたもヘタもそのまま食べられる！

丸ごとピーマンの焼き浸し

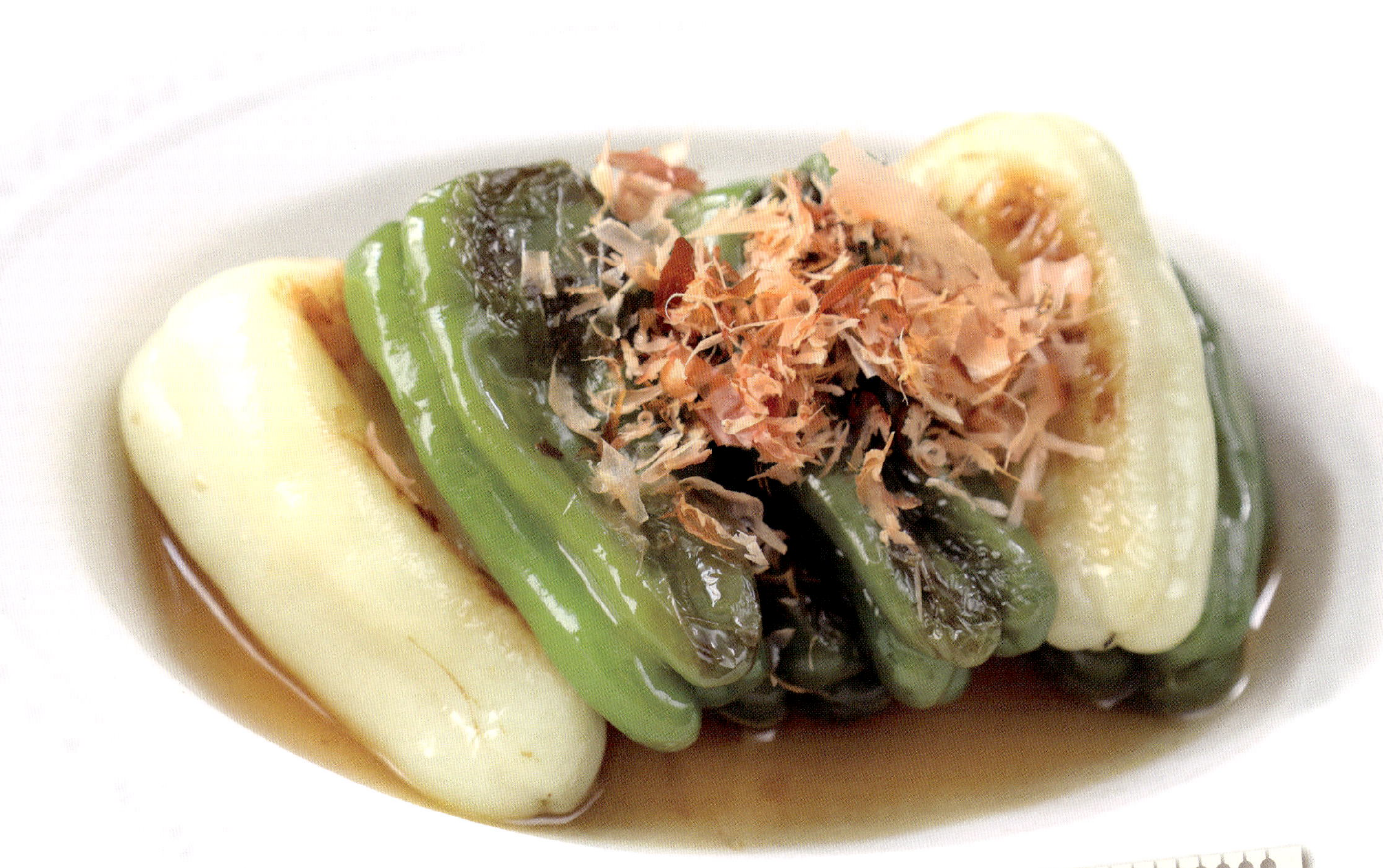

Recipe Memo

丸ごとピーマンがこんなに美味しいなんて…大袋で売ってたら即買いしてすぐ作りましょう。とろけます!!
いつも捨てていた種やわたにも栄養がいっぱいです。
焼き浸しなら苦味もやわらいで、柔らかく食べやすいので丸ごと味わえます。

材料 [2人分]

ピーマン 1袋　ごま油 大さじ 1　水 150cc
白だし 50cc　みりん 大さじ 1　醤油小さじ 1(色付け)　かつお節 1 パック

作り方

1. ピーマンはよく洗い、全体の水気を拭き取りつつ、表と裏２カ所ずつくらい、つまようじで刺しておく（破裂防止のため）。
2. フライパンにごま油をひき、ピーマンを並べて両面ともしっかり焼き目をつける。
3. 計量カップに水、白だし、みりん、醤油、とかつお節以外を順番に入れていき、ピーマンの両面に焼き目が付いたらフライパンに流し入れ、蓋をして蒸し焼きにする。
4. 途中ピーマンをひっくり返し、水分が飛んで半分くらいになったら全体にかつお節をかける。
5. できたて熱々は今日食べて、残りは汁ごと保存容器に入れて冷蔵庫へ！！

素材の話：ピーマン：

ナス科のピーマンは、唐辛子の品種改良によって生まれました。独特のくせと苦味から、子どもが嫌いな野菜ランキングの上位でしたが、改良によりくせが少なくなり、健康野菜として人気を集めるようになりました。

ピーマンの苦味はククルビタンという化合物で、未熟な部分や皮に含まれています。赤や黄色に熟してくると、苦味が少なく感じられるようになります。また、包丁を入れないことで苦味を抑えることもできるので、今回紹介したレシピのように、丸ごと調理するのがおすすめです。

ピーマンを丸ごと調理すると、ピラジンを満遍なく摂ることができます。ピラジンはピーマン特有の香り成分で、果肉や種に多く含まれています。抗酸化作用やリラックス効果、血液サラサラ効果があります。ピーマンには他にもビタミン C、βカロテン、ビタミン E などの抗酸化物質、摂りすぎた塩分を排出してくれるカリウム、大腸まで届く食物繊維が含まれていて栄養豊富なので、毎日の食事に取り入れたい食材です。

ピーマンの旬は 9月頃までですが、店先には通年出回っていて求めやすいので、妊活中は積極的に取り入れて欲しいと思い、今回取り上げました。

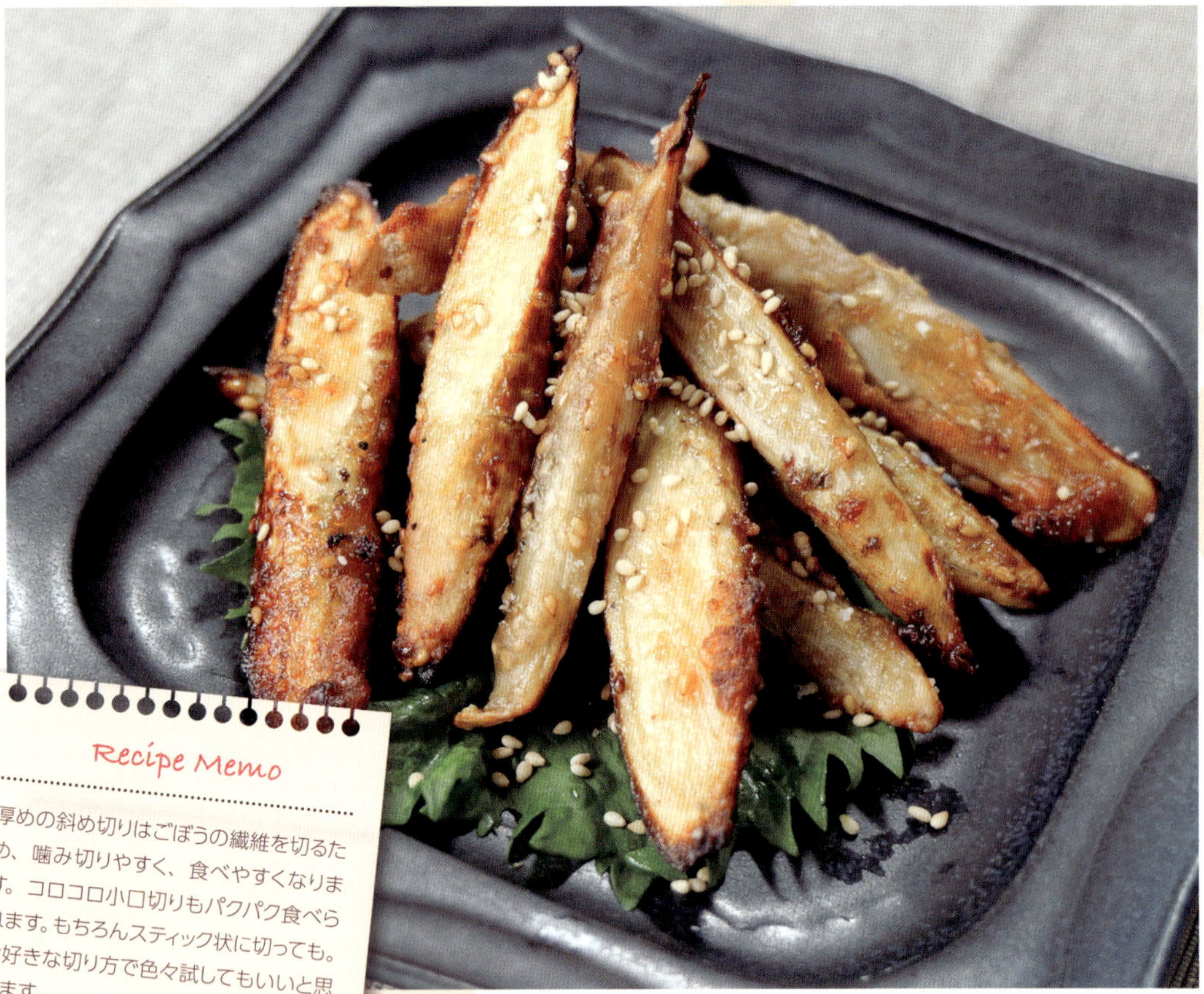

やみつきになるおいしさ!

ごぼうの唐揚げ

材料［2人分］

ごぼう１本　砂糖大さじ１　醤油 大さじ１　みりん 大さじ１　にんにくチューブ 2cmくらい
炒りごま お好みで（大さじ１くらい）無くても可　片栗粉 ごぼうにまぶせるくらい　揚げ油 適量

作り方

1. ごぼうの表面を洗い、包丁の背で皮をこそげて食べやすい大きさに切る。コロコロ小口切り、厚めの斜め切りなど、好きな切り方で。
2. ポリ袋に、にんにく、砂糖、醤油、みりん、炒りごまを入れ、ごぼうを加えてよく馴染ませる。袋の空気を抜き、10分くらい置いておく。
3. 揚げ油を温める。
4. 味の染み込んだごぼうに片栗粉をまぶす。
5. 170~180℃くらいの油でカリッときつね色になるまで揚げる。

Recipe Memo

厚めの斜め切りはごぼうの繊維を切るため、噛み切りやすく、食べやすくなります。コロコロ小口切りもパクパク食べられます。もちろんスティック状に切っても。お好きな切り方で色々試してもいいと思います。

しっとりやさしい甘さの

芋ようかん

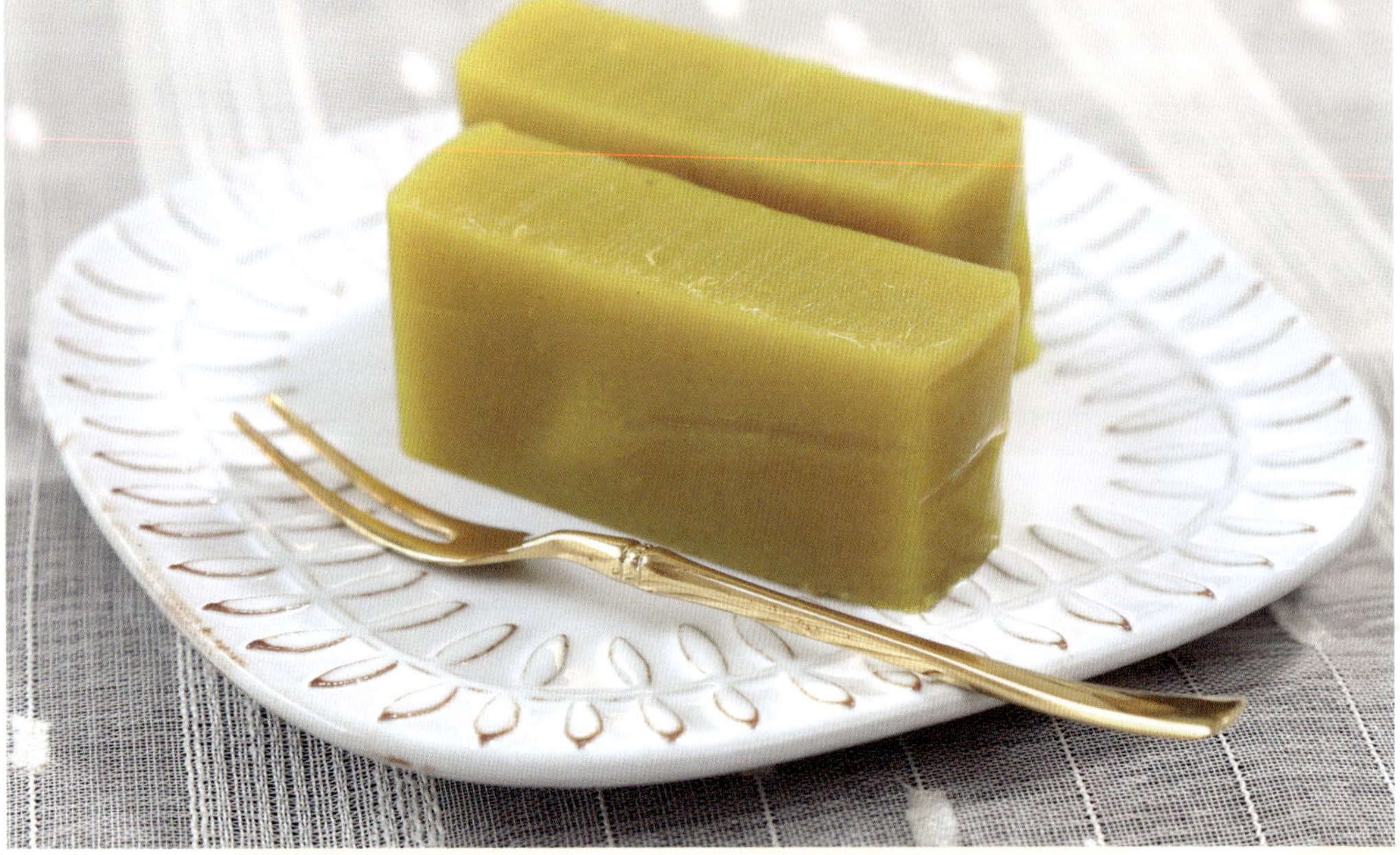

材料［2個分］

さつまいも 300g　砂糖 40g
粉寒天 2g　塩 少々

作り方

1. さつまいもは両端を落とし、皮を剥いて1cm幅の輪切りにして水にさらす。
2. 鍋にさつまいもを入れ、かぶるくらいの水と塩を入れ、強火で沸騰させてから弱火にし、柔らかくなるまで茹でる。
3. バットにクッキングシートを敷いておく。四隅に切り込みを入れ、底の部分はきちんと折り目をつけておく。
4. 竹串がスッと入るようになったら、ゆで汁をギリギリブレンダーできるくらい残しておき（捨てずにとっておく）、ブレンダーでなめらかにする。ある程度なめらかになったら砂糖を加え、ボウルにうつす。
5. 小鍋に粉寒天とゆで汁 1/2 カップを入れ、火にかける。寒天は煮立たせないと固まりません。
6. ブレンダーでなめらかにした芋ペーストに寒天汁を少しずつ加えて、全体的になめらかにする。
7. バットに芋ペーストを流し入れ、四隅まで綺麗に伸ばす。表面にもクッキングシートをのせ、手で綺麗に整える。
8. そのまま常温で冷まし、固まったらクッキングシートごと持ち上げて切り分けて完成。

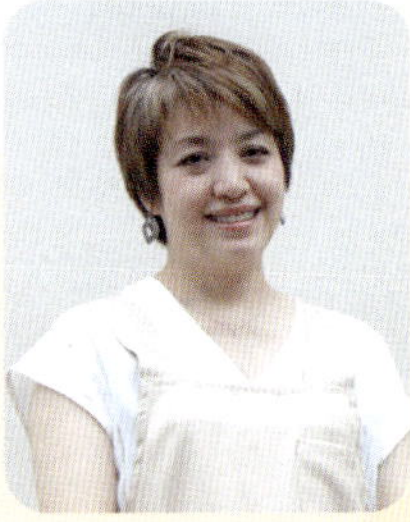

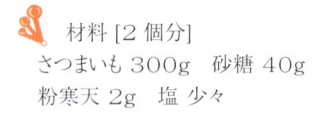

Profile　栄養士&食育インストラクター　眞部やよいさん

栄養士として高齢者施設や大学病院などで勤務。

不妊治療に専念するために退職してからは、家族の健康と妊娠しやすいからだづくり&妊娠に不足しがちな栄養素（私は、特にビタミンDでした!）を考えながら、日々レシピを考案しました。

栄養はできるだけ食品から摂取すること、1日1万歩目標に歩き始めてからは卵子の質も良くなったように思っています。

不妊治療4年目にして、待望の妊娠!

栄養士として、また赤ちゃんを願う未来のママたちを想って、ママなり応援レシピをお届けします。

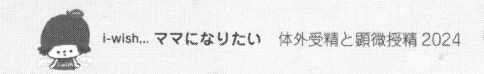

初診は、ふたりで受診しましょう！

不妊症の原因は、女性にあることもあれば男性にあることもあります。全体としては、ほぼ半々とする統計も出ています。そして、子どもができれば親としてふたりで育てます。ですから、治療の時からふたりが協力し合っていくことはとても大切なことです。不妊治療での成績も、協力し合う力が強いほど良い結果が出ているといいます。保険診療でも自由診療でも、ふたりで受診することから治療はスタートします。

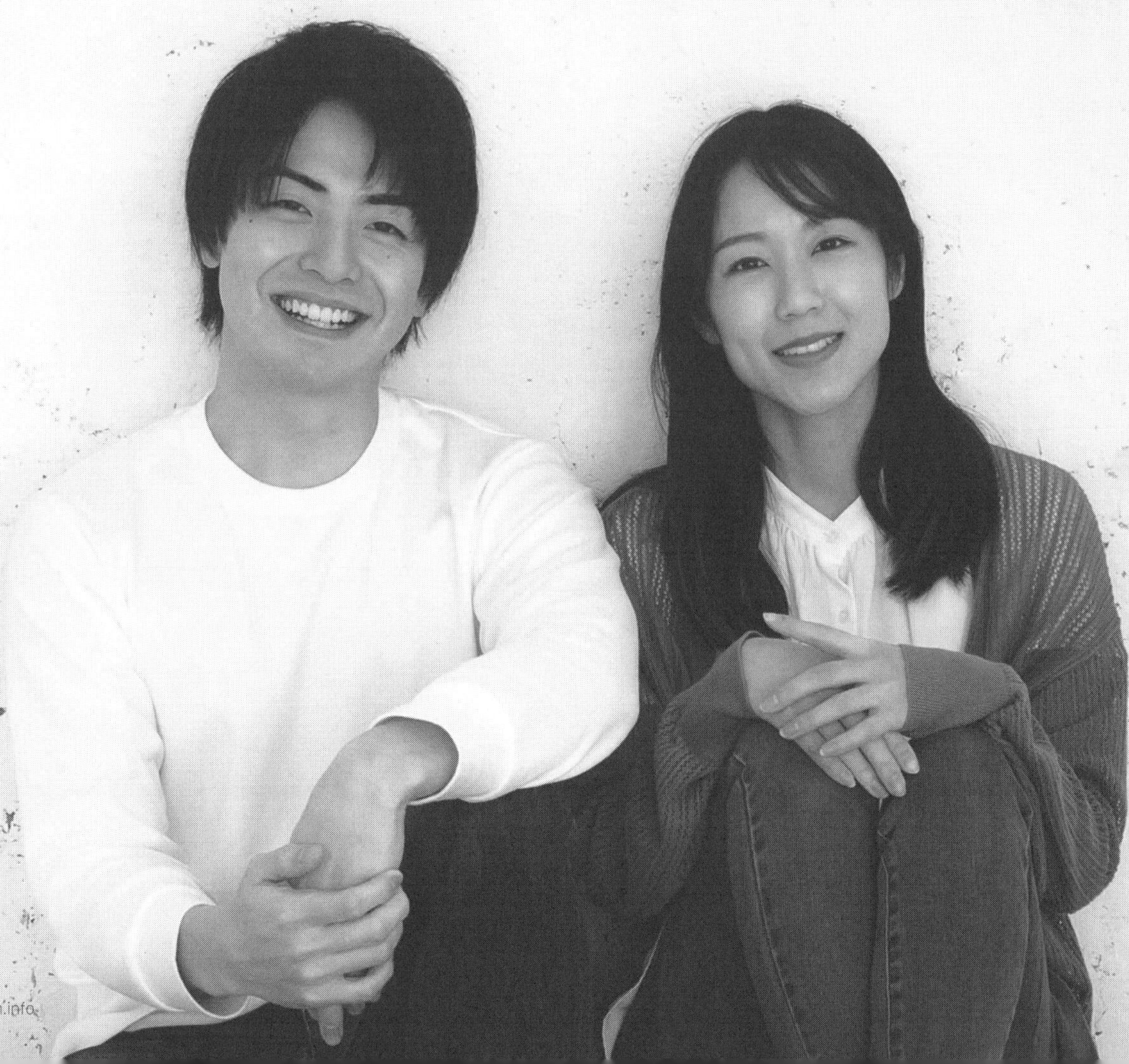

受精障害の原因と対策

不妊治療実施施設の心臓部、培養室からのメッセージ

胚培養士ぶらす室長／https://ebr-reference.com/

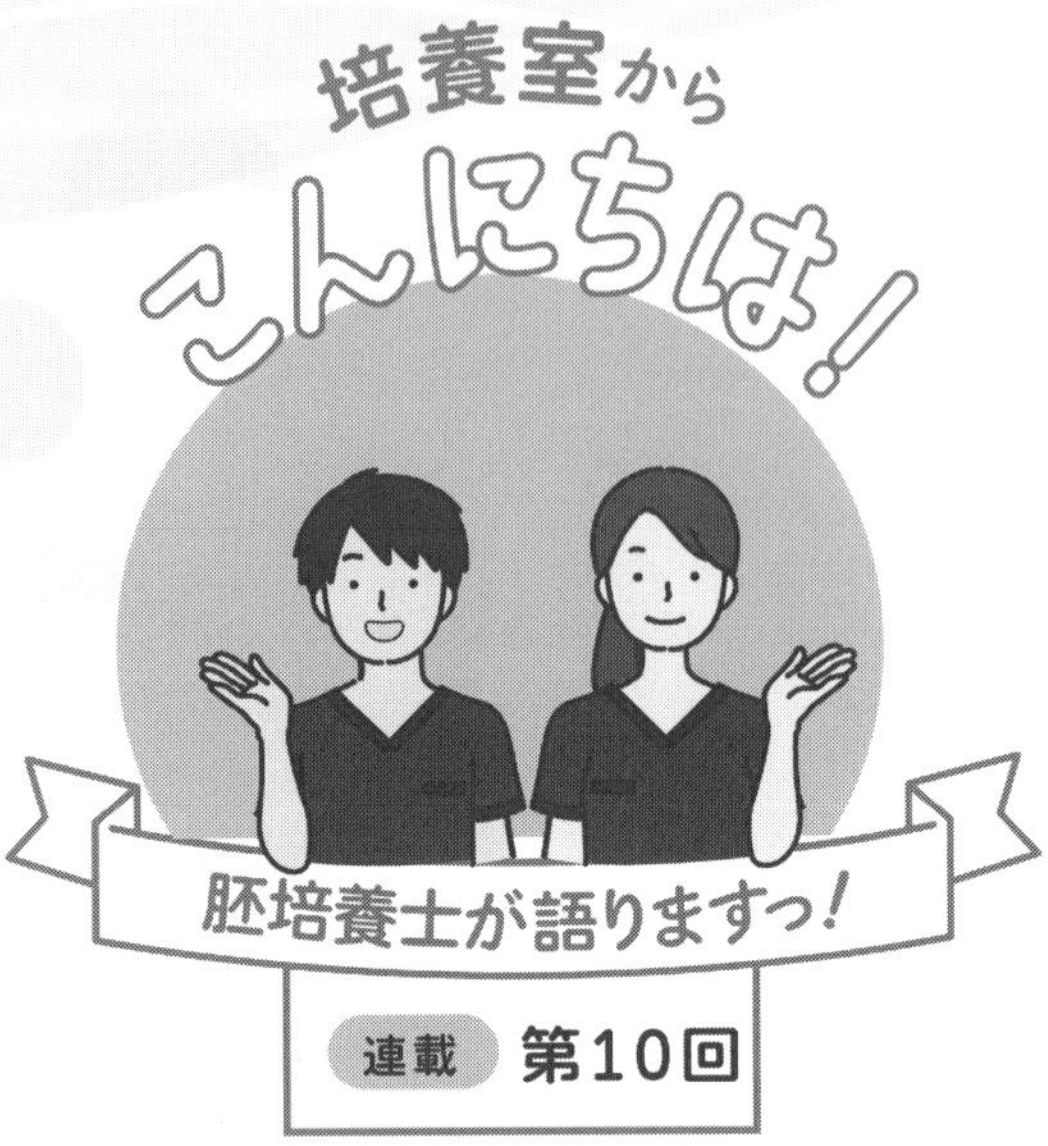
培養室から
こんにちは！
胚培養士が語りますっ！
連載 第10回

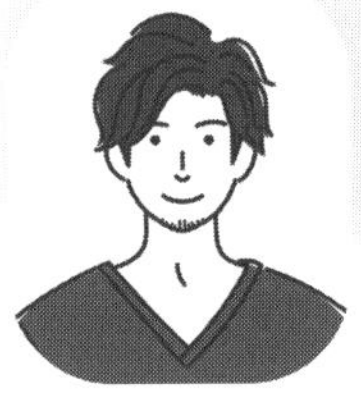

どうも！ぶらす室長です。
今回は、患者さんも胚培養士も頭を悩ませてやまない「受精障害」について解説していきたいと思います。

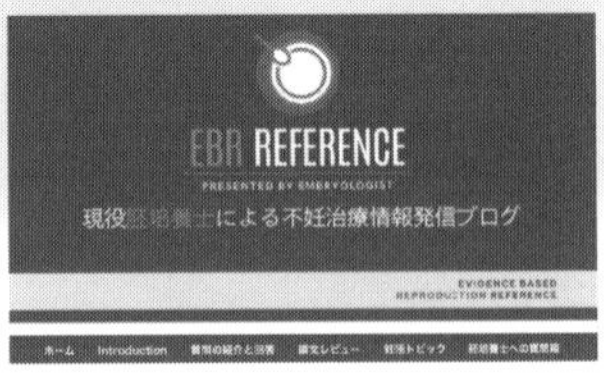

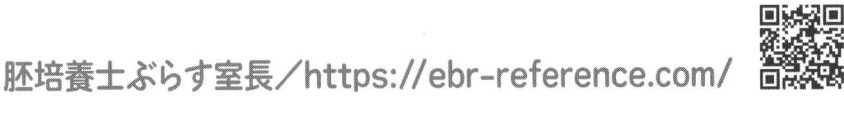

農学部出身。学位取得後、クリニックにて胚培養士として10年以上勤務。2020年から「胚培養士ぶらす室長」アカウントを開設し、活動開始。2023年現在フォロワー数8000人以上。noteのメンバーシップ登録者数50人以上。

受精障害とは？

受精は、卵子の中に精子が入ることで起きます。

体外受精の治療では、採卵をして得られた卵子に対して、調整した精子を用いて体外受精（ふりかけ法）や顕微授精法といった受精作業を行って受精をさせます。

ふりかけ法や顕微授精法の受精率は、成熟卵子あたりおおよそ60～80％程度が望めるのですが、受精率が極めて低い症例や、受精卵が全く得られない完全受精障害という結果になってしまう症例も存在します。

受精が起こらなければ、その後の受精卵の発育や着床、妊娠に至ることはできないので、大きな問題です。

ふりかけ法の受精障害の原因は、主に精子が卵子に到達できないことが多いため、ふりかけ法による受精障害への対策は「顕微授精法」となります。

問題は、顕微授精を実施したのに完全受精障害になってしまった場合です。

顕微授精による完全受精障害の頻度は、顕微授精周期あたり1～3％程度と報告されています。

顕微授精で完全受精障害となってしまった時の原因と対策について、論文を読み解いて解説していきましょう。

受精障害の原因

卵子に精子が入ると「卵子の活性化」が起きて卵子は減数分裂を再開し、第2極体を放出し、卵子由来の前核と精子由来の前核が表れて融合し、受精を完了させます。

卵子の活性化は、卵子の細胞内へのカルシウムの放出（カルシウムオシレーションと言います）によって引き起こされますが、これを誘導するトリガーとなる活性化因子は、精子から持ち込まれる「PLCζ」というタンパク質です。

受精障害となってしまう原因は「卵子の活性化が起きていない」もしくは「精子の活性化因子が機能していない」かのどちらかである可能性が高いと考えられています。

つまり、精子側の要因も卵子側の要因も考えられるということです。

精子側の要因

受精率の低い症例や完全受精障害であった男性の精子を調べた研究では、受精の進行のトリガーとなる精子由来のPLCζの量が著しく低いか、または確認できないことが報告されています。

また、ヒトにおいてPLCζ遺伝子の変異がいくつか見つかっています。

精子PLCζ遺伝子に変異がある場合、顕微授精における低受精率や完全受精障害を引き起こすことが確認されています。

さらに、PLCζの活性化は、精子が成熟しないと発現されないため、未熟な精子を用いた受精作業では、受精が進行しないことも報告されています。

卵子側の要因

受精障害の原因で最も多いのは、精子の活性化因子の機能障害であると考えられていますが、精子が機能していても受精障害になる場合も観察されています。

卵子は卵胞で発育し、LHサージの作用を受けて成熟しますが、細胞質内の未熟な卵子は、入ってきた精子を適切に処理できず、受精障害や異常な受精を引き起こすことが報告されています。

最近になって、卵子の活性化に機能するいくつかの遺伝子が、卵子で変異していることが発見されました。

これらの遺伝子に異常があると、精子のトリガーが正常に機能していても卵子側が反応できず、カルシウムオシレーションが進行せずに活性化せず、不受精となってしまうことが報告されています。

受精障害への対策

受精障害の対策としては、「卵子の活性化を誘導してあげる」こと。

つまり、細胞内のカルシウム濃度を上昇させ、カルシウムオシレーションを起こすことを実施します。

これを活性化処理と言いますが、いくつか方法があります。

電気的方法、機械的方法、そして化学的方法です。

化学的方法は、国内でも海外でも最も普及した活性化処理法になります。

代表的な薬剤では、カルシウムイオノフォア（Ca^{2+}イオノフォア）、塩化ストロンチウム（$SrCl_2$）、エタノール、ピューロマイシン（タンパク質合成物質）、6-DMAP（タンパク質合成阻害）などがあります。

○カルシウムイオノフォア処理

国内の臨床現場で最も利用されているのは、Ca^{2+}イオノフォアであるイオノマイシンとカルシマイシン（A23187）です。

製品化されていること、顕微授精後

にこれらの溶液に15～30分間卵子を漬けておくだけで良いというプロトコールの簡便さがその理由だと思います。

これらの作用機序は、カルシウムイオンに結合し、卵母細胞膜を通過して細胞質内に輸送し、単一の長時間にわたるカルシウムイオンの上昇を引き起こします。ただ、イオノフォアは最初の卵子内のカルシウムイオン濃度を上昇させますが、反復したカルシウムイオン濃度の上昇する自然のカルシウムオシレーションを再現できているわけではありません。

それでも、メタ解析論文で受精率や妊娠率の向上に大きく貢献することが報告されています。

Fig①

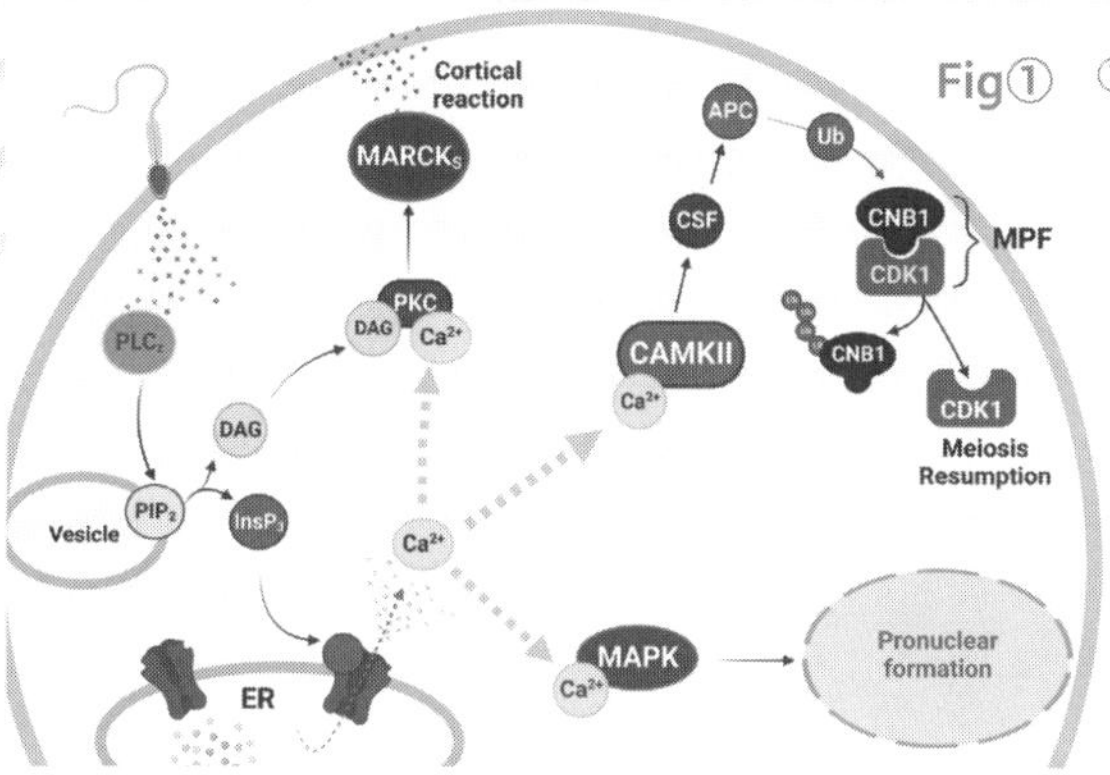

①精子が卵子を活性化するメカニズム

精子のPLCが卵子のPIP2という分子をDAGとInsP3という2種類の分子に分解します。InsP3は卵子の小胞体に作用して、その中に蓄積されていたカルシウムイオンを細胞内に放出させ、カルシウムオシレーションを誘発します。DAGとカルシウムイオンが一緒に作用して、表層反応という多精子防御機構を活性化します。その後、カルシウムイオンが様々な分子に作用し、受精現象が進行していきます。

②の説明

受精障害を観察した場合、精子と卵子のどちらに関連したものかを検討します。そして、活性化処理の方法を選択するという流れが一般的です。ルーチン化された通常の方法もあれば、新しい方法もあります。

○塩化ストロンチウム(SrCl2)

最近では、活性化処理のセカンドチョイスとして、塩化ストロンチウム処理が有名になってきています。

塩化ストロンチウムの作用機序はよくわかっていませんが、卵子内に蓄積されているカルシウムイオンを放出させることで、パルス状のカルシウムオシレーションを再現していると考えられており、マウスの報告では活性化誘導に効果が高いことが報告されています。

ヒトにおいて、2回の受精障害となった症例に対して活性化処理を実施し、イオノフォアと塩化ストロンチウムの効果を比較した報告では、イオノフォアよりも塩化ストロンチウムによる処理で妊娠率と出産率が有意に上昇したことが報告されています(反対の報告もあり)。

○シクロヘキシミド処理

カルシウムイオノフォアや塩化ストロンチウムなどの活性化処理も、電気的処理も機械的処理に関しても、卵子のカルシムオシレーションに対する処置であり、卵子でカルシウムイオン上昇に関わる遺伝子異常を持つ症例には効果が期待できません。

実際に、WEE2という遺伝子の変異があると従来の活性化処理では改善されないことが報告されています。

そこで、カルシウムオシレーションを介さずに減数分裂の再開を促す薬剤で処理することで、受精を促進させるという方法がいくつか臨床応用されています。

シクロヘキシミド(CHX)は、サイクリンBの合成を阻害し、MPF(成熟促進因子)を不活性化し、減数分裂の再開を促すことができる非特異的なタンパク質合成阻害剤です。

CHXは、ウシなどの動物の単為発生研究に利用されてきました。

ヒトにおいては、従来の活性化処理(イオノマイシンやカルシミシンを使用)を行ったにも関わらず、低い受精率(10%未満)だった6組のカップルに対してCHX処理を行った研究があり、その結果は6例中5例で受精率が10%未満から約50%まで改善する結果となりました。

しかしながら、シクロヘキシミドはタンパク質合成を阻害する薬剤であり、その効果は非特異的であるため、予測不可能な相互作用が他のタンパク質の発現に影響を与えてしまう可能性があります。

つまり、目的の効果以外にも様々な影響を与えてしまう可能性があり、安全性が担保されていない方法と言えます。

使用する症例はかなり限定されるべきですし、もし実施するとしても、臨床研究ベースで実施する必要があると思います。

まとめと考察

受精は、妊娠するためには必ず達成しなければいけないプロセスの一つです。受精障害の頻度は少ないものの、体外受精による治療が必須となります。

最近では、その原因がいくつか特定されており、ここでは紹介しきれていない様々な治療法が検討されています。そのため、以前よりは受精障害は解決できる可能性が高くなっていると言えるでしょう。

一方で、様々な薬剤を使用する場合が多いので、使用した時の胎児への影響が心配であることも事実だと思います。

カルシウムイオノフォアや塩化ストロンチウムに関しては、予後調査もいくつか報告があり、流産率や胎児の先天性異常、染色体異常などが増加しないことが報告されています。

受精障害に関しても、いきなり活性化処理を行うのではなく、卵巣刺激法や精液調整の見直しから始めて、その後、カルシウムイオノフォア処理、塩化ストロンチウム処理、それらの併用を実施し、それでも改善しなければ「その他特殊な方法を検討する」という流れがよいのではないかと思います。

Fig②

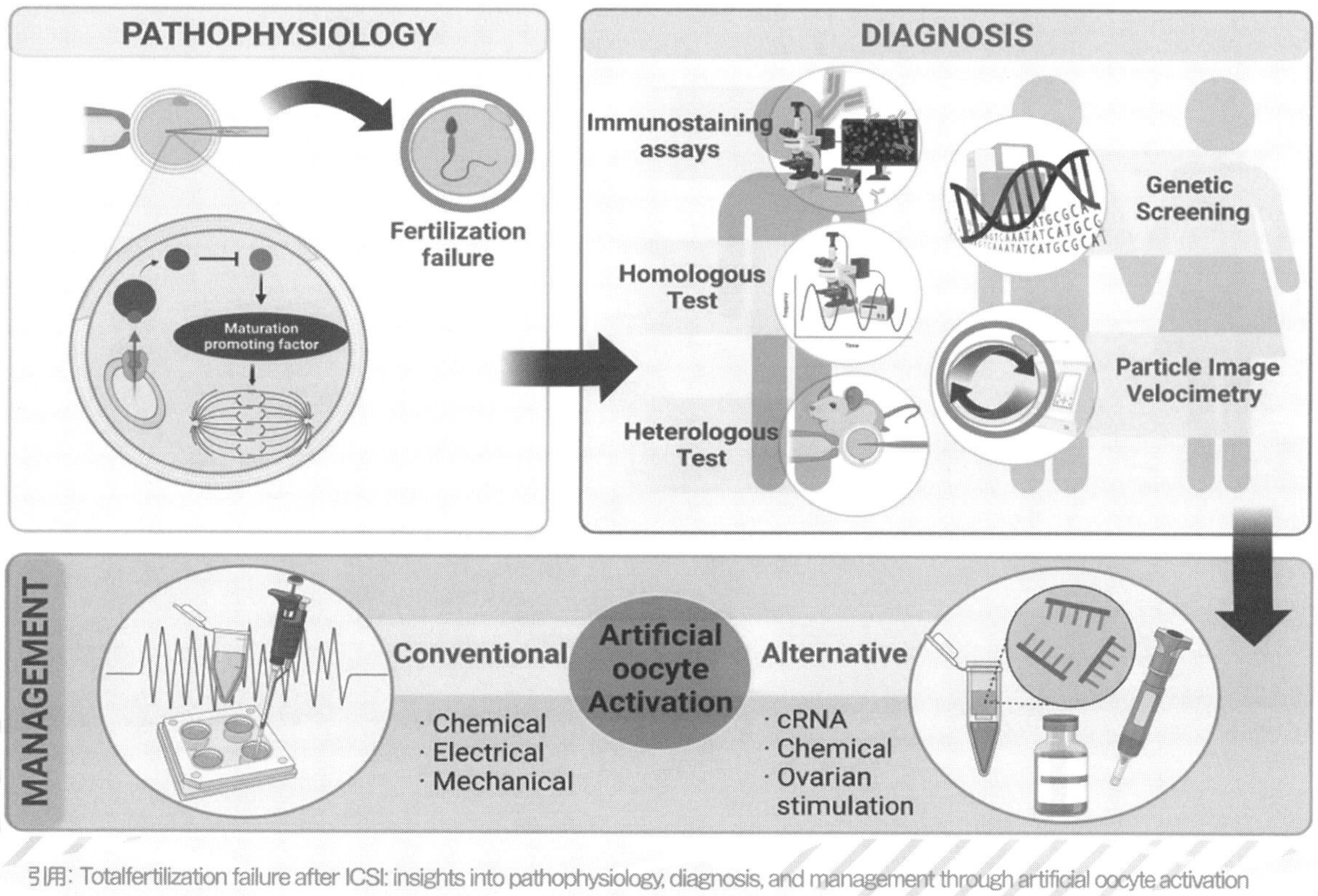

引用：Totalfertilization failure after ICSI: insights into pathophysiology, diagnosis, and management through artificial oocyte activation
(ICSI後の完全受精失敗：人工卵母細胞活性化による病態生理、診断、管理への洞察)

from 2003

www.funin.info

ママなり談話室

本コーナーは、サイト（ホームページ／www.funin.info）に日々寄せられる相談とそれに対するお返事を抜粋したものです。

不妊治療で悩まれる方は全国に多くいらっしゃいます。私たちは、みなさまが少しでも不安や心配なく妊活や治療に臨めるよう願っています。

contents

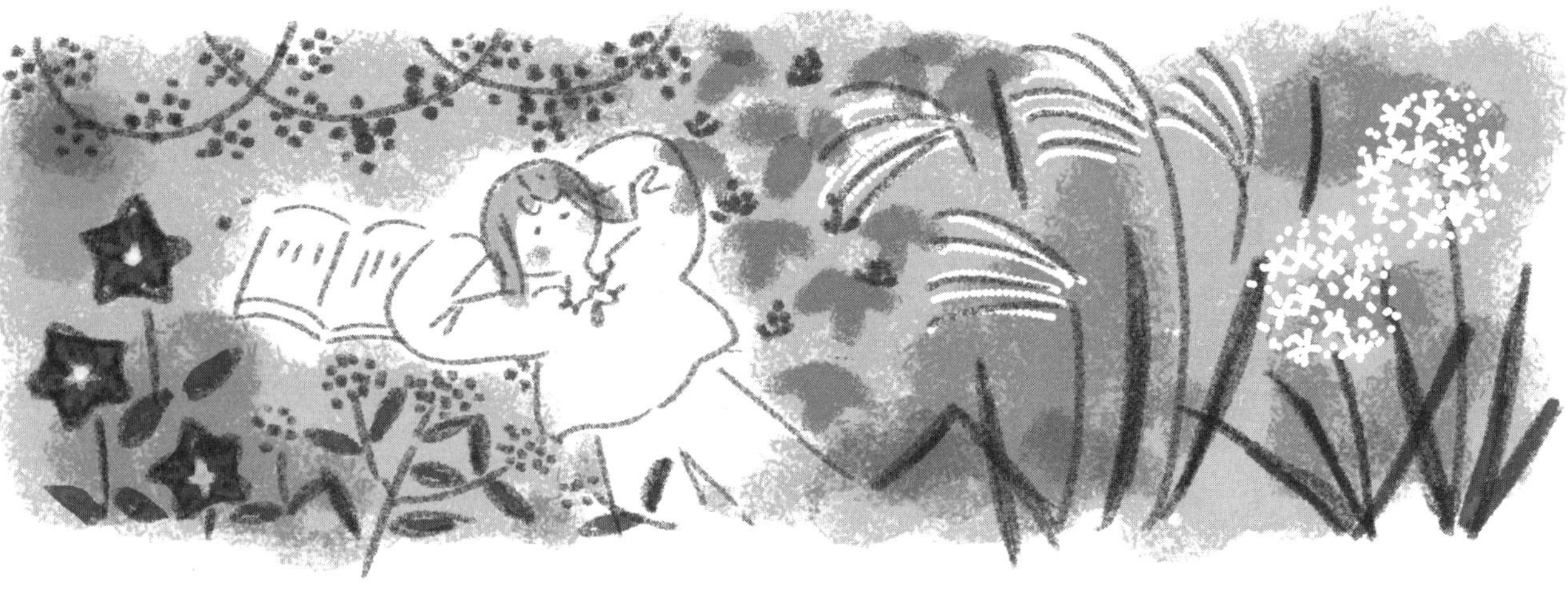

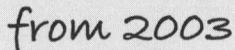

content 1

最初から体外受精専門のクリニックへ行った方がよいのでしょうか？

41～45歳・福島県

現在43歳ですが、妊娠・出産を望んでいます。

不妊治療について調べると、この年齢での出産は難しそうです。

それでもチャレンジしたいと思うのですが、最初から体外受精専門のクリニックへ行った方がよいのでしょうか？

それとも、タイミング法や人工授精などの治療にトライした後に、体外受精へステップアップした方がよいのでしょうか？

お返事

病院を受診して、すぐに体外受精の周期に入るわけではなく、必要な検査が終了してからになります。月経サイクルに合わせた検査を行いますので、2か月くらいはかかるかと思います。

検査をしながら、タイミングを取ることも可能です。

体外受精を行う場合には、43歳を過ぎていらっしゃいますので、自由診療になります。ですから、費用などの確認も必要かと思います。病院を受診するときには、ご主人も同伴していただき、ご主人の検査も合わせて行うとよいですね。体外受精での妊娠率は100％ではありませんので、その辺も医師に確認されるとよいかと思います。

状況によっては頻繁に診察が必要になってしまうこともありますが、無理をせず通院できる範囲で受診されてくださいね。

やはり体外受精専門クリニックがよいと思いますが、気持ちにクッションを置くのであれば、検査だけ婦人科を選ぶというのもよいかもしれません。

content 2

安心で安全な精子提供が受けられるところの情報が知りたいです

31～35歳・静岡県

初めまして。彼は持病があって無精子症です。私が年齢を重ねるたびに周りでは次々に子どもが産まれて悩んでいたところ、第三者から精子提供を受けて妊娠したという記事を読みました。

子どもは好きなのですが、いつか子どもはすぐできると先延ばしにしていた私が悪いのですが、彼が持病で精子が出なくなり悩んでいました。

彼には子どもが欲しいと説得し、精子提供の話をして了解を得たのですが詐欺や事件などの情報（記事）もあって心配です。

どうしたらいいかわからず、時間だけが経って焦りもあります。安心で安全な精子提供が受けられるところの情報が知りたいです。

本当に悩んでいるのでよろしくお願いします。

お返事

彼に持病があり、その影響で無精子症になったということでね。無精子症とのことですが、それは精巣内にも精子は認められていない状況と判断してよいでしょうか。もしも精巣内に精子が見つかれば、手術での回収が可能の場合もあります。

ドナー精子に関してですが、現在、国内で第三者提供による不妊治療（人工授精）を実施している施設は少なく、お調べしたところ、ご在住の県には登録がみつかりませんでした。

都内にはいくつかの施設があり、JISARTに登録されている施設でも提供精子による治療を行っているところがあります。

不妊治療施設からの紹介を受けて受診することも可能かと思います。

また、ネット上での提供精子はご心配されていることも考えられますので、まずは医師に相談して病院からの紹介で受診されるのが一番ではないかと思います。

都内では、京野アートクリニック品川・はらメディカルクリニック・慶應義塾大学病院が対応しているようですので、ホームページ等を参考にご確認されるとよいと思います。

「安心で安全な精子提供が受けられるところの情報」で治療施設へ連絡するのが安心と考えます。

申請が大変だったりすることもあるかと思いますが、まずは可能性のある納得できる情報を集めてみることから始めると良いかと思います。

そして、一歩一歩進んで確実に実現できることを応援したく思っています。

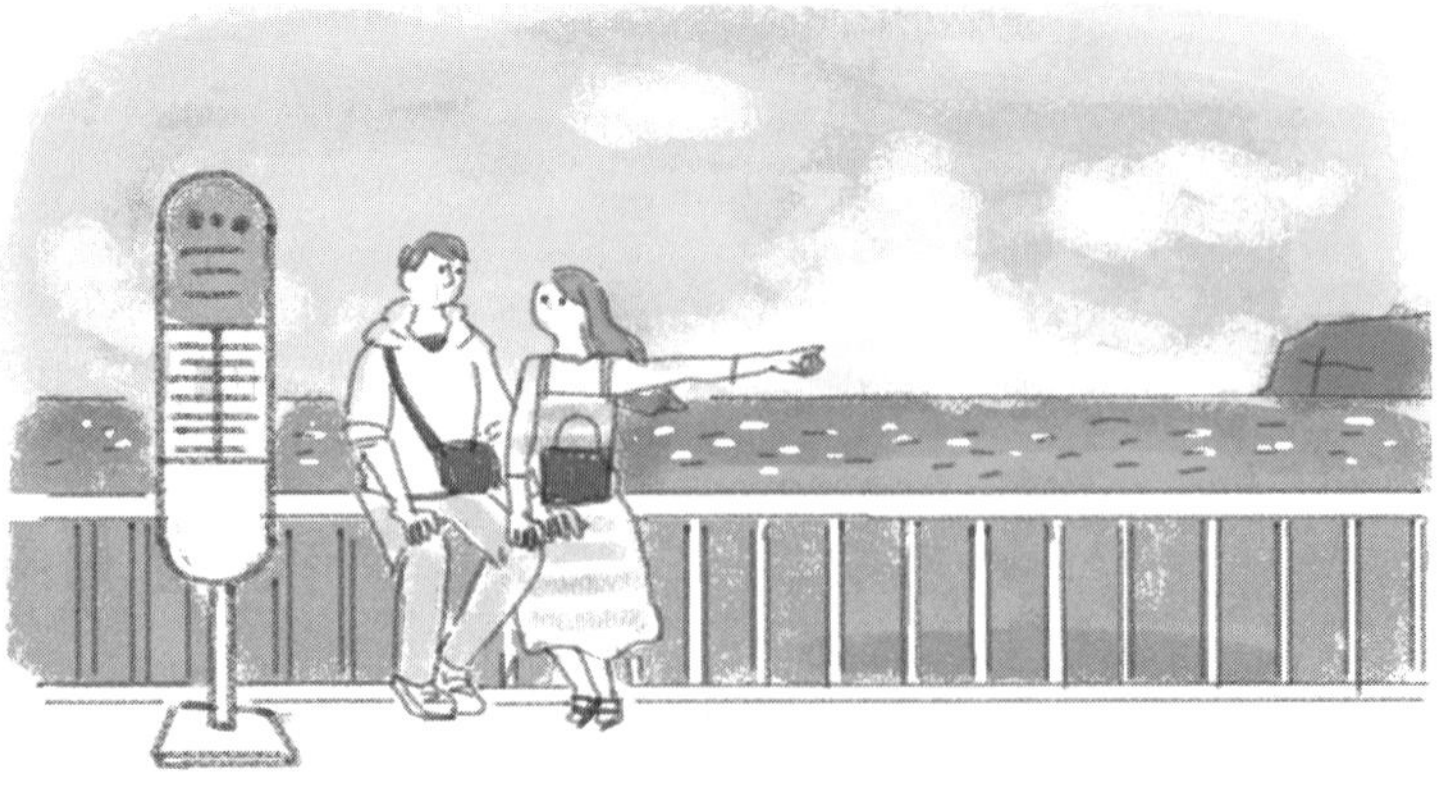

content 3

体外受精前の検査について（保険適用か自費か）

31～35歳・神奈川県

体外受精を考えていますが、初診時に自費で不妊検査（不妊ドック）が必須だと言われました。

友人に相談したところ、友人の施設では初診時の検査から全て保険診療だったようです。

同じ体外受精前の検査なのに、保険適用なのか自費なのか施設によって違いがあるのはなぜでしょうか?

検査項目によるのであれば、保険診療で済む検査項目を知りたいです。

お返事

体外受精を考え、病院を受診する際には、自費での検査があるといわれたのですね。

一般の検査には、不妊ドック・プレマタドック・あるいはブライダルチェックなどもありますが、これらは健康保険での検査ではなく、自己負担での検査となります。

体外受精を行う際に事前に調べておきたい検査の項目には、保険適用で検査ができる項目もあります。

一度に必要な検査を行う場合には、保険適用でできる項目や保険適用外の項目の検査を一緒にしてしまう利点がありますが、保険適用で必要な検査を行う場合には、月経サイクルにあわせた検査になりますので、一度に全部の検査ができないということになります。

初診の時にどの項目の検査を実施するかは、施設によって異なっています。

保険診療での検査項目と自費での検査は同じ日にはできないのです。これは混合診療となってしまいます。

検査の項目については施設で違うかもしれません。初診での自費検査は項目にもよりますが、3万円前後の金額がかかってしまいます。

同じ検査で保険適用を実施しているのであれば、保険適用で検査を行い、検査結果を持参するということも可能ではないでしょうか。

同じ検査なのに、施設で費用がだいぶ違うとなると、確かに納得がいかないような気もしますよね。

保険適用で検査ができる項目としては卵胞チェック、ホルモン検査、AMH検査、子宮卵管造影検査、クラミジア、感染症検査、ビタミンD、甲状腺ホルモン検査などです。

施設によりますので、十分に確認されるとよいですね。知り合い同士、友人同士などでも、居住地域や、治療の受け方の違いなど、細かく確認していくと納得できることもあるかもしれませんね。

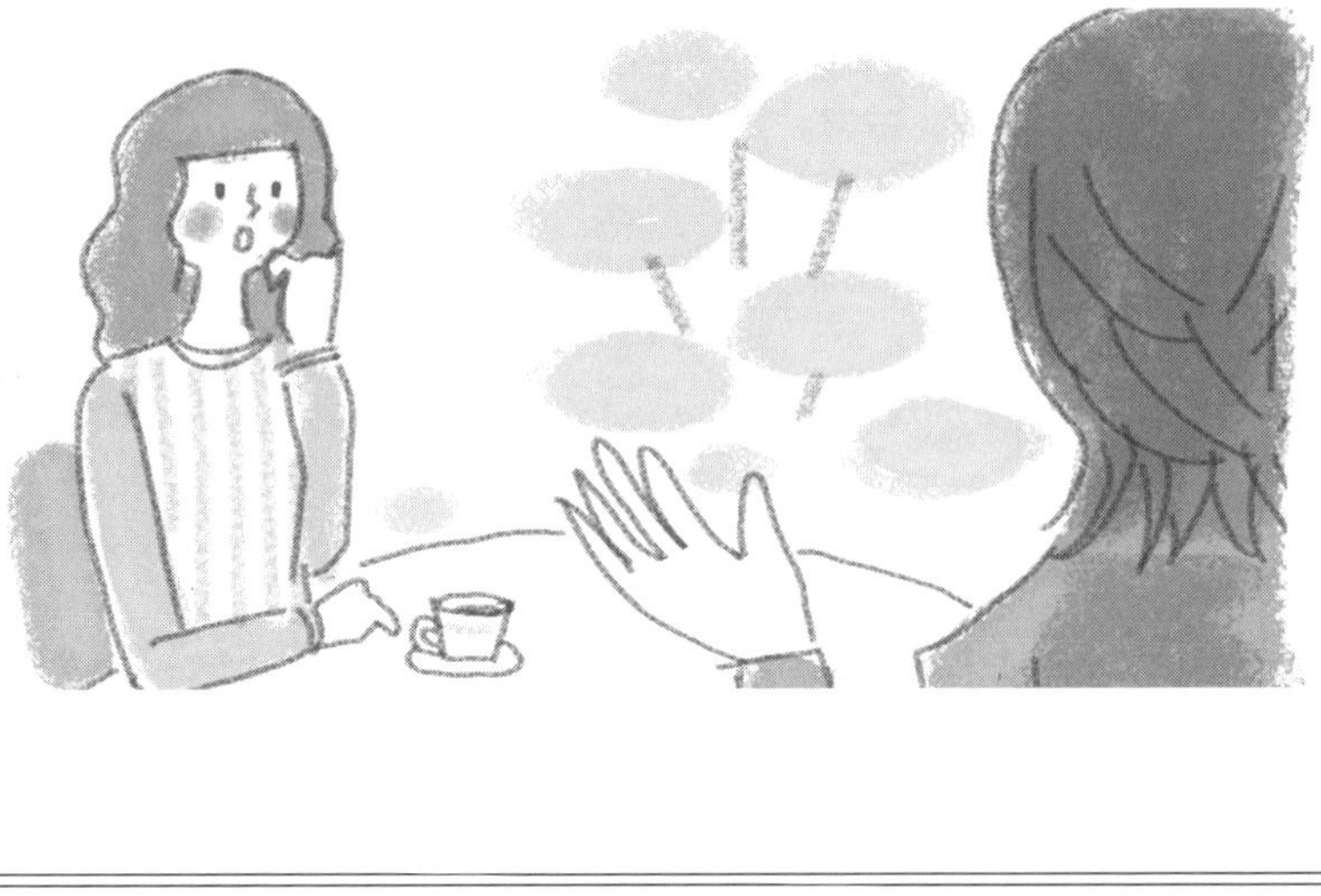

content 4

タイミング療法からのステップアップについて

36〜40歳・東京都

夫は36歳、私は37歳。共働きです。結婚して3年になります。3年間頑張って妊活をしていますが、未だに妊娠に至っていない状況です。

このままではいけないと思い、専門の不妊クリニックに通っているのですが、夫にも自分にも特に異常はありませんでしたので、タイミング療法から始めました。タイミングを指定された日に、夫の用事や仕事が忙しく、なかなかタイミングを取れなかったり、夫婦の温度差を感じたり、逆にストレスになってしまいます。

恥ずかしながら夫は、挿入して射精することが出来ないので、このままの状況で妊娠できるか心配です。しばらく様子をみて人工受精にステップアップした方が良いでしょうか?

お返事

3年間自己タイミングで様子を見られて、病院を受診し、検査の結果は特に問題がなかったのですね。自己タイミングで様子を見てこられたので、今後のステップアップとしては、早めに体外受精を検討されてもよいのではと考えます。

膣内での射出が困難とのことですので、人工授精を2~3回されてもよいかと思います。

保険適用での体外受精は年齢によって回数が設けられています。体外受精を行うことで、卵子の質や精子と合わせて受精できているのかなど、今までには確認されていない部分を見ることができます。

夫婦の温度差があるようですので、一度不妊治療専門施設の勉強会などに参加して、どうするかを決めてもよいかと思います。

タイミングからのステップアップは検討される方がよいかと思います。

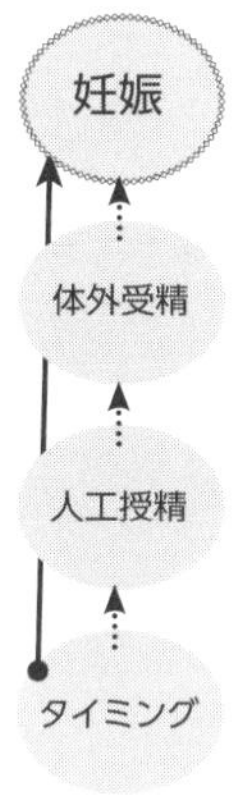

content 5

体外受精の流れや、必要な費用・検査について教えて下さい

26〜30歳・東京都

現在、不妊治療中で、タイミング法（フーナーテスト）が2回目まで終わり、次回3回目を予定している状況です。

現在受診しているクリニックで、「フーナーテストが不良ではないため、人工授精（AIH）は意味がないから、次回タイミング法でダメだったら、その次は体外受精」と言われたのですが、先生に聞きづらいため、①なぜAIHの意味がないのか、②体外受精の流れ、③必要な費用（やり方によっても違うとは思うのですが大体の費用感）、④どの程度通院が必要なのか、⑤夫はどの程度通院が必要なのか、⑥必要な検査を教えてください。

お返事

一般的な不妊治療の流れとしては、病院でのタイミング法は半年くらい、その後人工授精を3~6回行い、希望があれば体外受精へと進みます。

通院までの間で自己タイミングの期間がどのくらいかによって早めのステップアップも考えられます。フーナーテストの結果が良好ということは、膣内射精された精子と排卵期のオリモノの相性が良いということです。

なぜAIHの意味がないのか…結果が良好ということは、膣内射精された精子は自力でたくさんの数が子宮内に入っていけているということになります。

オリモノと精子の相性が良くない場合には、わずかな精子しか子宮内に入っていけないため、直接子宮内にたくさんの精子を注入する人工授精が有効的になります。

人工授精での妊娠率はタイミングとさほど変わらないため、人工授精を繰り返していくよりも体外受精を行い、受精卵を直接子宮内に戻す方が妊娠率は高くなります。

年齢から推測する妊娠率は、受精卵を子宮内に戻すことができれば、1回あたり45%~50%くらいでしょう。

また、現在確認されていない、卵子

の質や受精の確認などが体外受精を行うことで確認できます。体外受精の流れは、月経開始の2〜4日目に受診し排卵誘発方法を決めます。その後、卵胞の発育を確認するために月経サイクルの8日目くらいから、1日おきに診察があります。クリニックによっても違いがあるかもしれません。

採卵決定が出るまでの間、卵胞の大きさとホルモンで成熟度が確認されたら、卵子を採取する日にちが決まります。卵子を回収し、受精確認後、子宮に戻す日にちを決めます。

体外受精の費用は、通院回数や排卵誘発で使用する薬剤、採卵した卵子の数や受精卵の数によって異なります。おおよそですが、保険適用の場合、10万円から15万円前後ではないでしょうか。

ご主人の通院は、月経開始時に一緒に受診し、不妊治療の治療計画書を作成します。ご主人の同意確認が必要なため、採卵当日に精子が必要になりますので、同伴するか持参するか施設での確認が必要です。

必要な検査としては、貧血、凝固、ウイルス性感染症などが必要です。

夫婦ともに検査が必要となりますので、体外受精を行う場合には医師からの説明を十分に聞き、納得ができたらスタートしましょう。

content 6

39歳という年齢での不妊治療開始は遅いのでしょうか?

36〜40歳・和歌山県

3歳10ヶ月の息子がいます。35歳で出産した後、生理がなかなか来ず、息子が2歳前に再開しました。

その後、頭痛などが半月毎に酷くなりました。現在、39歳になり、2人目を希望していますがなかなか授かりません。不妊治療を始めるには遅すぎるのでしょうか。生理周期は28日くらいですが、経血量が少ない気がして不安です。ここ数ヶ月、両親の病気や怪我があり、ストレスによるものか、不安です。

お返事

現在39歳で2人目のお子様を希望されているのですね。妊娠・出産後は母乳をつくるホルモンが出ているため、授乳中は排卵が起きないとされています。

出産後になかなか生理が来なかったというのもホルモンの影響と考えられます。

不妊治療を始めるには遅すぎるということはありません。保険適用での体外受精を希望する場合には、年齢によって受けられる回数が決まっています。

40歳未満は6回、43歳未満は3回になります。

不妊治療を行うのであれば、できるだけ早めに受診して相談されるのがよいかと思います。

月経サイクルは28日周期で順調のようですね。経血量についてはご心配ないかと思います。

強いストレスにより、ホルモンバランスが崩れて月経が乱れることがありますが、現状は問題なさそうでよかったです。

ご主人様とよく相談し、受診するのであれば早めをお勧めします。

content 7

タイミング法か人工授精か

31〜35歳・山口県

不妊治療でゴナールエフの自己注射をしてきました。

今日右に2つ、左に3つ成長した卵胞があるから排卵させる注射を打ちますと言われ、そのあとタイミング法か人工授精かどちらにしますか？と尋ねられたのでタイミング法を選択したのですが、先生や看護師さんの反応がよくありませんでした。人工授精を選択するべきだったのでしょうか?

急な選択を求められ、人工授精はいずれすると知らされていたのですが、急だったので不安でした。

お返事

自己注射で排卵誘発を行い、合計5個の卵胞が発育していたのですね。排卵させる注射を行い、タイミングか人工授精の選択肢を求められ、タイミングを行うことにしたのですね。

医師や看護師の反応が良くなく…というのはどういうことなのでしょうか？人工授精の予定があり、それがタイミングに変更になったということであれば何となく理解できますが、どちらを選択してもよいかと考えます。

卵胞の発育は自力ではできないため、自己注射での誘発になっているのか、どのくらいの期間タイミングを行っているのか、それも判断材料として、これからは治療法を考えていくとよいのではないでしょうか。

また、発育卵胞の数が5個ですと、タイミングや人工授精では多胎妊娠の可能性が出てくると思いますが、医師からの説明は受けていますか？

多胎妊娠を回避するためには、誘発剤を軽くしてタイミング法、人工授精に臨むか、不妊治療の期間が長ければ、体外受精を考えてもよいかと考えます。体外受精の場合、通常は子宮内に戻す受精卵の数は1個ですから多胎（双子や3つ子）を回避することができます。

体外受精を考えるステップとして、フーナーテストをして結果が良好であれば、今までの性生活で妊娠の可能性があったはずなのに、卵子と精子が出会えていない理由がどこかにあると考え、人工授精で精子を入れてあげてもあまり有効ではないということも考えられます。結果が不良の場合にはタイミングでは精子が子宮内に届かないでいるのを人工授精で補い、妊娠の可能性をみる方法が良いと思います。

今後の治療についてはよく相談され、最短で最善の治療方法を選択して早くお子さまに出会えると良いですね。そのためには、ママもパパも健康には十分に注意していきましょう。

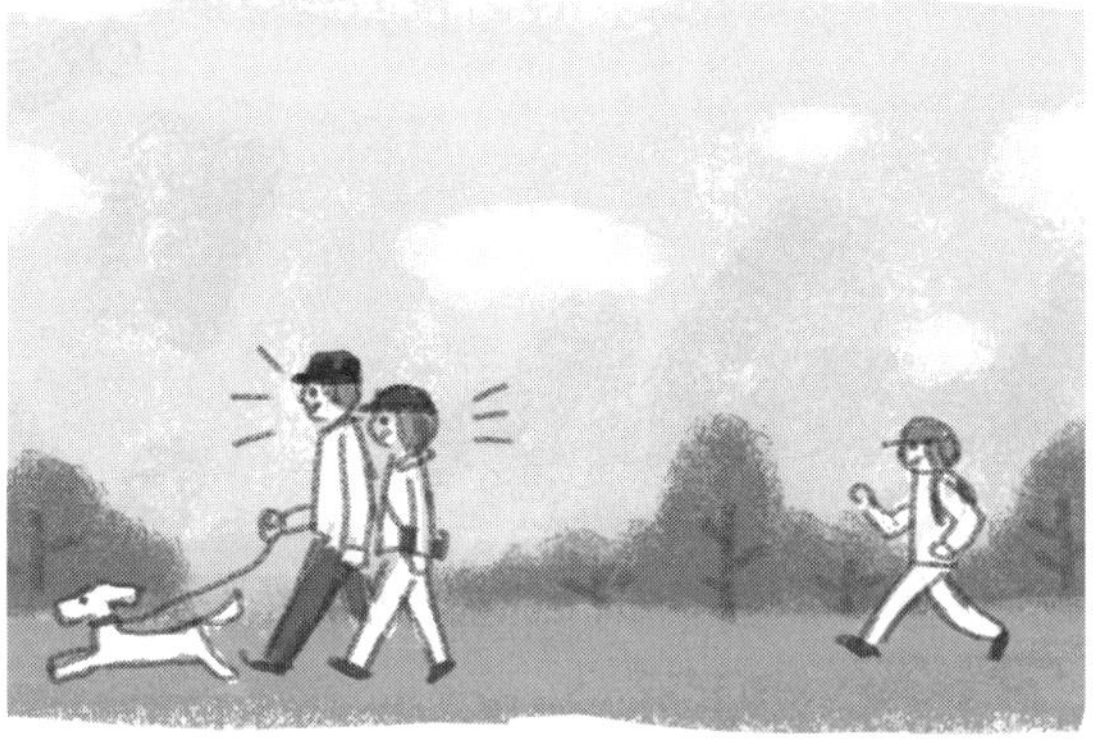

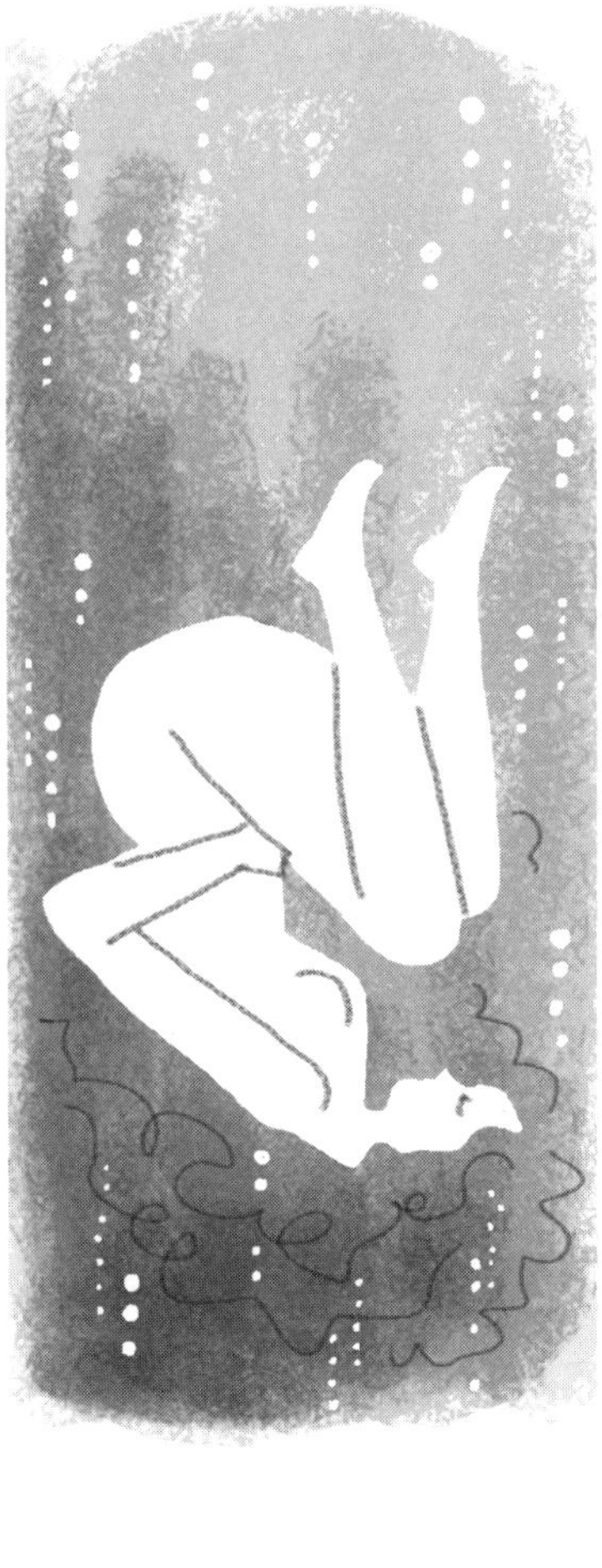

content 8

妊娠しづらい体質と診断されました

26〜30歳・東京都

今すぐ妊娠したいわけではありませんが、以前、妊娠しづらい体質と診断されたことがあり、受診を検討しています。

何が問題なのか、クリニックでみてもらうことは可能でしょうか。

お返事

以前、妊娠しにくい体質と診断されたことがあるのですね。妊娠が可能な状態にあるのかなど検査をすることは可能です。

現在、基礎体温表はつけていますか？病院を受診するときにあった方がより分かりやすいかと思いますので、2か月分くらいの基礎体温を測って表にしておくとよいでしょう。

受診する施設は、できれば不妊治療を行っている婦人科か不妊症専門の治療施設がおすすめです。

妊娠しにくい体質とは、どのような状態であるのかも確認しておくとよいですね。お近くの施設あるいは通院しやすい場所にある施設を受診し、ご相談ください。

content 9

男性不妊の夫を責め続けてしまいます

31～35歳・東京都

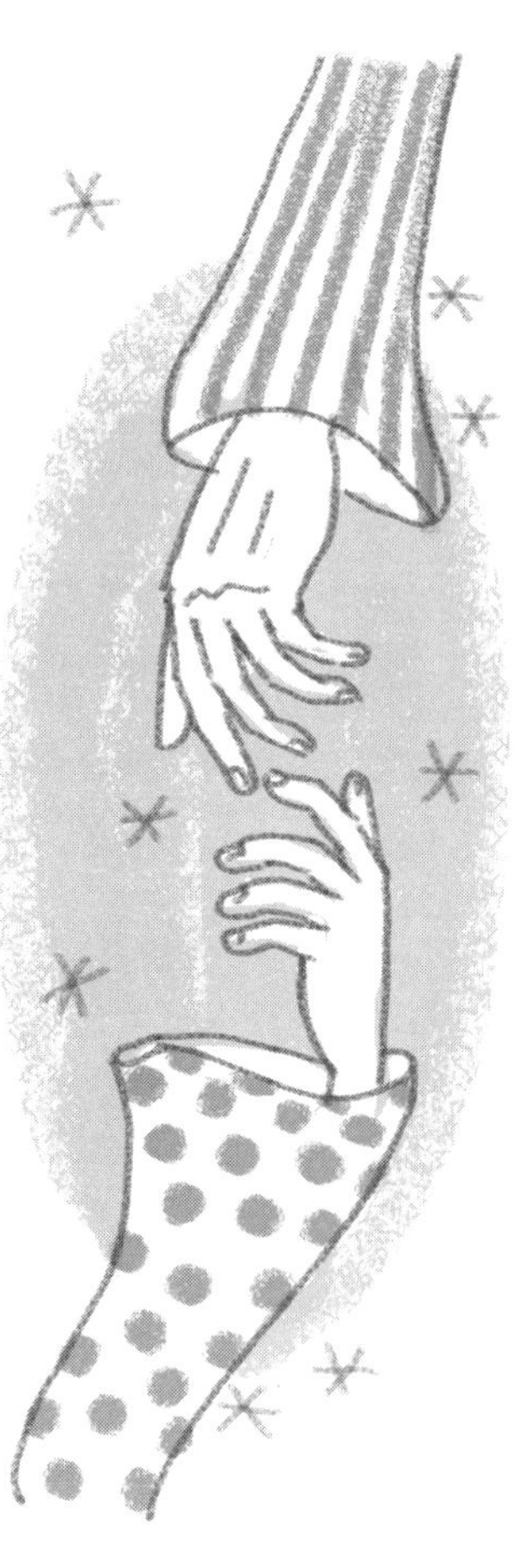

男性不妊の夫を責め続けてしまうため、相談です。結婚3年目で、私が32歳、夫は38歳です。妊娠希望でもあり、不妊の原因になる可能性があるとのことで２０２３年５月に１㎝位あった子宮内膜ポリープを手術して取りました。

２０２３年７月から不妊治療でクリニックに通いタイミング法を９周期（排卵検査薬も並行利用）、２０２４年４月から人工授精を行いましたが、３回目の６月も陰性でした。

今まで一度も妊娠したことがありません。

担当医には精子の運動率が初見から悪いこともあり、人工授精は多くて残り２回。体外受精や顕微授精のステップアップを勧められています。

元々、旦那の仕事が激務で心身共に参ってしまった事もありましたが、今年１月からは異動して私生活が整い元気を取り戻しています。

私も野菜やタンパク質を意識した食事を作ったり、サプリメントを探して飲んだり、夫婦共に出来る努力は続けています。

だからこそ、そろそろ妊娠できるかとお互い思っているのですが、全くかすりもしません。

それどころか、妊娠できないイライラを旦那にあててしまい、旦那からは自分が若くないことも分かっているのに責められて、どうすることも出来ずに辛いです。自分だって色々と我慢しているから、４回目の人工授精で結果が出なかったら休みたい、疲れたと言われてしまいました。

お互い子どもが欲しくて妊活しているのもありますが、私は子どもが欲しくて結婚したので出来ないなら一人で暮らしていきたいと思っています。

私のAMH値は30代後半。数値を調べたときに、ゆっくりは出来ないけれど２人は望めると思うと言われました。

ただ、旦那の年齢も若くないことや、今年中に早く父母になりたい、親族に子どもを見せたい…。そんな気持ちが捨てきれず、現実と理想のギャップに苦しんでいます。

皆さんはどのように、気持ちを保っているのでしょうか…。俗に言う妊活鬱に私はなりつつあるのかなと、最近の自分の言動や諸症状を振り返り、危機感を抱いています。

旦那も私といるときは気を遣っているのか、辛そうに見えて仕方ありません。

お返事

今までの治療経過は、タイミング法を９周期、人工授精を３回行ったのですね。精液所見がわからないのですが、人工授精ができているということは、ある程度、精子の数や運動性はあるものと考えますが、精液所見としては正常範囲ではないとのことですね。

ご主人の検査は今までされましたか？ 精子をつくるホルモンバランス、精子の通り道に問題がないかなど…。

ご主人の検査の結果によっては、ご主人の治療が必要になるということもあります。男性不妊検査を一度受けてみるのもよいかもしれませんね。

できれば、自然に近い状態での妊娠成立が望ましいのですが、人工授精をあと２回繰り返すよりも、体外受精や顕微授精で受精卵を直接子宮内に戻す方法も考えて良いかと思います。

一歩進むことにより、卵子の質や受精の確認、受精卵の細胞分裂の状況を確認するができます。

毎月排卵しているようでも、卵子が卵胞の中に入っていないことや、精子と出会わず、受精が起きていないということもあります。

妊活をされているかたの中には、治療に疲れてしまったりすることも多くあります。

そのような時には無理して継続せずに、一旦治療を中止し、休むことも必要です。気持ちが前向きになれた時にスタートをするのもよいと思います。

　ご主人さまも、人工授精をするときにはご自分の状態がわかりますので、落ち込んだり、不安になったりしているのかもしれませんね。

　子どもが欲しいという気持ちは一緒なのですから、少しの間だけ休憩しましょう。治療から解放されて、心が落ち着いたときに自然に授かるということもあります。実際に今後どうするかは夫婦で十分に話し合うのがよいですね。

　奥様の、食事に気を使っている努力や、必要なサプリメントの摂取、努力をしておられることは十分に理解できました。

　これからも、無理はせず健康を維持するための食事管理、健康な妊娠レーFEを維持するためのサプリメント、十分な睡眠、適度な運動は心がけていただければと思います。

　また、不妊治療専門施設にはカウンセラーや生殖医療相談士、コーディネーターなど相談できるスタッフが配置されている施設もありますので、そのようなスタッフがいれば相談してみるのもよいかと思います。

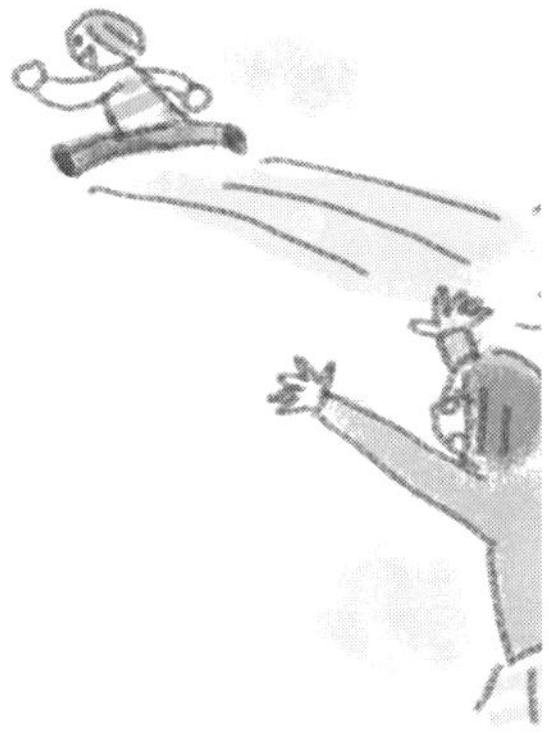

content 10

体外受精にステップアップすべきか悩んでいます

31～35歳・鹿児島県

結婚して4年目になりますが、まだ授かれずにいます。一昨年、不妊治療のクリニックを受診し夫婦ともに検査をしました。夫の精液検査は問題なく、私はクラミジアの感染経歴があったようで、薬を服用し完治したとのことでした。

　タイミング療法を半年続けながらフーナーテストや卵管通水検査をし、検査結果には問題がなかったものの妊娠には至らず、次のステップは人工授精ですが体外受精を勧められました。

　体外受精はお金もかかることですしそこまで知識もなかったため、通院を休んで少し考えようと思い、クリニックに通うのをやめて今年で1年になります。休んでいる間も自分たちでタイミングをとっていますが、妊娠には至っていません。

　今年33歳になることもあって少し焦ってきており、体外受精を始めてみようか悩んでいるのですが、クラミジアに感染したことがあると、ピックアップ機能がうまくいかないことがあるので体外受精をしたほうがいいと、ネットで見たのですがそうなのでしょうか？

　また、便秘体質なのですが、便秘だと妊娠しづらいということもあるのでしょうか？　できれば自然妊娠を希望しているので、体外受精をする前に日々の生活を見直したり、薬局に相談して漢方を処方してもらうなど、体質を改善することも必要なのかと考えています。

　長々と申し訳ありませんが、アドバイスをいただけないかと思いメールさせていただきました。

　ご返信いただけると幸いです。よろしくお願いいたします。

お返事 ● ● ●

　結婚後4年経過し、治療歴から体外受精を勧められるも出来るだけ自然な方法を希望され、タイミングでの妊娠を試みてこられたのですね。

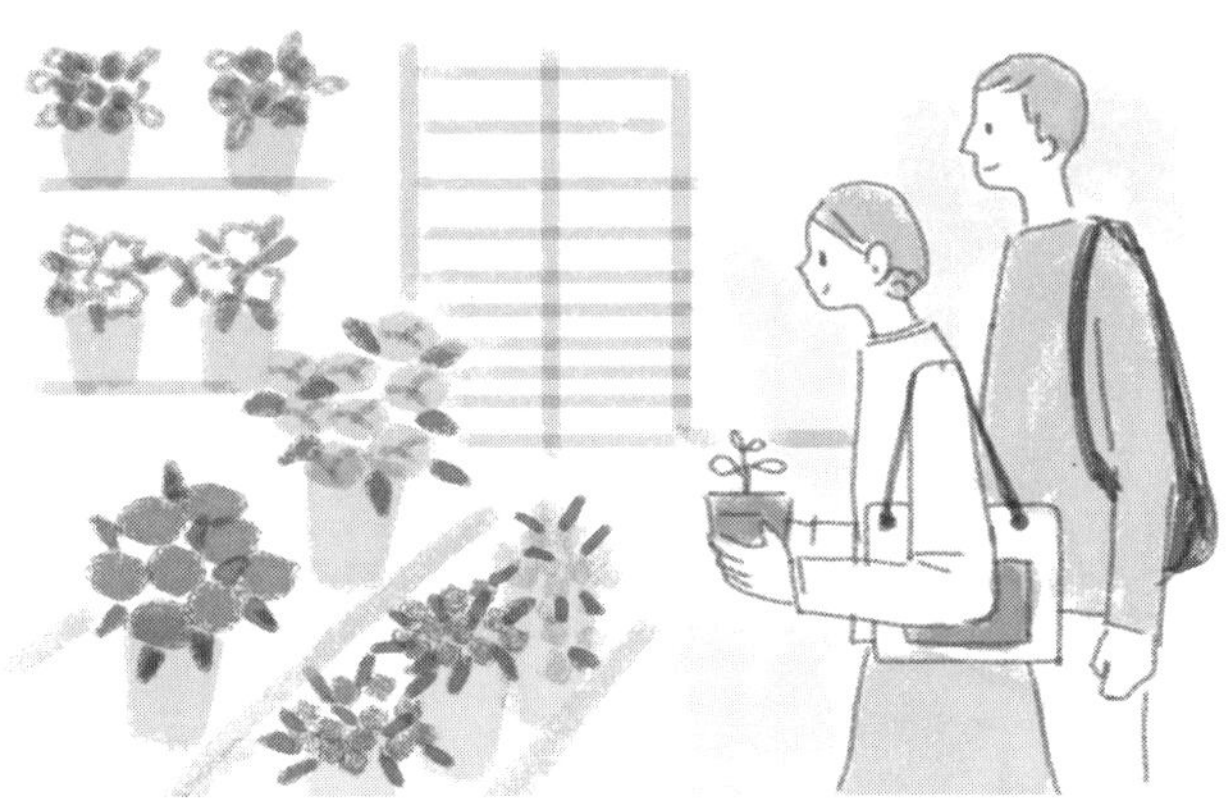

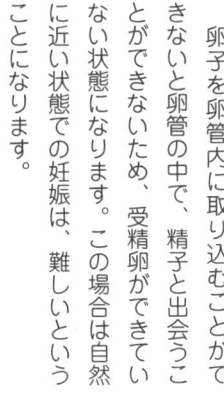

　一般的には自己タイミングを半年から1年行い、妊娠成立しなかった場合には不妊症を疑い、ステップアップを考えていくという期間があります。

　クラミジアに罹患すると、卵管炎を起こす可能性があり、卵管の機能低下、卵管采のピックアップ障害が起こる可能性がでてきます。

　卵子を卵管内に取り込むことができないと卵管の中で、精子と出会うことができないため、受精卵ができていない状態になります。この場合は自然に近い状態での妊娠は、難しいということになります。

　また、卵管の問題だけではなく、精

子が卵子の中に入れないということもあります。体外受精を行うことで卵子の確認と受精の確認、受精卵の分割状況を見ることができます。

　タイミングや人工授精での妊娠率は約10％くらいです。体外受精の場合には45％くらいですので、このまま、タイミングを継続するよりは、体外受精へステップアップされるのがよいと思われます。

　便秘症だから妊娠しにくいということはありません。ただし、便秘薬の中には妊娠中は使用しない方がよいとされる成分もありますので、ご注意ください。

　刺激の強い薬は避けたほうがよいでしょう。

　日常生活については、健康な妊娠生活を送るために、今からバランスの良い食事や適度な運動、サプリメントで葉酸摂取は必要かと思います。

　年齢的にはまだまだ、良好な卵子を回収することは可能かと思いますので、今のうちに受精卵をいくつか保存し、第2子に向けて凍結しておくことも可能ではないでしょうか。

　体外受精については、ご夫婦で説明会など参加し、それからどうするかを決めてもよいのではないでしょうか。今後どのようにしていくのかは、ご主人様とも相談しながら決めていってくださいね。

content 11

やっぱり夫と私の子供が欲しいです

36～40歳・茨城県

先日、夫が無精子症でTESEの手術を行いましたが、結果はだめでした。私自身も不妊症で治療に通っていました。医師からは、医学的な治療法はもうないからAIDや養子で子どもを迎える方法を提案されました。

**　現実には困難なのはわかるのですが、法律や人権などを考えると、やっぱり夫と私の子どもが欲しいという気持ちが本音です。周りに同じような状況の友人や知人もいないため、誰にも話せず悩む日々です。やはり現代の日本の医療では治療法はないのでしょうか？**

お返事

　ご主人が無精子症と診断されTESE手術を行ったのですね。検査の結果に驚き、ご夫婦でつらい想いをされたのですね。

　MD-TESEではなくTESEですか？ 無精子症は非閉塞性無精子症ですか？ 閉塞性無精子症ですか？ 組織を採取したのは片側ですか？両側なのでしょうか…。

　MD-TESEで、両側から組織を採取して精子が認められなかった場合には、医師の提案があった通り、AIDなどを検討するという流れにはなるかと思います。

　手術の結果を持って、セカンドオピニオンをされてはいかがでしょう。何か打つ手が示されるかもしれません。

　採取した組織のなかに、精子になる前の細胞の確認はあったのか…円形精子細胞を使った方法での妊娠例も出ています（ただし、どのくらいの確率かは分かりません）。

　男性不妊治療に力を入れている施設で相談することにより、何か最先端での治療の情報も得られるかもしれません。

　また、現在は方法がなくても数年後には新たな治療方法が開発されることもあります。奥様の不妊の原因も合わせて、何がベストなのか、セカンドオピニオンをお勧めします。

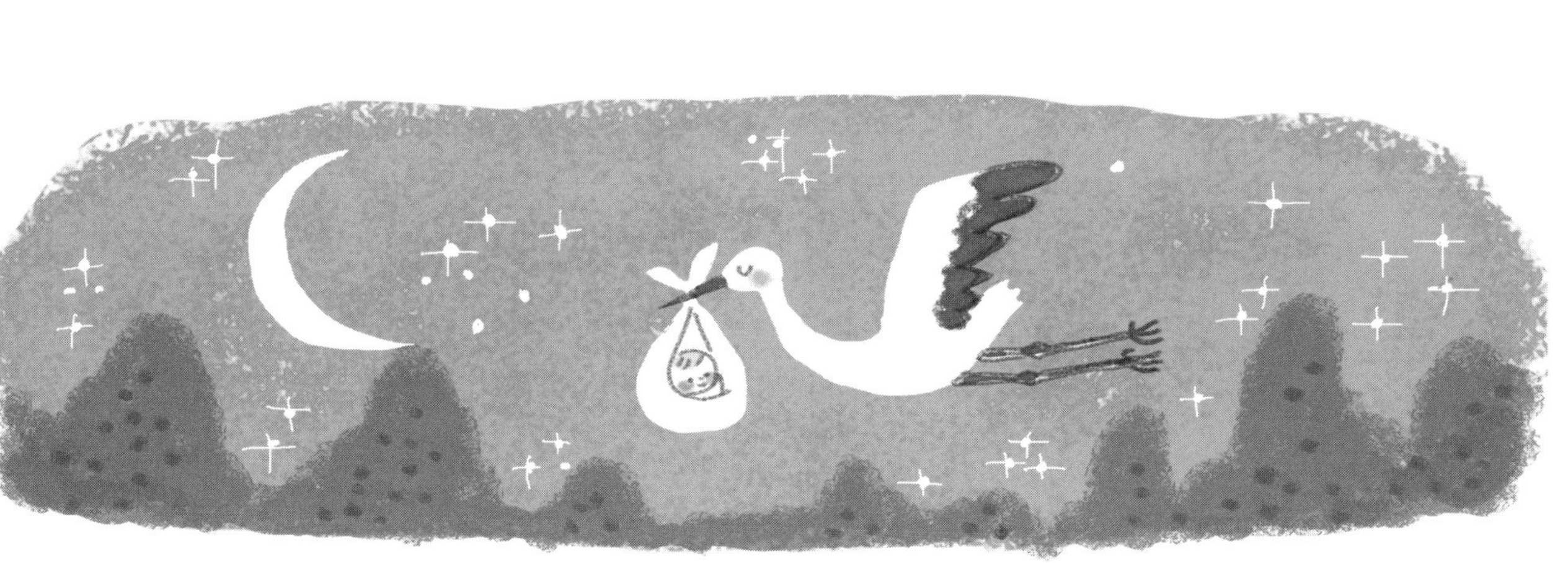

2024 年 8 月時点 (当センター調べ)
注 : 変更が生じる場合があります。詳しくは各治療施設のオフィシャル HP などでご確認ください。

全国の不妊治療 病院＆クリニック

あなたの街で不妊治療を受けるための病院＆クリニック案内です。
どこの病院に行こうかな？　望む治療が受けられるかな？
病院選びの参考に！！

- 全国を６地方に分け、人工授精以上の不妊治療を行っている病院＆クリニックを一覧にしています。
- クリニック名の前にある ● 印は日本産科婦人科学会に登録のある生殖補助医療実施施設を元に、当センターのアンケート調査から体外受精実施施設として確認がとれた病院・クリニックを掲載しています。詳しくは直接各施設にお問合せください。
- ピックアップクリニックとして、診療や治療に関する 24 項目をあげて案内する病院＆クリニックがあります。各項目のチェックは、
○… 実施している ●… 常に力を入れて実施している △… 検討中である ×… 実施していない
で表記をしています。(保険診療に関しては、実施している○ か、実施していない× で表記しています)
また、自由診療における体外受精費用、顕微授精費用の目安も案内しています。

ピックアップクリニックの紹介例

❖ あいうえおクリニック　**あい市**
Tel.000-000-0000　あい市うえお北町 3-2-7　since 1988.4

診療日	月	火	水	木	金	土	日	祝祭日
am	●	●	●	●	●	●	-	-
pm	▲	●	-	●	▲	-	-	-

予約受付時間　8　9　10　11　12　13　14　15　16　17　18　19　20　21 時

▲月・金曜日の午後は 15:00 ～ 17:00

自由診療の料金
体外受精費用　27 万～38 万円
顕微授精費用　35 万～45 万円

保険 : 一般不妊治療 … ○	自由 : 体外受精 ……… ●	タイムラプス型インキュベーター ●
保険 : 体外受精 ……… ○	自由 : 顕微授精 ……… ●	ERA検査 …………… ○
保険 : 顕微授精 ……… ○	調節卵巣刺激法 ……… ●	EMMA・ALICE 検査 … ○
男性不妊…○連携施設あり	低刺激・自然周期法 … ○	SEET 法 …………… ○
不育症 ………………… ●	着床不全 ……………… ●	子宮内膜スクラッチ … ○
漢方薬の扱い ………… ○	勉強会・説明会 ……… ●	PRP ………………… △
治療費の公開 ………… ○	PICSI ………………… △	PGT-A ……………… ×
妊婦健診……○ 10 週まで	IMSI…………………… ●	子宮内フローラ検査 … ○

[各項目のチェックについて]　○ … 実施している　● … 常に力を入れて実施している　△ … 検討中である　× … 実施していない

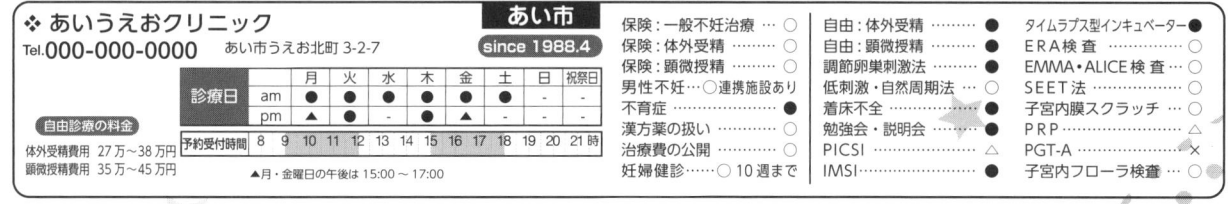

北海道・東北地方

山形県

山形市立病院済生館 Tel.023-625-5555 山形市七日町
● 山形大手町ARTクリニック川越医院 Tel.023-641-6467 山形市大手町
● 山形済生病院 Tel.023-682-1111 山形市沖町
レディースクリニック高山 Tel.023-674-0815 山形市嶋北
● 山形大学医学部附属病院 Tel.023-628-1122 山形市飯田西
国井クリニック Tel.0237-84-4103 寒河江市大字中郷
● ゆめクリニック Tel.0238-26-1537 米沢市東
● さとうウィメンズクリニック Tel.023-652-1117 天童市南小畑
● すこやかレディースクリニック Tel.0235-22-8418 鶴岡市東原町
たんぽぽクリニック Tel.0235-25-6000 鶴岡市日枝鳥居上

宮城県

● 京野アートクリニック仙台 Tel.022-722-8841 仙台市青葉区
● 東北大学病院 Tel.022-717-7000 仙台市青葉区
産科婦人科メリーレディースクリニック Tel.022-391-0315 仙台市青葉区
● たんぽぽレディースクリニック あすと長町 Tel.022-738-7753 仙台市太白区
● 仙台ソレイユ母子クリニック Tel.022-248-5001 仙台市太白区
● 仙台 ART クリニック Tel.022-791-8851 仙台市宮城野区
うつみレディスクリニック Tel.0225-84-2868 東松島市赤井
大井産婦人科医院 Tel.022-362-3231 塩竈市新富町
● スズキ記念病院 Tel.0223-23-3111 岩沼市里の杜

福島県

● いちかわクリニック Tel.024-554-0303 福島市南矢野目
● 福島県立医科大学附属病院 Tel.024-547-1111 福島市光が丘
● アートクリニック産婦人科 Tel.024-523-1132 福島市栄町
福島赤十字病院 Tel.024-534-6101 福島市入江町
あべウイメンズクリニック Tel.024-923-4188 郡山市富久山町
● ひさこファミリークリニック Tel.024-952-4415 郡山市中ノ目
太田西ノ内病院 Tel.024-925-1188 郡山市西ノ内
寿泉堂綜合病院 Tel.024-932-6363 郡山市駅前
● あみウイメンズクリニック Tel.0242-37-1456 会津若松市八角町
● 会津中央病院 Tel.0242-25-1515 会津若松市鶴賀町
● いわき婦人科 Tel.0246-27-2885 いわき市内郷綴町

● 旭川医科大学附属病院 Tel.0166-65-2111 旭川市緑が丘
帯広厚生病院 Tel.0155-65-0101 帯広市西６条
● おびひろ ART クリニック Tel.0155-67-1162 帯広市東３条
釧路赤十字病院 Tel.0154-22-7171 釧路市新栄町
● 足立産婦人科クリニック Tel.0154-25-7788 釧路市中園町
● 北見レディースクリニック Tel.0157-31-0303 北見市大通東
● 中村記念愛成病院 Tel.0157-24-8131 北見市高栄東町

青森県

● エフ.クリニック Tel.017-729-4103 青森市浜田
● レディスクリニック・セントセシリア Tel.017-738-0321 青森市筒井八ツ橋
青森県立中央病院 Tel.017-726-8111 青森市東造道
● 八戸クリニック Tel.0178-22-7725 八戸市柏崎
● 婦人科 さかもとともみクリニック Tel.0172-29-5080 弘前市早稲田
● 弘前大学医学部付属病院 Tel.0172-33-5111 弘前市本町
安斎レディスクリニック Tel.0173-33-1103 五所川原市一ツ谷

岩手県

● 岩手医科大学附属病院 内丸メディカルセンター Tel.019-613-6111 盛岡市内丸
● 京野アートクリニック盛岡 Tel.019-613-4124 盛岡市盛岡駅前通
畑山レディスクリニック Tel.019-613-7004 盛岡市北飯岡
産科婦人科吉田医院 Tel.019-622-9433 盛岡市若園町
平間産婦人科 Tel.0197-24-6601 奥州市水沢太白通り
岩手県立二戸病院 Tel.0195-23-2191 二戸市堀野

秋田県

藤盛レィディーズクリニック Tel.018-884-3939 秋田市東通仲町
中通総合病院 Tel.018-833-1122 秋田市南通みその町
● 秋田大学医学部附属病院 Tel.018-834-1111 秋田市本道
● 清水産婦人科クリニック Tel.018-893-5655 秋田市広面
市立秋田総合病院 Tel.018-823-4171 秋田市川元松丘町
秋田赤十字病院 Tel.018-829-5000 秋田市上北手猿田
あきたレディースクリニック安田 Tel.018-857-4055 秋田市土崎港中央
池田産婦人科クリニック Tel.0183-73-0100 湯沢市字両神
● 大曲母子医院 Tel.0187-63-2288 大仙市大曲福住町
佐藤レディースクリニック Tel.0187-86-0311 大仙市戸蒔
大館市立総合病院 Tel.0186-42-5370 大館市豊町

北海道

● エナ麻生 ART クリニック Tel.011-792-8850 札幌市北区
● さっぽろ ART クリニック Tel.011-700-5880 札幌市北区
● 北海道大学病院 Tel.011-716-1161 札幌市北区
● さっぽろ ART クリニック n24 Tel.011-792-6691 札幌市北区
● 札幌白石産科婦人科病院 Tel.011-862-7211 札幌市白石区
● 青葉産婦人科クリニック Tel.011-893-3207 札幌市厚別区
● 五輪橋マタニティクリニック Tel.011-585-3110 札幌市南区
● 手稲渓仁会病院 Tel.011-681-8111 札幌市手稲区
● セントベビークリニック Tel.011-215-0880 札幌市中央区
● 金山生殖医療クリニック Tel.011-200-1122 札幌市中央区
円山レディースクリニック Tel.011-614-0800 札幌市中央区
● 時計台記念病院 Tel.011-251-2221 札幌市中央区
● 神谷レディースクリニック Tel.011-231-2722 札幌市中央区
● 札幌厚生病院 Tel.011-261-5331 札幌市中央区
● 斗南病院 Tel.011-231-2121 札幌市中央区
● 札幌医科大学医学部付属病院 Tel.011-611-2111 札幌市中央区
● おおこうち産科婦人科 Tel.011-233-4103 札幌市中央区
福住産科婦人科クリニック Tel.011-836-1188 札幌市豊平区
● KKR 札幌医療センター Tel.011-822-1811 札幌市豊平区
● 美加レディースクリニック Tel.011-833-7773 札幌市豊平区
琴似産科婦人科クリニック Tel.011-612-5611 札幌市西区
● 札幌東豊病院 Tel.011-704-3911 札幌市東区
● 秋山ウィメンズ ART クリニック Tel.0138-46-6660 函館市石川町
製鉄記念室蘭病院 Tel.0143-44-4650 室蘭市知利別町
● 岩城産婦人科 Tel.0144-38-3800 苫小牧市緑町
● とまこまいレディースクリニック Tel.0144-73-5353 苫小牧市弥生町
● レディースクリニックぬまのはた Tel.0144-53-0303 苫小牧市北栄町
● 森産科婦人科病院 Tel.0166-22-6125 旭川市７条
● みずうち産科婦人科医院 Tel.0166-31-6713 旭川市豊岡

PICK UP!

北海道地方 / ピックアップ クリニック

北海道

❖ 金山生殖医療クリニック

札幌市

Tel.011-200-1122 札幌市中央区北 1 条西 4-1-1 三甲大通り公園ビル 2F since 2017.4

診療日	月	火	水	木	金	土	日	祝祭日
am	●	●	●	●	●	●	▲	-
pm	●	★	-	★	●	-	-	-

月・金曜午前 7:45 ～ 15:00、★火・木曜午前 7:45 ～ 13:00、午後 16:00 ～ 19:00、水・土曜 13:00 まで、▲日曜はHPをご確認ください。 予約は WEB にて 24時間受付。

予約受付時間	8	9	10	11	12	13	14	15	16	17	18	19	20	21 時

自由診療の料金

体外受精費用 26 万円～
顕微授精費用 31 万円～

保険：一般不妊治療 … ○
保険：体外受精 ……… ○
保険：顕微授精 ……… ○
男性不妊…○連携施設あり
不育症 ……………… ●
漢方薬の扱い ……… ○
治療費の公開 ……… ○
妊婦健診 …………… ×

自由：体外受精 ……… ●
自由：顕微授精 ……… ●
調節卵巣刺激法 ……… ○
低刺激・自然周期法 … ●
着床不全 …………… ●
勉強会・説明会 ……… △
PICSI ……………… ×
IMSI………………… ×

タイムラプス型インキュベーター●
ERA検 査 …………… ○
EMMA・ALICE検 査 … ○
SEET法 …………… ×
子宮内膜スクラッチ … ○
PRP………………… ×
PGT-A ……………… ×
子宮内フローラ検査 … ○

[各項目のチェックについて] ○ … 実施している ● … 常に力を入れて実施している △ … 検討中である × … 実施していない

PICK UP!

東北地方 / ピックアップ クリニック

福島県

❖ あみウイメンズクリニック

会津若松市

since 2004.10

Tel.0242-37-1456　会津若松市八角町 4-21

自由診療の料金

HP を参照
https://ami-clinic.jp/

診療日		月	火	水	木	金	土	日	祝祭日
	am	●	●	●	-	●	●	-	-
	pm	●	●	●	-	●	-	-	-

予約受付時間　8　9　10　11　12　13　14　15　16　17　18　19　20　21 時

※完全予約制

保険：一般不妊治療 … ○	自由：体外受精 ……… ●	タイムラプス型インキュベーター ×
保険：体外受精 ……… ○	自由：顕微授精 ……… ●	ERA検査 …………… ×
保険：顕微授精 ……… ○	調節卵巣刺激法 ……… ●	EMMA・ALICE検査 … ×
男性不妊…○連携施設あり	低刺激・自然周期法 … ○	SEET法 ……………… ○
不育症 ………………… ○	着床不全 …………… ○	子宮内膜スクラッチ … ○
漢方薬の扱い ………… ○	勉強会・説明会 ……… △	PRP ………………… ×
治療費の公開 ………… ○	PICSI ……………… ×	PGT-A ……………… ×
妊婦健診……○ 26週まで	IMSI………………… ×	子宮内フローラ検査 … ×

関東

関東地方

茨城県

● いがらしクリニック
Tel.0297-62-0936　龍ヶ崎市栄町

● 筑波大学附属病院
Tel.029-853-3900　つくば市天久保

● つくば ART クリニック
Tel.029-863-6111　つくば市竹園

● つくば木場公園クリニック
Tel.029-886-4124　つくば市松野木

● 筑波学園病院
Tel.029-836-1355　つくば市上横場

● 遠藤産婦人科医院
Tel.0296-20-1000　筑西市中舘

● 根本産婦人科医院
Tel.0296-77-0431　笠間市八雲

● おおぬき ART クリニック水戸
Tel.029-231-1124　水戸市三の丸

江幡産婦人科病院
Tel.029-224-3223　水戸市備前町

● 石渡産婦人科病院
Tel.029-221-2553　水戸市上水戸

植野産婦人科医院
Tel.029-221-2513　水戸市五軒町

岩崎病院
Tel.029-241-8700　水戸市笠原町

● 小塙医院
Tel.0299-58-3185　小美玉市田木谷

原レディスクリニック
Tel.029-276-9577　ひたちなか市笹野町

福地レディースクリニック
Tel.0294-27-7521　日立市鹿島町

栃木県

● 中田ウィメンズ＆ART クリニック
Tel.028-614-1100　宇都宮市馬場通り

宇都宮中央クリニック
Tel.028-636-1121　宇都宮市中央

● 平尾産婦人科医院
Tel.028-648-5222　宇都宮市鶴田

福泉医院
Tel.028-639-1122　宇都宮市下栗

● ちかざわレディスクリニック
Tel.028-638-2380　宇都宮市城東

高橋あきら産婦人科医院
Tel.028-663-1103　宇都宮市東今泉

済生会 宇都宮病院
Tel.028-626-5500　宇都宮市竹林町

● 独協医科大学病院
Tel.0282-86-1111　下都賀郡壬生町

● 那須赤十字病院
Tel.0287-23-1122　大田原市中田原

● 匠レディースクリニック
Tel.0283-21-0003　佐野市奈良渕町

佐野厚生総合病院
Tel.0283-22-5222　佐野市堀米町

● 城山公園すずきクリニック
Tel.0283-22-0195　佐野市久保町

● 中央クリニック
Tel.0285-40-1121　下野市薬師寺

● 自治医科大学附属病院
Tel.0285-44-2111　下野市薬師寺

石塚産婦人科
Tel.0287-36-6231　那須塩原市三島

● 国際医療福祉大学病院
Tel.0287-37-2221　那須塩原市井口

群馬県

セントラル・レディース・クリニック
Tel.027-326-7711　高崎市東町

● 高崎 ART クリニック
Tel.027-310-7701　高崎市あら町

産科婦人科舘出張　佐藤病院
Tel.027-322-2243　高崎市若松町

● セキールレディースクリニック
Tel.027-330-2200　高崎市栄町

矢崎医院
Tel.027-344-3511　高崎市剣崎町

● 上条女性クリニック
Tel.027-345-1221　高崎市栗崎町

公立富岡総合病院
Tel.0274-63-2111　富岡市富岡

● JCHO 群馬中央病院
Tel.027-221-8165　前橋市紅雲町

● 群馬大学医学部附属病院
Tel.027-220-7111　前橋市昭和町

● 横田マタニティーホスピタル
Tel.027-219-4103　前橋市下小出町

● いまいウイメンズクリニック
Tel.027-221-1000　前橋市東片貝町

前橋協立病院
Tel.027-265-3511　前橋市朝倉町

● HILLS LADIES CLINIC(神岡産婦人科医院)
Tel.027-253-4152　前橋市総社町

● 山口 ART クリニック
Tel.0276-45-8518　太田市台之郷町

● ときざわレディスクリニック
Tel.0276-60-2580　太田市小舞木町

クリニックオガワ
Tel.0279-22-1377　渋川市石原

宇津木医院
Tel.0270-64-7878　佐波郡玉村町

埼玉県

● セントウィメンズクリニック
Tel.048-871-1771　さいたま市浦和区

● おおのたウィメンズクリニック 埼玉大宮
Tel.048-783-2218　さいたま市大宮区

● 秋山レディースクリニック
Tel.048-663-0005　さいたま市大宮区

● 大宮 ART クリニック
Tel.048-788-1124　さいたま市大宮区

● 大宮レディスクリニック
Tel.048-648-1657　さいたま市大宮区

● かしわざき産婦人科
Tel.048-641-8077　さいたま市大宮区

● あらかきウィメンズクリニック
Tel.048-838-1107　さいたま市南区

● 丸山記念総合病院
Tel.048-757-3511　さいたま市岩槻区

● 大和たまごクリニック
Tel.048-757-8100　さいたま市岩槻区

● ソフィア祐子レディースクリニック
Tel.048-253-7877　川口市西川口

● 永井マザーズホスピタル
Tel.048-959-1311　三郷市上彦名

● 産婦人科菅原病院
Tel.048-964-3321　越谷市越谷

● ゆうレディースクリニック
Tel.048-967-3122　越谷市南越谷

● 獨協医科大学埼玉医療センター
Tel.048-965-1111　越谷市南越谷

● スピカレディースクリニック
Tel.0480-65-7750　加須市南篠崎

● 中村レディスクリニック
Tel.048-562-3505　羽生市中岩瀬

● 埼玉医科大学病院
Tel.049-276-1297　入間郡毛呂山町

● 埼玉医科大学総合医療センター
Tel.049-228-3674　川越市鴨田

● ゆずのき ART レディースクリニック
Tel.049-292-9800　川越市菅原町

● 恵愛生殖医療医院
Tel.048-485-1185　和光市本町

● 大塚産婦人科小児科医院
Tel.048-479-7802　新座市片山

● ウィメンズクリニックふじみ野
Tel.049-293-8210　富士見市ふじみ野西

● ミューズレディスクリニック
Tel.049-256-8656　ふじみ野市霞ケ丘

● 吉田産科婦人科医院
Tel.04-2932-8781　入間市野田

● 瀬戸病院
Tel.04-2922-0221　所沢市金山町

● さくらレディスクリニック
Tel.04-2992-0371　所沢市くすのき台

● 熊谷総合病院
Tel.048-521-0065　熊谷市中西

平田クリニック
Tel.048-526-1171　熊谷市肥塚

上尾中央総合病院
Tel.048-773-1111　上尾市柏座

みやざきクリニック
Tel.0493-72-2233　比企郡小川町

千葉県

● 高橋ウイメンズクリニック
Tel.043-243-8024　千葉市中央区

● 千葉メディカルセンター
Tel.043-261-5111　千葉市中央区

● 千葉大学医学部附属病院
Tel.043-226-2121　千葉市中央区

● 亀田 IVF クリニック幕張
Tel.043-296-8141　千葉市美浜区

● みやけウィメンズクリニック
Tel.043-293-3500　千葉市緑区

川崎レディースクリニック
Tel.04-7155-3451　流山市東初石

● おおたかの森 ART クリニック
Tel. 04-7170-1541　流山市おおたかの森

ジュノ・ヴェスタクリニック八田
Tel.047-385-3281　松戸市牧の原

● 大川レディースクリニック
Tel.047-341-3011　松戸市馬橋

松戸市立総合医療センター
Tel.047-712-2511　松戸市千駄堀

● かりんレディースクリニック
Tel.047-711-9577　松戸市松戸

● 鎌ヶ谷 ART クリニック
Tel.047-442-3377　鎌ヶ谷市新鎌ヶ谷

● 本八幡レディースクリニック
Tel.047-322-7755　市川市八幡

● 東京歯科大学市川総合病院
Tel.047-322-0151　市川市菅野

● 西船橋こやまウィメンズクリニック
Tel.047-495-2050　船橋市印内町

● … 体外受精以上の生殖補助医療実施施設

● 東邦大学医療センター大森病院
Tel.03-3762-4151　大田区大森西

とちぎクリニック
Tel.03-3777-7712　大田区山王

● 藤田医科大学 羽田クリニック
Tel.03-5708-7867　大田区羽田空港

● キネマアートクリニック
Tel.03-5480-1940　大田区蒲田

● にしたん ART クリニック 渋谷院
Tel.0120-542-202　渋谷区渋谷

● ファティリティクリニック東京
Tel.03-3477-0369　渋谷区東

日本赤十字社医療センター
Tel.03-3400-1311　渋谷区広尾

● torch clinic
Tel.03-6467-7910　渋谷区恵比寿

● 恵比寿ウィメンズクリニック
Tel.03-6452-4277　渋谷区恵比寿南

恵比寿つじクリニック＜男性不妊専門＞
Tel.03-5768-7883　渋谷区恵比寿南

● 桜十字ウイメンズクリニック渋谷
Tel.03-5728-6626　渋谷区宇田川町

● 田中レディスクリニック渋谷
Tel.03-5458-2117　渋谷区宇田川町

● アートラボクリニック渋谷
Tel.03-3780-8080　渋谷区宇田川町

● フェニックスアートクリニック
Tel.03-3405-1101　渋谷区千駄ヶ谷

● はらメディカルクリニック
Tel.03-3356-4211　渋谷区千駄ヶ谷

篠原クリニック
Tel.03-3377-6633　渋谷区笹塚

みやぎしレディースクリニック
Tel.03-5731-8866　目黒区八雲

● とくおかレディースクリニック
Tel.03-5701-1722　目黒区中根

● 峯レディースクリニック
Tel.03-5731-8161　目黒区自由が丘

● 育良クリニック
Tel.03-3792-4103　目黒区上目黒

● 目黒レディースクリニック
LineID.@296kumet　目黒区目黒

● 三軒茶屋ウィメンズクリニック
Tel.03-5779-7155　世田谷区太子堂

● 三軒茶屋 ART レディースクリニック
Tel.03-6450-7588　世田谷区三軒茶屋

● 梅ヶ丘産婦人科
Tel.03-3429-6036　世田谷区梅丘

● 国立成育医療研究センター 周産期・母性診療センター
Tel.03-3416-0181　世田谷区大蔵

● ローズレディースクリニック
Tel.03-3703-0114　世田谷区等々力

● 陣内ウィメンズクリニック
Tel.03-3722-2255　世田谷区奥沢

● 田園都市レディースクリニック二子玉川分院
Tel.03-3707-2455　世田谷区玉川

にしなレディースクリニック
Tel.03-5797-3247　世田谷区用賀

用賀レディースクリニック
Tel.03-5491-5137　世田谷区上用賀

池ノ上産婦人科
Tel.03-3467-4608　世田谷区北沢

竹下レディスクリニック＜不育症専門＞
Tel.03-6834-2830　新宿区左門町

● 慶應義塾大学病院
Tel.03-3353-1211　新宿区信濃町

● にしたん ARTクリニック 新宿院
Tel.0120-542-202　新宿区新宿

● 杉山産婦人科 新宿
Tel.03-5381-3000　新宿区西新宿

● 東京医科大学病院
Tel.03-3342-6111　新宿区西新宿

● 新宿 ARTクリニック
Tel.03-5324-5577　新宿区西新宿

● うつみやす子レディースクリニック
Tel.03-3368-3781　新宿区西新宿

● 加藤レディスクリニック
Tel.03-3366-3777　新宿区西新宿

● 国立国際医療研究センター病院
Tel.03-3202-7181　新宿区戸山

● 東京女子医科大学 産婦人科・母子総合医療センター
Tel.03-3353-8111　新宿区河田町

東京山手メディカルセンター
Tel.03-3364-0251　新宿区百人町

● 桜の芽クリニック
Tel.03-6908-7740　新宿区高田馬場

● 東京中野女性のためのクリニック　ミリオン IVF
Tel.03-5328-3610　中野区中野

● 東京 AMH クリニック銀座
Tel.03-3573-4124　港区新橋

● 新橋夢クリニック
Tel.03-3593-2121　港区新橋

● 東京慈恵会医科大学附属病院
Tel.03-3433-1111　港区西新橋

● 芝公園かみやまクリニック
Tel.03-6414-5641　港区芝

● リプロダクションクリニック東京
Tel.03-6228-5352　港区東新橋

● 六本木レディースクリニック
Tel.0120-853-999　港区六本木

● 麻布モンテアールレディースクリニック
Tel.03-6804-3208　港区麻布十番

● 赤坂見附宮崎産婦人科
Tel.03-3478-6443　港区元赤坂

美馬レディースクリニック
Tel.03-6277-7397　港区赤坂

● 赤坂レディースクリニック
Tel.03-5545-4123　港区赤坂

● 山王病院 女性医療センター / リプロダクション・婦人科内視鏡治療センター
Tel.03-3402-3151　港区赤坂

● 表参道 ART クリニック
Tel.03-6433-5461　港区北青山

たて山レディスクリニック
Tel.03-3408-5526　港区南青山

● 東京 HART クリニック
Tel.03-5766-3660　港区南青山

● 北里研究所病院
Tel.03-3444-6161　港区白金

● 京野アートクリニック高輪
Tel.03-6408-4124　港区高輪

● 城南レディスクリニック品川
Tel.03-3440-5562　港区高輪

● 浅田レディース品川クリニック
Tel.03-3472-2203　港区港南

● にしたん ART クリニック 品川院
Tel.03-6712-3355　港区港南

● 秋葉原 ART Clinic
Tel.03-5807-6888　台東区上野

● よしひろウィメンズクリニック上野院
Tel.03-3834-8996　台東区東上野

あさくさ産婦人科クリニック
Tel.03-3844-9236　台東区西浅草

● 日本医科大学付属病院 女性診療科
Tel.03-3822-2131　文京区千駄木

● 順天堂大学医学部附属順天堂医院
Tel.03-3813-3111　文京区本郷

● 東京大学医学部附属病院
Tel.03-3815-5411　文京区本郷

● 東京科学大学病院
Tel.03-5803-5684　文京区湯島

中野レディースクリニック
Tel.03-5390-6030　北区王子

東京北医療センター
Tel.03-5963-3311　北区赤羽台

● 日暮里レディースクリニック
Tel.03-5615-1181　荒川区西日暮里

● 臼井医院 婦人科 リプロダクション外来
Tel.03-3605-0381　足立区東和

綾瀬駅前 臼井医院
Tel.03-5849-5540　足立区綾瀬

● 北千住 ART クリニック
Tel.03-6806-1808　足立区千住

アーク米山クリニック
Tel.03-3849-3333　足立区西新井栄町

● 真島クリニック
Tel.03-3849-4127　足立区関原

● あいウイメンズクリニック
Tel.03-3829-2522　墨田区錦糸

大倉医院
Tel.03-3611-4077　墨田区墨田

● 木場公園クリニック
Tel.03-5245-4122　江東区木場

東峯婦人クリニック
Tel.03-3630-0303　江東区木場

● 昭和大学江東豊洲病院
Tel.03-6204-6000　江東区豊洲

● 五の橋レディスクリニック
Tel.03-5836-2600　江東区亀戸

● 京野アートクリニック品川
Tel.03-6277-4124　品川区北品川

● クリニック飯塚
Tel.03-3495-8761　品川区西五反田

● はなおか IVF クリニック品川
Tel.03-5759-5112　品川区大崎

● 昭和大学病院
Tel.03-3784-8000　品川区旗の台

千葉県

北原産婦人科
Tel.047-465-5501　船橋市習志野台

共立習志野台病院
Tel.047-466-3018　船橋市習志野台

● 船橋駅前レディースクリニック
Tel.047-426-0077　船橋市本町

● 津田沼 IVF クリニック
Tel.047-455-3111　船橋市前原西

● くぼのや IVF クリニック
Tel.04-7136-2601　柏市柏

● 中野レディースクリニック
Tel.04-7162-0345　柏市柏

● さくらウィメンズクリニック
Tel.047-700-7077　浦安市北栄

● パークシティ吉田レディースクリニック
Tel.047-316-3321　浦安市明海

● 順天堂大学医学部附属浦安病院
Tel.047-353-3111　浦安市富岡

● そうクリニック
Tel.043-424-1103　四街道市大日

● 東邦大学医療センター佐倉病院
Tel.043-462-8811　佐倉市下志津

● 高橋レディースクリニック
Tel.043-463-2129　佐倉市ユーカリが丘

● 日吉台レディースクリニック
Tel.0476-92-1103　富里市日吉台

増田産婦人科
Tel.0479-73-1100　匝瑳市八日市場

旭中央病院
Tel.0479-63-8111　旭市イ

● 宗田マタニティクリニック
Tel.0436-24-4103　市原市根田

● 重城産婦人科小児科
Tel.0438-41-3700　木更津市万石

● 薬丸病院
Tel.0438-25-0381　木更津市富士見

● 亀田総合病院　ART センター
Tel.04-7092-2211　鴨川市東町

東京都

● 杉山産婦人科　丸の内
Tel.03-5222-1500　千代田区丸の内

あさひレディスクリニック
Tel.03-3251-3588　千代田区神田佐久間町

● 神田ウィメンズクリニック
Tel.03-6206-0065　千代田区神田鍛冶町

● 小畑会浜田病院
Tel.03-5280-1166　千代田区神田駿河台

三楽病院
Tel.03-3292-3981　千代田区神田駿河台

杉村レディースクリニック
Tel.03-3264-8686　千代田区五番町

● はやし ART クリニック半蔵門
Tel.03-5275-5500　千代田区一番町

エス・セットクリニック＜男性不妊専門＞
Tel.03-6262-0745　千代田区神田岩本町

● 日本橋ウィメンズクリニック
Tel.03-5201-1555　中央区日本橋

● にしたん ART クリニック 日本橋院
Tel.03-6281-6990　中央区日本橋

● Natural ART Clinic 日本橋
Tel.03-6262-5757　中央区日本橋

● 黒田インターナショナルメディカルリプロダクション
Tel.03-3555-5650　中央区新川

こやまレディースクリニック
Tel.03-5859-5975　中央区勝どき

● 銀座こうのとりレディースクリニック
Tel.03-5159-2077　中央区銀座

● さくら・はるねクリニック銀座
Tel.03-5250-6850　中央区銀座

● 両角レディースクリニック
Tel.03-5159-1101　中央区銀座

● オーク銀座レデイースクリニック
Tel.03-3567-0099　中央区銀座

HM レディースクリニック銀座
Tel.03-6264-4105　中央区銀座

● 銀座レデイースクリニック
Tel.03-3535-1117　中央区銀座

● 楠原ウィメンズクリニック
Tel.03-6274-6433　中央区銀座

● 銀座すずらん通りレディスクリニック
Tel.03-3569-7711　中央区銀座

銀座ウイメンズクリニック
Tel.03-5537-7600　中央区銀座

● 虎の門病院
Tel.03-3588-1111　港区虎ノ門

元町宮地クリニック＜男性不妊専門＞
Tel.045-263-9115 横浜市中区

● 馬車道レディスクリニック
Tel.045-228-1680 横浜市中区

● メディカルパーク横浜
Tel.045-232-4741 横浜市中区

● 横浜市立大学附属市民総合医療センター
Tel.045-261-5656 横浜市南区

● 福田ウイメンズクリニック
Tel.045-825-5525 横浜市戸塚区

塩崎産婦人科
Tel.046-889-1103 三浦市南下浦町

● 愛育レディーズクリニック
Tel.046-277-3316 大和市南林間

塩塚クリニック
Tel.046-228-4628 厚木市旭町

● 海老名レディースクリニック不妊センター
Tel.046-236-1105 海老名市中央

● 矢内原ウィメンズクリニック
Tel.0467-50-0112 鎌倉市大船

● 小田原マタニティクリニック
Tel.0465-35-1103 小田原市城山

● 湘南レディースクリニック
Tel.0466-55-5066 藤沢市鵠沼花沢町

● 山下湘南夢クリニック
Tel.0466-55-5011 藤沢市鵠沼石上

● 藤沢 IVF クリニック
Tel.0466-47-2101 藤沢市藤沢

● メディカルパーク湘南
Tel.0466-41-0331 藤沢市湘南台

● 神奈川ARTクリニック
Tel.042-701-3855 相模原市南区

● 北里大学病院
Tel.042-778-8415 相模原市南区

● ソフィアレディスクリニック
Tel.042-776-3636 相模原市中央区

長谷川レディースクリニック
Tel.042-700-5680 相模原市緑区

● 下田産婦人科医院
Tel.0467-82-6781 茅ヶ崎市幸町

みうらレディースクリニック
Tel.0467-59-4103 茅ヶ崎市東海岸南

湘南茅ヶ崎ARTレディースクリニック
Tel.0467-81-5726 茅ヶ崎市浜見平

平塚市民病院
Tel.0463-32-0015 平塚市南原

牧野クリニック
Tel.0463-21-2364 平塚市八重咲町

● 須藤産婦人科医院
Tel.0463-77-7666 秦野市南矢名

伊勢原協同病院
Tel.0463-94-2111 伊勢原市田中

● 東海大学医学部附属病院
Tel.0463-93-1121 伊勢原市下糟屋

● … 体外受精以上の生殖補助医療実施施設

西島産婦人科医院
Tel.0426-61-6642 八王子市千人町

● みむろウィメンズクリニック
Tel.042-710-3609 町田市原町田

● ひろいウィメンズクリニック
Tel.042-850-9027 町田市森野

松岡レディスクリニック
Tel.042-479-5656 東久留米市東本町

● こまちレディースクリニック
Tel.042-357-3535 多摩市落合

レディースクリニックマリアヴィラ
Tel.042-566-8827 東大和市上北台

神奈川県

日本医科大学武蔵小杉病院
Tel.044-733-5181 川崎市中原区

● Noah ART クリニック武蔵小杉
Tel.044-739-4122 川崎市中原区

ベルズレディースクリニック
Tel.044-930-5011 川崎市多摩区

● 南生田レディースクリニック
Tel.044-930-3223 川崎市多摩区

● 新百合ヶ丘総合病院
Tel. 044-322-9991 川崎市麻生区

● 聖マリアンナ医科大学病院 生殖医療センター
Tel.044-977-8111 川崎市宮前区

● メディカルパークベイフロント横浜
Tel.045-620-6322 横浜市西区

● みなとみらい夢クリニック
Tel.045-228-3131 横浜市西区

● コシ産婦人科
Tel.045-432-2525 横浜市神奈川区

● 神奈川レディースクリニック
Tel.045-290-8666 横浜市神奈川区

● にしたん ART クリニック 横浜院
Tel.045-620-5731 横浜市神奈川区

● 菊名西口医院
Tel.045-401-6444 横浜市港北区

● アモルクリニック
Tel.045-475-1000 横浜市港北区

● なかむらアートクリニック
Tel.045-534-8534 横浜市港北区

● 綱島ゆめみ産婦人科
Tel.050-1807-0053 横浜市港北区

● CM ポートクリニック
Tel.045-948-3761 横浜市都筑区

かもい女性総合クリニック
Tel.045-929-3700 横浜市都筑区

● 産婦人科クリニック さくら
Tel.045-911-9936 横浜市青葉区

● 田園都市レディースクリニック あざみ野本院
Tel.045-905-5524 横浜市青葉区

● 済生会横浜市東部病院
Tel.045-576-3000 横浜市鶴見区

新中野女性クリニック
Tel.03-3384-3281 中野区本町

河北総合病院
Tel.03-3339-2121 杉並区阿佐谷北

● 東京衛生アドベンチスト病院附属 めぐみクリニック
Tel.03-5335-6401 杉並区天沼

● 荻窪病院 虹クリニック
Tel.03-5335-6577 杉並区荻窪

● 明大前アートクリニック
Tel.03-3325-1155 杉並区和泉

● 慶愛クリニック
Tel.03-3987-3090 豊島区東池袋

● 松本レディース IVF クリニック
Tel.03-6907-2555 豊島区東池袋

● 池袋えざきレディースクリニック
Tel.03-5911-0034 豊島区池袋

小川クリニック
Tel.03-3951-0356 豊島区南長崎

● 帝京大学医学部附属病院
Tel.03-3964-1211 板橋区加賀

● 日本大学医学部附属板橋病院
Tel.03-3972-8111 板橋区大谷口上町

● ときわ台レディースクリニック
Tel.03-5915-5207 板橋区常盤台

渡辺産婦人科医院
Tel.03-5399-3008 板橋区高島平

● ウィメンズ・クリニック大泉学園
Tel.03-5935-1010 練馬区東大泉

● 花みずきウィメンズクリニック吉祥寺
Tel.0422-27-2965 武蔵野市吉祥寺本町

● うすだレディースクリニック
Tel.0422-28-0363 武蔵野市吉祥寺本町

● 武蔵境いわもと婦人科クリニック
Tel.0422-31-3737 武蔵野市境南町

● 杏林大学医学部附属病院
Tel.0422-47-5511 三鷹市新川

● ウィメンズクリニック神野
Tel.042-480-3105 調布市国領町

● 貝原レディースクリニック
Tel.042-426-1103 調布市布田

● 幸町 IVF クリニック
Tel.042-365-0341 府中市府中町

● 国分寺ウーマンズクリニック
Tel.042-325-4124 国分寺市本町

● ジュンレディースクリニック小平
Tel.042-329-4103 小平市喜平町

● 立川 ART レディースクリニック
Tel.042-527-1124 立川市曙町

● 井上レディスクリニック
Tel.042-529-0111 立川市富士見町

● 八王子 ART クリニック
Tel.042-649-5130 八王子市横山町

みなみ野レディースクリニック
Tel.042-632-8044 八王子市西片倉

南大沢婦人科ヒフ科クリニック
Tel.0426-74-0855 八王子市南大沢

PICK UP!

関東地方 / ピックアップ クリニック

埼玉県

❖ 秋山レディースクリニック

さいたま市

Tel.048-663-0005 さいたま市大宮区大成町 3-542

since 2003.2

診療日		月	火	水	木	金	土	日	祝祭日
	am	●	●	-	●	●	●	-	-
	pm	●	●	-	●	●	-	-	-

予約受付時間 8 9 10 11 12 13 14 15 16 17 18 19 20 21 時

自由診療の料金
体外受精費用 20万円~
顕微授精費用 25万円~

保険：一般不妊治療 … ○
保険：体外受精 ……… ○
保険：顕微授精 ……… ○
男性不妊 ……………… ×
不育症 ………………… ○
漢方薬の扱い ………… ○
治療費の公開 ………… ○
妊婦健診 ……………… ×

自由：体外受精 ……… ○
自由：顕微授精 ……… ○
調節卵巣刺激法 ……… ○
低刺激・自然周期法 … ×
着床不全 ……………… ○
勉強会・説明会 ……… ×
PICSI ………………… ×
IMSI…………………… ×

タイムラプス型インキュベーター ×
ERA検査 …………… ○
EMMA・ALICE検査 … ○
SEET法 …………… ×
子宮内膜スクラッチ … ○
PRP ………………… ×
PGT-A ……………… ×
子宮内フローラ検査 … ○

[各項目のチェックについて] ○ … 実施している ● … 常に力を入れて実施している △ … 検討中である × … 実施していない

千葉県

❖ 高橋ウイメンズクリニック

千葉市

Tel.043-243-8024　千葉市中央区新町18-14 千葉新町ビル6F　since 1999.4

診療日		月	火	水	木	金	土	日	祝祭日
	am	●	●	●	●	●	●	-	-
	pm	●	●	-	●	●	-	-	-

予約受付時間	8	9	10	11	12	13	14	15	16	17	18	19	20	21

自由診療の料金

体外受精費用　25万～35万円
顕微授精費用　30万～45万円

保険：一般不妊治療 … ○	自由：体外受精 ……… ○	タイムラプス型インキュベーター ○
保険：体外受精 ……… ○	自由：顕微授精 ……… ○	ERA検査 …………… ○
保険：顕微授精 ……… ○	調節卵巣刺激法 ……… ○	EMMA・ALICE検査 … ×
男性不妊 ……………… ○	低刺激・自然周期法 … ○	SEET法 …………… ○
不育症 ………………… ○	着床不全 …………… ○	子宮内膜スクラッチ … ○
漢方薬の扱い ………… ○	勉強会・説明会 ……… ○	PRP ……………… ○
治療費の公開 ………… ○	PICSI ……………… ○	PGT-A …………… ○
妊婦健診 …………… ×	IMSI ……………… ×	子宮内フローラ検査 … ○

❖ 西船橋こやまウィメンズクリニック

船橋市

Tel.047-495-2050　船橋市印内町 638-1 ビューエクセレント 2F　since 2020.1

診療日		月	火	水	木	金	土	日	祝祭日
	am	●	●	-	●	●	●	-	●
	pm	▲	●	-	●	▲	-	-	-

予約受付時間	8	9	10	11	12	13	14	15	16	17	18	19	20	21時

▲月、金曜日午後は 10:00 ～ 18:00 まで。

自由診療の料金

体外受精費用　30万～35万円
顕微授精費用　35万～45万円

保険：一般不妊治療 … ○	自由：体外受精 ……… ●	タイムラプス型インキュベーター ●
保険：体外受精 ……… ○	自由：顕微授精 ……… ●	ERA検査 …………… ●
保険：顕微授精 ……… ○	調節卵巣刺激法 ……… ●	EMMA・ALICE検査 … ●
男性不妊 ……………… ×	低刺激・自然周期法 … ○	SEET法 …………… ○
不育症 ………………… ○	着床不全 …………… ○	子宮内膜スクラッチ … ○
漢方薬の扱い ………… ×	勉強会・説明会 ……… ○	PRP ……………… △
治療費の公開 ………… ○	PICSI ……………… ×	PGT-A …………… ●
妊婦健診 …………… ×	IMSI ……………… ×	子宮内フローラ検査 … △

❖ 中野レディースクリニック

柏市

Tel.04-7162-0345　柏市柏 2-10-11-1F　since 2005.4

診療日		月	火	水	木	金	土	日	祝祭日
	am	●	●	●	●	●	●	-	-
	pm	●	▲	●	▲	●	-	-	-

予約受付時間	8	9	10	11	12	13	14	15	16	17	18	19	20	21時

▲火・木曜は 17:00 まで

自由診療の料金

体外受精費用　40万～50万円
顕微授精費用　50万～60万円

保険：一般不妊治療 … ●	自由：体外受精 ……… ●	タイムラプス型インキュベーター ●
保険：体外受精 ……… ●	自由：顕微授精 ……… ●	ERA検査 …………… ×
保険：顕微授精 ……… ●	調節卵巣刺激法 ……… ●	EMMA・ALICE検査 … ×
男性不妊…○連携施設あり	低刺激・自然周期法 … ●	SEET法 …………… ●
不育症 ………………… ×	着床不全 …………… ●	子宮内膜スクラッチ … ○
漢方薬の扱い ………… ○	勉強会・説明会 ……… △	PRP ……………… ×
治療費の公開 ………… ○	PICSI ……………… ×	PGT-A …………… ●
妊婦健診……● 14週まで	IMSI ……………… ×	子宮内フローラ検査 … △

❖ パークシティ吉田レディースクリニック

浦安市

Tel.047-316-3321　浦安市明海 5-7-5 パークシティ東京ベイ新浦安ドクターズベイ　since 2004.5

診療日		月	火	水	木	金	土	日	祝祭日
	am	●	●	●	●	●	●	▲	▲
	pm	●	-	●	-	●	-	-	-

予約受付時間	8	9	10	11	12	13	14	15	16	17	18	19	20	21時

▲日曜・祝日は予約診療。

自由診療の料金

体外受精費用　35万～50万円
顕微授精費用　－

保険：一般不妊治療 … ○	自由：体外受精 ……… ○	タイムラプス型インキュベーター ×
保険：体外受精 ……… ○	自由：顕微授精 ……… ×	ERA検査 …………… ×
保険：顕微授精 ……… ×	調節卵巣刺激法 ……… ○	EMMA・ALICE検査 … ×
男性不妊…○連携施設あり	低刺激・自然周期法 … ○	SEET法 …………… ○
不育症 ………………… ○	着床不全 …………… ○	子宮内膜スクラッチ … ○
漢方薬の扱い ………… ○	勉強会・説明会 ……… ○	PRP ……………… ×
治療費の公開 ………… ○	PICSI ……………… ×	PGT-A …………… ×
妊婦健診……○ 32週まで	IMSI ……………… ×	子宮内フローラ検査 … ×

東京都

❖Natural ART Clinic 日本橋

中央区

Tel.03-6262-5757　中央区日本橋 2-7-1 東京日本橋タワー 8F　since 2016.2

診療日		月	火	水	木	金	土	日	祝祭日
	am	●	●	●	●	●	●	●	●
	pm	-	●	●	●	●	-	-	-

診療受付時間	8	9	10	11	12	13	14	15	16	17	18	19	20	21時

自由診療の料金

HP を参照

保険：一般不妊治療 … ○	自由：体外受精 ……… ●	タイムラプス型インキュベーター ●
保険：体外受精 ……… ○	自由：顕微授精 ……… ●	ERA検査 …………… ×
保険：顕微授精 ……… ○	調節卵巣刺激法 ……… ○	EMMA・ALICE検査 … ×
男性不妊 ……………… ○	低刺激・自然周期法 … ●	SEET法 …………… ×
不育症 ………………… ×	着床不全 …………… ○	子宮内膜スクラッチ … ×
漢方薬の扱い ………… ×	勉強会・説明会 ……… ●	PRP ……………… ×
治療費の公開 ………… ○	PICSI ……………… ×	PGT-A …………… ×
妊婦健診 ………○9週まで	IMSI ……………… ●	子宮内フローラ検査 … ×

❖ 新橋夢クリニック

港区

Tel.03-3593-2121　港区新橋 2-5-1 EXCEL 新橋　since 2007.4

診療日		月	火	水	木	金	土	日	祝祭日
	am	●	●	●	●	●	●	●	●
	pm	●	●	-	●	●	-	-	-

予約受付時間	8	9	10	11	12	13	14	15	16	17	18	19	20	21時

自由診療の料金

HP を参照

保険：一般不妊治療 … ○	自由：体外受精 ……… ●	タイムラプス型インキュベーター ●
保険：体外受精 ……… ●	自由：顕微授精 ……… ●	ERA検査 …………… ○
保険：顕微授精 ……… ●	調節卵巣刺激法 ……… ○	EMMA・ALICE検査 … ○
男性不妊 ……………… ○	低刺激・自然周期法 … ●	SEET法 …………… ×
不育症 ………………… ○	着床不全 …………… ○	子宮内膜スクラッチ … ×
漢方薬の扱い ………… ○	勉強会・説明会 ……… ○	PRP ……………… ×
治療費の公開 ………… ○	PICSI ……………… △	PGT-A …………… ●
妊婦健診 …… ○9週まで	IMSI ……………… △	子宮内フローラ検査 … ○

❖ 北千住ARTクリニック

足立区

Tel.03-6806-1808　足立区千住 1-18-9 タワーフロント北千住4F　since 2023.6

診療日		月	火	水	木	金	土	日	祝祭日
	am	●	●	●	●	-	●	▲	
	pm	●	●	●	●	-	●	-	-

予約受付時間	8	9	10	11	12	13	14	15	16	17	18	19	20	21時

WEB予約制（不妊治療のみ）　▲：第 1、3、5日曜・祝日は診療

自由診療の料金

HP を参照

保険：一般不妊治療 … ●	自由：体外受精 ……… ●	タイムラプス型インキュベーター ●
保険：体外受精 ……… ●	自由：顕微授精 ……… ●	ERA検査 …………… △
保険：顕微授精 ……… ●	調節卵巣刺激法 ……… ●	EMMA・ALICE検査 … △
男性不妊…○連携施設あり	低刺激・自然周期法 … ●	SEET法 …………… △
不育症 ………………… ○	着床不全 …………… ○	子宮内膜スクラッチ … △
漢方薬の扱い ………… ○	勉強会・説明会 ……… ×	PRP ……………… △
治療費の公開 ………… ○	PICSI ……………… △	PGT-A …………… △
妊婦健診 …………… ×	IMSI ……………… △	子宮内フローラ検査 … ○

[各項目のチェックについて]　○ … 実施している　● … 常に力を入れて実施している　△ … 検討中である　× … 実施していない

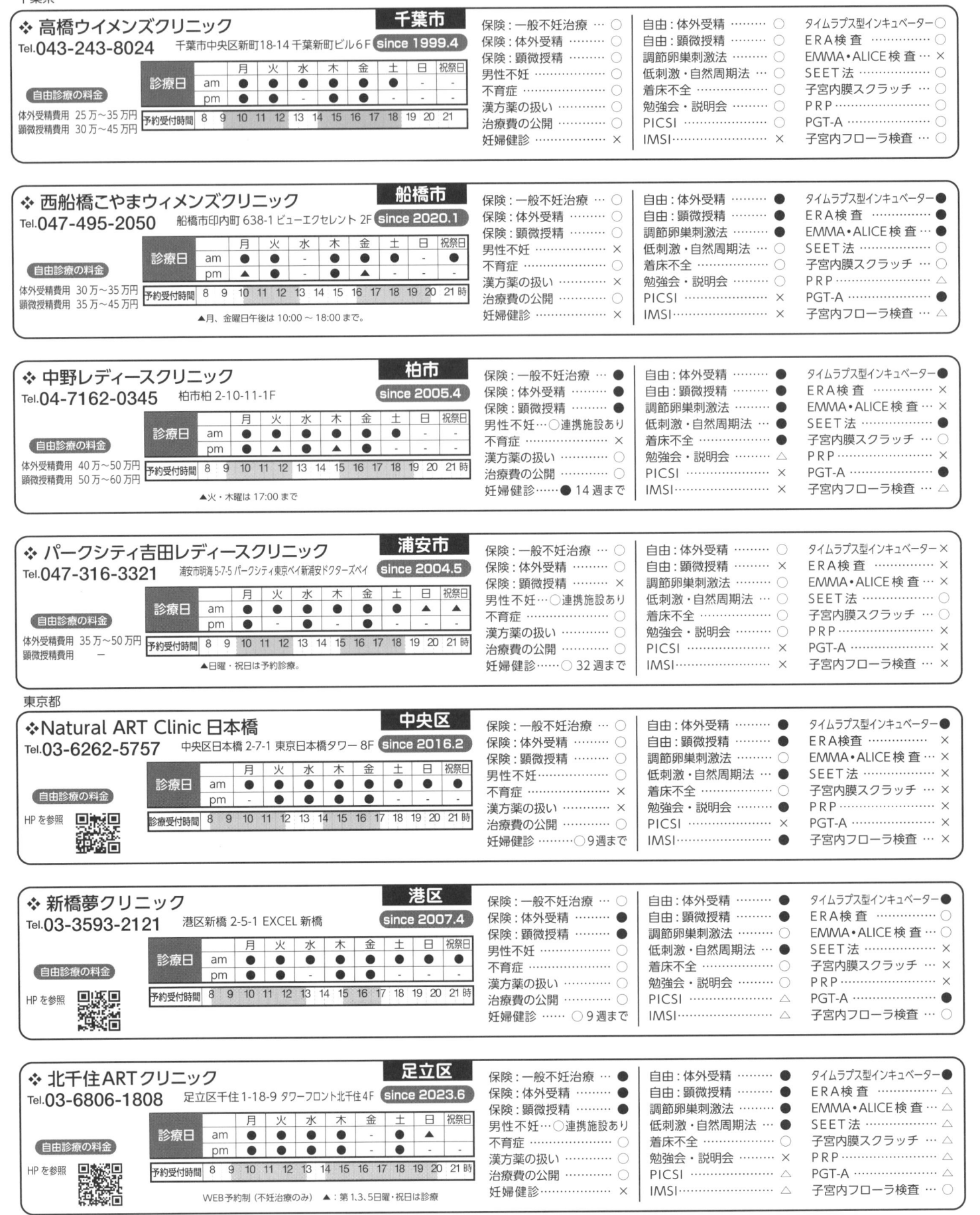

PICK UP!

関東地方 / ピックアップ クリニック

東京都

❖ 田中レディスクリニック渋谷 　渋谷区

Tel.03-5413-8067 　渋谷区宇田川町 20-11 渋谷三葉ビル 4F 　since 2024.2

医師 2 名　培養士 3 名
心理士 0 名

料金目安

初診費用　3000 円~
体外受精費用　33 万円~
顕微授精費用　36 万円~

診療日		月	火	水	木	金	土	日	祝祭日
	am	●	●	-	●	●	●	▲	▲
	pm	●	●	-	●	●	★	●	●

予約受付時間　8　9　10　11　12　13　14　15　16　17　18　19　20　21 時

▲日・祝日は 8:30 ~ 13:30 まで。★土曜午後は 14:30 ~ 16:30 まで

保険：一般不妊治療	●	自由：体外受精	●	タイムラプス型インキュベーター	●
保険：体外受精	●	自由：顕微授精	●	ERA検査	○
保険：顕微授精	●	調節卵巣刺激法	○	EMMA・ALICE 検査	○
男性不妊	○連携施設あり	低刺激・自然周期法	●	SEET 法	○
不育症	○	着床不全	●	子宮内膜スクラッチ	○
漢方薬の扱い	●	勉強会・説明会	●	PRP	○
治療費の公開	●	PICSI	●	PGT-A	△
妊婦健診	● 9 週まで	IMSI	●	子宮内フローラ検査	△

❖ 峯レディースクリニック 　目黒区

Tel.03-5731-8161 　目黒区自由が丘 2-10-4 ミルシェ自由が丘 4F 　since 2017.6

自由診療の料金

体外受精費用　30 万~40 万円
顕微授精費用　35 万~50 万円

診療日		月	火	水	木	金	土	日	祝祭日
	am	●	●	●	●	●	●	-	-
	pm	●	●	●	●	-	-	-	-

予約受付時間　8　9　10　11　12　13　14　15　16　17　18　19　20　21 時

保険：一般不妊治療	○	自由：体外受精	●	タイムラプス型インキュベーター	●
保険：体外受精	○	自由：顕微授精	●	ERA検査	●
保険：顕微授精	○	調節卵巣刺激法	●	EMMA・ALICE 検査	●
男性不妊	○	低刺激・自然周期法	○	SEET 法	×
不育症	●	着床不全	○	子宮内膜スクラッチ	×
漢方薬の扱い	○	勉強会・説明会 (WEB)	●	PRP	○
治療費の公開	●	PICSI	○	PGT-A	●
妊婦健診	○ 10 週まで	IMSI	×	子宮内フローラ検査	×

❖ 三軒茶屋ウィメンズクリニック 　世田谷区

Tel.03-5779-7155 　世田谷区太子堂 1-12-34-2F 　since 2011.2

自由診療の料金

体外受精費用　27 万円~
顕微授精費用　35 万~45 万円

診療日		月	火	水	木	金	土	日	祝祭日
	am	●	●	●	●	●	●	-	-
	pm	●	●	●	-	●	-	-	-

予約受付時間　8　9　10　11　12　13　14　15　16　17　18　19　20　21 時

保険：一般不妊治療	○	自由：体外受精	●	タイムラプス型インキュベーター	●
保険：体外受精	○	自由：顕微授精	●	ERA検査	●
保険：顕微授精	○	調節卵巣刺激法	●	EMMA・ALICE 検査	●
男性不妊	○連携施設あり	低刺激・自然周期法	●	SEET 法	○
不育症	○	着床不全	●	子宮内膜スクラッチ	○
漢方薬の扱い	○	勉強会・説明会	●	PRP	●
治療費の公開	○	PICSI	○	PGT-A	●
妊婦健診	○ 10 週まで	IMSI	×	子宮内フローラ検査	×

❖ にしたんARTクリニック 新宿院 　新宿区

Tel.0120-542-202 　新宿区新宿 3-25-1 ヒューリック新宿ビル 10F 　since 2022.6

自由診療の料金

HPを参照

診療日		月	火	水	木	金	土	日	祝祭日
	am	●	●	●	●	●	●	●	●
	pm	●	●	●	●	●	▲	▲	▲

予約受付時間　8　9　10　11　12　13　14　15　16　17　18　19　20　21 時

診療時間 :9:00 ~22:00、▲土・日・祝のみ午後18:00 まで
受付時間：診療最終時間の1時間前まで。

保険：一般不妊治療	●	自由：体外受精	●	タイムラプス型インキュベーター	●
保険：体外受精	●	自由：顕微授精	●	ERA検査	●
保険：顕微授精	●	調節卵巣刺激法	●	EMMA・ALICE 検査	●
男性不妊	×	低刺激・自然周期法	●	SEET 法	●
不育症	●	着床不全	○	子宮内膜スクラッチ	●
漢方薬の扱い	×	勉強会・説明会	△	PRP	×
治療費の公開	○	PICSI	●	PGT-A	×
妊婦健診	×	IMSI	●	子宮内フローラ検査	○

❖ 明大前アートクリニック 　杉並区

Tel.03-3325-1155 　杉並区和泉 2-7-1 甘酒屋ビル 2F 　since 2017.12

自由診療の料金

体外受精費用　30 万~50 万円
顕微授精費用　40 万~60 万円

診療日		月	火	水	木	金	土	日	祝祭日
	am	●	●	●	●	●	●	-	-
	pm	●	★	●	★	●	▲	-	-

予約受付時間　8　9　10　11　12　13　14　15　16　17　18　19　20　21 時

★火・木曜は 18:00 まで、▲土曜は 17:00 まで

保険：一般不妊治療	○	自由：体外受精	●	タイムラプス型インキュベーター	●
保険：体外受精	○	自由：顕微授精	●	ERA検査	○
保険：顕微授精	○	調節卵巣刺激法	●	EMMA・ALICE 検査	○
男性不妊	●連携施設あり	低刺激・自然周期法	●	SEET 法	○
不育症	○	着床不全	●	子宮内膜スクラッチ	○
漢方薬の扱い	○	勉強会・説明会	○	PFC-FD	○
治療費の公開	○	PICSI	○	PGT-A	●
妊婦健診	○ 8 ~ 9 週まで	IMSI	×	子宮内フローラ検査	○

❖ 松本レディースIVFクリニック 　豊島区

Tel.03-5958-5633 　豊島区東池袋 1-13-6 ロクマルゲートビル池袋 5・6F 　since 1999.12

自由診療の料金

体外受精費用　27 万円~
顕微授精費用　29 万円~

診療日		月	火	水	木	金	土	日	祝祭日
	am	●	●	●	●	●	★	▲	▲
	pm	●	●	-	●	●	★	-	-

予約受付時間　8　9　10　11　12　13　14　15　16　17　18　19　20　21 時

★土曜は 8:15 ~ 11:30、13:45 ~ 16:00
▲日・祝日は 8:15 ~ 11:30（予約のみ）

保険：一般不妊治療	○	自由：体外受精	●	タイムラプス型インキュベーター	●
保険：体外受精	○	自由：顕微授精	●	ERA検査	●
保険：顕微授精	○	調節卵巣刺激法	●	EMMA・ALICE 検査	●
男性不妊	●	低刺激・自然周期法	●	SEET 法	△
不育症	○	着床不全	●	子宮内膜スクラッチ	×
漢方薬の扱い	●	勉強会・説明会	○	PRP	●
治療費の公開	●	PICSI	×	PGT-A	●
妊婦健診	×	IMSI	×	子宮内フローラ検査	●

❖ 幸町IVFクリニック 　府中市

Tel.042-365-0341 　府中市府中町 1丁目 18-17 コンテント府中 1F2F 　since 1990.4

自由診療の料金

体外受精費用　27 万~35 万円
顕微授精費用　35 万~45 万円

診療日		月	火	水	木	金	土	日	祝祭日
	am	-	●	●	●	●	●	●	-
	pm	-	●	●	●	●	▲	▲	-

予約受付時間　8　9　10　11　12　13　14　15　16　17　18　19　20　21 時

保険：一般不妊治療	△	自由：体外受精	●	タイムラプス型インキュベーター	●
保険：体外受精	●	自由：顕微授精	●	ERA検査	●
保険：顕微授精	●	調節卵巣刺激法	●	EMMA・ALICE 検査	●
男性不妊	○連携施設あり	低刺激・自然周期法	●	SEET 法	×
不育症	○	着床不全	●	子宮内膜スクラッチ	○
漢方薬の扱い	○	勉強会・説明会	●	PRP	●
治療費の公開	●	PICSI	×	PGT-A	●
妊婦健診	○ 10 週まで	IMSI	×	子宮内フローラ検査	●

[各項目のチェックについて]　○ … 実施している　● … 常に力を入れて実施している　△ … 検討中である　× … 実施していない

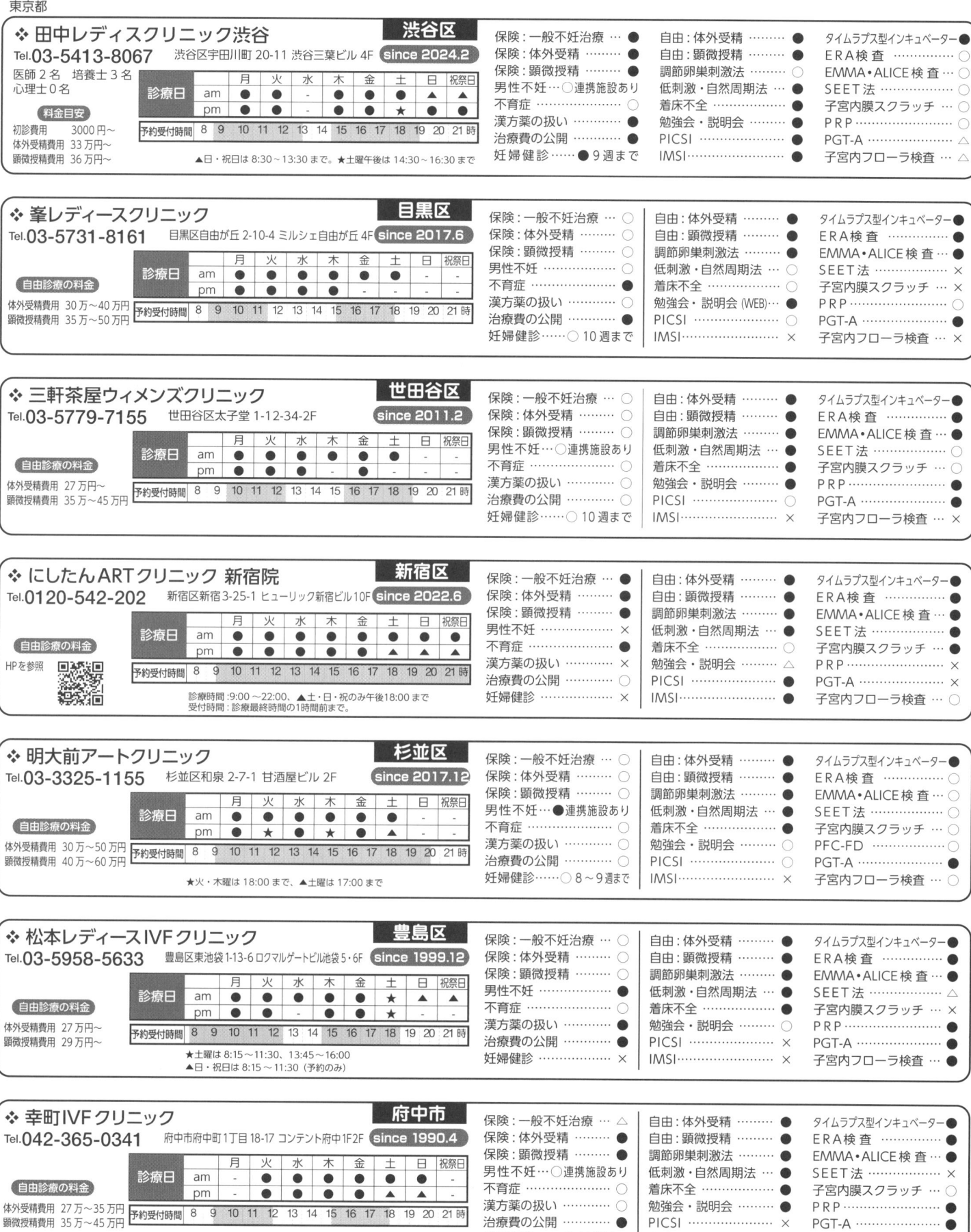

PICK UP!

関東地方 / ピックアップ クリニック

東京都

❖ みむろウィメンズクリニック

町田市

Tel.042-710-3609　町田市中町1-2-5 SHELL MIYAKO V 2F　since 2006.7

診療日		月	火	水	木	金	土	日	祝祭日
	am	●	●	●	●	●	●	-	-
	pm	●	▲	●	▲	●	-	-	-

予約受付時間	8	9	10	11	12	13	14	15	16	17	18	19	20	21 時

▲火・木曜午後は再診患者さんのための相談及び検査の時間

自由診療の料金

体外受精費用　20万円～
顕微授精費用　30万円～

保険：一般不妊治療	○	自由：体外受精	●	タイムラプス型インキュベーター	○
保険：体外受精	○	自由：顕微授精	●	ERA検査	●
保険：顕微授精	○	調節卵巣刺激法	●	EMMA・ALICE検査	●
男性不妊	○連携施設あり	低刺激・自然周期法	●	SEET法	○
不育症	○	着床不全	●	子宮内膜スクラッチ	●
漢方薬の扱い	○	勉強会・説明会	○	PRP	●
治療費の公開	○	PICSI	×	PGT-A	●
妊婦健診	○ 10週まで	IMSI	○	子宮内フローラ検査	●

神奈川県

❖ 神奈川レディースクリニック

横浜市

Tel.045-290-8666　横浜市神奈川区西神奈川1-11-5 ARTVISTA横浜ビル　since 2003.6

診療日		月	火	水	木	金	土	日	祝祭日
	am	●	●	●	▲	●	●	▲	●
	pm	●	●	●	▲	●	-	-	-

受付時間	8	9	10	11	12	13	14	15	16	17	18	19	20	21 時

※時間予約制導入（当日受付もあり）　※土・日（第2・第4）・祝日の午前は8:30～12:00、午後休診、水曜午後は14:00～19:30　▲木曜、第1・第3・第5日曜の午前は予約制

自由診療の料金

体外受精費用　28万円～
顕微授精費用　34万～46万円

保険：一般不妊治療	●	自由：体外受精	●	タイムラプス型インキュベーター	●
保険：体外受精	●	自由：顕微授精	●	ERA検査	●
保険：顕微授精	●	調節卵巣刺激法	●	EMMA・ALICE検査	●
男性不妊	●連携施設あり	低刺激・自然周期法	●	SEET法	●
不育症	●	着床不全	●	子宮内膜スクラッチ	○
漢方薬の扱い	○	勉強会・説明会	△	PRP	●
治療費の公開	●	PICSI	○	PGT-A	●
妊婦健診	×	IMSI	●	子宮内フローラ検査	●

❖ 馬車道レディスクリニック

横浜市

Tel.045-228-1680　横浜市中区相生町4-65-3 馬車道メディカルスクエア5F　since 2001.4

診療日		月	火	水	木	金	土	日	祝祭日
	am	●	-	●	●	●	●	●	-
	pm	●	-	●	●	●	-	-	-

予約受付時間	8	9	10	11	12	13	14	15	16	17	18	19	20	21 時

※予約受付は WEB にて 24 時間対応

自由診療の料金

体外受精費用　25万～30万円
顕微授精費用　32万～37万円

保険：一般不妊治療	○	自由：体外受精	○	タイムラプス型インキュベーター	△
保険：体外受精	○	自由：顕微授精	○	ERA検査	○
保険：顕微授精	○	調節卵巣刺激法	○	EMMA・ALICE検査	○
男性不妊	○連携施設あり	低刺激・自然周期法	○	SEET法	△
不育症	×	着床不全	×	子宮内膜スクラッチ	△
漢方薬の扱い	○	勉強会・説明会	○	PRP	×
治療費の公開	○	PICSI	×	PGT-A	×
妊婦健診	○ 8週まで	IMSI	×	子宮内フローラ検査	○

❖ メディカルパーク横浜

横浜市

Tel.045-232-4741　横浜市中区桜木町1-1-8 日石横浜ビル4F　since 2019.5

診療日		月	火	水	木	金	土	日	祝祭日
	am	●	●	●	●	●	●	-	●
	pm	●	●	●	●	●	●	-	●

予約受付時間	8	9	10	11	12	13	14	15	16	17	18	19	20	21 時

自由診療の料金

HP を参照
https://medicalpark-yokohama.com

保険：一般不妊治療	●	自由：体外受精	●	タイムラプス型インキュベーター	●
保険：体外受精	●	自由：顕微授精	●	ERA検査	○
保険：顕微授精	●	調節卵巣刺激法	●	EMMA・ALICE検査	○
男性不妊	○連携施設あり	低刺激・自然周期法	○	SEET法	×
不育症	○	着床不全	○	子宮内膜スクラッチ	×
漢方薬の扱い	×	勉強会・説明会	△	PRP	×
治療費の公開	○	PICSI	○	PGT-A	○
妊婦健診	×	IMSI	×	子宮内フローラ検査	○

❖ 福田ウイメンズクリニック

横浜市

Tel.045-825-5525　横浜市戸塚区品濃町549-2 三宅ビル7F　since 1993.8

診療日		月	火	水	木	金	土	日	祝祭日
	am	●	●	●	●	●	●	-	-
	pm	●	●	●	-	●	-	-	-

予約受付時間	8	9	10	11	12	13	14	15	16	17	18	19	20	21 時

※卵巣刺激のための注射は日曜日・祝日も行います

自由診療の料金

体外受精費用　25万～30万円
顕微授精費用　30万～35万円

保険：一般不妊治療	●	自由：体外受精	●	タイムラプス型インキュベーター	△
保険：体外受精	●	自由：顕微授精	●	ERA検査	●
保険：顕微授精	●	調節卵巣刺激法	●	EMMA・ALICE検査	●
男性不妊	●連携施設あり	低刺激・自然周期法	○	SEET法	×
不育症	●	着床不全	●	子宮内膜スクラッチ	×
漢方薬の扱い	○	勉強会・説明会	△	PRP	×
治療費の公開	●	PICSI	×	PGT-A	●
妊婦健診	● 8週まで	IMSI	×	子宮内フローラ検査	●

❖ 湘南レディースクリニック

藤沢市

Tel.0466-55-5066　藤沢市鵠沼花沢町1-12 第5相澤ビル5F 6F　since 2007.9

診療日		月	火	水	木	金	土	日	祝祭日
	am	●	●	●	●	●	●	●	-
	pm	●	●	●	●	●	-	-	-

予約受付時間	8	9	10	11	12	13	14	15	16	17	18	19	20	21 時

※予約受付は WEB にて 24 時間対応

自由診療の料金

体外受精費用　15万～65万円
顕微授精費用　21万～80万円

保険：一般不妊治療	●	自由：体外受精	●	タイムラプス型インキュベーター	△
保険：体外受精	●	自由：顕微授精	●	ERA検査	△
保険：顕微授精	●	調節卵巣刺激法	●	EMMA・ALICE検査	△
男性不妊	●連携施設あり	低刺激・自然周期法	●	SEET法	●
不育症	●	着床不全	●	子宮内膜スクラッチ	●
漢方薬の扱い	○	勉強会・説明会	●	PRP	△
治療費の公開	○	PICSI	●	PGT-A	△
妊婦健診	○ 32週まで	IMSI	×	子宮内フローラ検査	●

［各項目のチェックについて］　○ … 実施している　● … 常に力を入れて実施している　△ … 検討中である　× … 実施していない

大垣市民病院
Tel.0584-81-3341　大垣市南頬町

久美愛厚生病院
Tel.0577-32-1115　高山市中切町

● 中西ウィメンズクリニック
Tel.0572-25-8882　多治見市大正町

とまつレディースクリニック
Tel.0574-61-1138　可児市広見

● ぎなんレディースクリニック
Tel.058-201-5760　羽島郡岐南町

● 松波総合病院
Tel.058-388-0111　羽島郡笠松町

静岡県

● いながきレディースクリニック
Tel.055-926-1709　沼津市宮前町

● 沼津市立病院
Tel.055-924-5100　沼津市東椎路春ノ木

● 岩端医院
Tel.055-962-1368　沼津市大手町

● かぬき岩端医院
Tel.055-932-8189　沼津市下香貫前原

● 三島レディースクリニック
Tel.055-991-0770　三島市南本町

● 共立産婦人科医院
Tel.0550-82-2035　御殿場市二枚橋

● 富士市立中央病院
Tel.0545-52-1131　富士市高島町

● 長谷川産婦人科医院
Tel.0545-53-7575　富士市吉原

宮崎クリニック
Tel.0545-66-3731　富士市松岡

静岡市立静岡病院
Tel.054-253-3125　静岡市葵区

レディースクリニック古川
Tel.054-249-3733　静岡市葵区

● 静岡レディースクリニック
Tel.054-251-0770　静岡市葵区

● 静岡赤十字病院
Tel.054-254-4311　静岡市葵区

● 菊池レディースクリニック
Tel.054-272-4124　静岡市葵区

● 俵 IVF クリニック
Tel.054-288-2882　静岡市駿河区

静岡市立清水病院
Tel.054-336-1111　静岡市清水区

● 焼津市立総合病院
Tel.054-623-3111　焼津市道原

● 聖隷浜松病院
Tel.053-474-2222　浜松市中区

● アクトタワークリニック
Tel.053-413-1124　浜松市中区

● 西村ウイメンズクリニック
Tel.053-479-0222　浜松市中区

水本レディスクリニック
Tel.053-433-1103　浜松市東区

● 浜松医科大学病院
Tel.053-435-2309　浜松市東区

● 西垣 ART クリニック
Tel.0538-33-4455　磐田市中泉

愛知県

● 豊橋市民病院
Tel.0532-33-6111　豊橋市青竹町

● つつじが丘ウイメンズクリニック
Tel.0532-66-5550　豊橋市つつじが丘

● 竹内ARTクリニック
Tel.0532-52-3463　豊橋市新本町

豊川市民病院
Tel.0533-86-1111　豊川市八幡町

● ART クリニックみらい
Tel.0564-24-9293　岡崎市大樹寺

● 八千代病院
Tel.0566-97-8111　安城市住吉町

● ゆう ART クリニック
Tel.0566-95-8260　刈谷市一ツ木町

● G&O レディスクリニック
Tel.0566-27-4103　刈谷市泉田町

セントソフィアクリニック
Tel.052-551-1595　名古屋市中村区

● にしたんARTクリニック名古屋駅前院
Tel.052-433-8776　名古屋市中村区

● … 体外受精以上の生殖補助医療実施施設

金沢医科大学病院
Tel.076-286-2211　河北郡内灘町

やまぎしレディスクリニック
Tel.076-287-6066　野々市市藤平田

● 永遠幸レディスクリニック
Tel.0761-23-1555　小松市小島町

荒木クリニック
Tel.0761-22-0301　小松市若杉町

川北レイクサイドクリニック
Tel.0761-22-0232　小松市今江町

恵寿総合病院
Tel.0767-52-3211　七尾市富岡町

福井県

● ふくい輝クリニック
Tel.0776-50-2510　福井市大願寺

● 本多レディースクリニック
Tel.0776-24-6800　福井市宝永

● 西ウイミンズクリニック
Tel.0776-33-3663　福井市木田

公立丹南病院
Tel.0778-51-2260　鯖江市三六町

● 福井大学医学部附属病院
Tel.0776-61-3111　吉田郡永平寺町

山梨県

● このはな産婦人科
Tel.055-225-5500　甲斐市西八幡

● 薬袋レディースクリニック
Tel.055-226-3711　甲府市飯田

● 甲府昭和婦人クリニック
Tel.055-226-5566　中巨摩郡昭和町

● 山梨大学医学部附属病院
Tel.055-273-1111　中央市下河東

長野県

● 吉澤産婦人科医院
Tel.026-226-8475　長野市七瀬中町

長野赤十字病院
Tel.026-226-4131　長野市若里

● 長野市民病院
Tel.026-295-1199　長野市富竹

● OKA レディースクリニック
Tel.026-285-0123　長野市下氷鉋

● 南長野医療センター篠ノ井総合病院
Tel.026-292-2261　長野市篠ノ井会

● 佐久市立国保浅間総合病院
Tel.0267-67-2295　佐久市岩村田

● 佐久平エンゼルクリニック
Tel.0267-67-5816　佐久市長土呂

● 西澤産婦人科クリニック
Tel.0265-24-3800　飯田市本町

● わかばレディス＆マタニティクリニック
Tel.0263-45-0103　松本市浅間温泉

● 信州大学医学部附属病院
Tel.0263-35-4600　松本市旭

● 北原レディースクリニック
Tel.0263-48-3186　松本市島立

● このはなクリニック
Tel.0265-98-8814　伊那市上新田

平岡産婦人科
Tel.0266-72-6133　茅野市ちの

● 諏訪マタニティークリニック
Tel.0266-28-6100　諏訪郡下諏訪町

ひろおか さくらレディースウィメンズクリニック
Tel.0263-85-0013　塩尻市広丘吉田

岐阜県

● 高橋産婦人科
Tel.058-263-5726　岐阜市梅ケ枝町

● 古田産科婦人科クリニック
Tel.058-265-2395　岐阜市金町

● 岐阜大学医学部附属病院
Tel.058-230-6000　岐阜市柳戸

● 操レディスホスピタル
Tel.058-233-8811　岐阜市津島町

● おおのレディースクリニック
Tel.058-233-0201　岐阜市光町

アイリスベルクリニック
Tel.058-393-1122　羽島市竹鼻町

● クリニックママ
Tel.0584-73-5111　大垣市今宿

中部・東海地方

新潟県

● 立川綜合病院生殖医療センター
Tel.0258-33-3111　長岡市旭岡

● 長岡レディースクリニック
Tel.0258-22-7780　長岡市新保

セントポーリアウィメンズクリニック
Tel.0258-21-0800　長岡市南七日町

● 大島クリニック
Tel.025-522-2000　上越市鴨島

● 菅谷ウイメンズクリニック
Tel.025-546-7660　上越市新光町

● 源川産婦人科クリニック
Tel.025-272-5252　新潟市東区

● 新津産科婦人科クリニック
Tel.025-384-4103　新潟市江南区

● ミアグレースクリニック新潟
Tel.025-246-1122　新潟市中央区

● 産科・婦人科ロイヤルハートクリニック
Tel.025-244-1122　新潟市中央区

● 新潟大学医歯学総合病院
Tel.025-227-2320　新潟市中央区

● ART クリニック白山
Tel.025-378-3065　新潟市中央区

● 済生会新潟病院
Tel.025-233-6161　新潟市西区

荒川レディースクリニック
Tel.0256-72-2785　新潟市西蒲区

● レディスクリニック石黒
Tel.0256-33-0150　三条市荒町

● 関塚医院
Tel.0254-26-1405　新発田市小舟町

富山県

かみいち総合病院
Tel.076-472-1212　中新川郡上市町

● 富山赤十字病院
Tel.076-433-2222　富山市牛島本町

● 小嶋ウィメンズクリニック
Tel.076-432-1788　富山市五福

● 富山県立中央病院
Tel.0764-24-1531　富山市西長江

● 女性クリニック We! TOYAMA
Tel.076-493-5533　富山市根塚町

富山市民病院
Tel.0764-22-1112　富山市今泉北部町

● あい ART クリニック
Tel.0766-27-3311　高岡市下伏間江

済生会高岡病院
Tel.0766-21-0570　高岡市二塚

厚生連高岡病院
Tel.0766-21-3930　高岡市永楽町

黒部市民病院
Tel.0765-54-2211　黒部市三日市

● あわの産婦人科医院
Tel.0765-72-0588　下新川郡入善町

津田産婦人科医院
Tel.0763-33-3035　砺波市寿町

石川県

● 石川県立中央病院
Tel.076-237-8211　金沢市鞍月東

● 吉澤レディースクリニック
Tel.076-266-8155　金沢市稚日野町

金沢大学附属病院
Tel.076-265-2000　金沢市宝町

金沢医療センター
Tel.076-262-4161　金沢市石引

● 金沢たまごクリニック
Tel.076-237-3300　金沢市諸江町

うきた産婦人科医院
Tel.076-291-2277　金沢市新神田

● 鈴木レディスホスピタル
Tel.076-242-3155　金沢市寺町

● 江南厚生病院
Tel.0587-51-3333　江南市高屋町

● 小牧市民病院
Tel.0568-76-4131　小牧市常普請

● 浅田レディース勝川クリニック
Tel.0568-35-2203　春日井市松新町

● 中原クリニック
Tel.0561-88-0311　瀬戸市山手町

一宮市立市民病院
Tel.0586-71-1911　一宮市文京

● つかはらレディースクリニック
Tel.0586-81-8000　一宮市浅野居森野

● 可世木レディスクリニック
Tel.0586-47-7333　一宮市平和

三重県

● こうのとり WOMAN'S CARE クリニック
Tel.059-355-5577　四日市市諏訪栄町

慈芳産婦人科
Tel.059-353-0508　四日市市ときわ

● みたき総合病院
Tel.059-330-6000　四日市市生桑町

● みのうらレディースクリニック
Tel.0593-80-0018　鈴鹿市磯山

● IVF 白子クリニック
Tel.059-388-2288　鈴鹿市南江島町

● ヨナハレディースクリニック
Tel.0594-27-1703　桑名市大字和泉イノ割

金丸産婦人科
Tel.059-229-5722　津市観音寺町

● 三重大学病院
Tel.059-232-1111　津市江戸橋

● 西山産婦人科　不妊治療センター
Tel.059-229-1200　津市栄町

● 済生会松阪総合病院
Tel.0598-51-2626　松阪市朝日町

本橋産婦人科
Tel.0596-23-4103　伊勢市一之木

武田産婦人科
Tel.0595-64-7655　名張市鴻之台

● 森川病院
Tel.0595-21-2425　伊賀市上野忍町

平田レディースクリニック
Tel.052-914-7277　名古屋市北区

● 稲垣婦人科
Tel.052-910-5550　名古屋市北区

星ケ丘マタニティ病院
Tel.052-782-6211　名古屋市千草区

咲江レディスクリニック
Tel.052-757-0222　名古屋市千草区

● さわだウィメンズクリニック
Tel.052-788-3588　名古屋市千草区

● まるた ART クリニック
Tel.052-764-0010　名古屋市千草区

レディースクリニック山原
Tel.052-731-8181　名古屋市千草区

若葉台クリニック
Tel.052-777-2888　名古屋市名東区

● あいこ女性クリニック
Tel.052-777-8080　名古屋市名東区

● 名古屋大学医学部附属病院
Tel.052-741-2111　名古屋市昭和区

● 名古屋市立大学病院
Tel.052-851-5511　名古屋市瑞穂区

● 八事レディースクリニック
Tel.052-834-1060　名古屋市天白区

● 平針北クリニック
Tel.052-803-1103　日進市赤池町

● 森脇レディースクリニック
Tel.0561-33-5512　みよし市三好町

● 藤田医科大学病院
Tel.0562-93-2111　豊明市沓掛町

とよた美里レディースクリニック
Tel.0565-87-2237　豊田市美里

● とよた星の夢 ART クリニック
Tel.0120-822-229　豊田市喜多町

● トヨタ記念病院不妊センター
Tel.0565-28-0100　豊田市平和町

● 常滑市民病院
Tel.0569-35-3170　常滑市飛香台

● ふたばクリニック
Tel.0569-20-5000　半田市吉田町

● 原田レディースクリニック
Tel.0562-36-1103　知多市寺本新町

愛知県

● 浅田レディース名古屋駅前クリニック
Tel.052-551-2203　名古屋市中村区

かとうのりこレディースクリニック
Tel.052-587-2888　名古屋市中村区

● レディースクリニックミュウ
Tel.052-551-7111　名古屋市中村区

かなくらレディスクリニック
Tel.052-587-3111　名古屋市中村区

● 名古屋第一赤十字病院
Tel.052-481-5111　名古屋市中村区

● なごや ART クリニック
Tel.052-451-1103　名古屋市中村区

● 名古屋市立大学医学部附属西部医療センター
Tel.052-991-8121　名古屋市北区

● ダイヤビルレディースクリニック
Tel.052-561-1881　名古屋市西区

川合産婦人科
Tel.052-502-1501　名古屋市西区

野崎クリニック
Tel.052-303-3811　名古屋市中川区

● 金山レディースクリニック
Tel.052-681-2241　名古屋市熱田区

● 山口レディスクリニック
Tel.052-823-2121　名古屋市南区

名古屋市立緑市民病院
Tel.052-892-1331　名古屋市緑区

● ロイヤルベルクリニック不妊センター
Tel.052-879-6673　名古屋市緑区

● おち夢クリニック名古屋
Tel.052-968-2203　名古屋市中区

● いくたウィメンズクリニック
Tel.052-263-1250　名古屋市中区

● 可世木婦人科 ART クリニック
Tel.052-251-8801　名古屋市中区

● 成田産婦人科
Tel.052-221-1595　名古屋市中区

● おかだウィメンズクリニック
Tel.052-683-0018　名古屋市中区

AOI 名古屋病院
Tel.052-932-7128　名古屋市東区

PICK UP!

中部・東海地方 / ピックアップ クリニック

長野県

❖ 吉澤産婦人科医院

長野市
since 1966.2

Tel.026-226-8475　長野市七瀬中町 96

診療日		月	火	水	木	金	土	日	祝祭日
	am	●	●	●	●	●	●	-	-
	pm	●	●	-	●	●	-	-	-

予約受付時間　8　9　10　11　12　13　14　15　16　17　18　19　20　21 時

自由診療の料金
体外受精費用　27 万～35 万円
顕微授精費用　35 万～45 万円

保険：一般不妊治療	○	自由：体外受精	●	タイムラプス型インキュベーター	×
保険：体外受精	○	自由：顕微授精	●	ERA検査	●
保険：顕微授精	○	調節卵巣刺激法	●	EMMA・ALICE検査	●
男性不妊	○	低刺激・自然周期法	△	SEET法	×
不育症	○	着床不全	○	子宮内膜スクラッチ	×
漢方薬の扱い	○	勉強会・説明会	○	PRP	×
治療費の公開	●	PICSI	×	PGT-A	×
妊婦健診	×	IMSI	×	子宮内フローラ検査	●

❖ 佐久平エンゼルクリニック

佐久市
since 2014.4

Tel.0267-67-5816　佐久市長土呂 1210-1

診療日		月	火	水	木	金	土	日	祝祭日
	am	●	●	●	●	●	●	▲	-
	pm	●	●	-	●	●	-	-	-

予約受付時間　8　9　10　11　12　13　14　15　16　17　18　19　20　21 時

※ WEB 予約は 24 時間受付 ▲医師が必要と判断した場合は診察、採卵等の処置を行います。

自由診療の料金
体外受精費用　27 万～45 万円
顕微授精費用　35 万～45 万円

保険：一般不妊治療	●	自由：体外受精	●	タイムラプス型インキュベーター	●
保険：体外受精	●	自由：顕微授精	●	ERA検査	●
保険：顕微授精	●	調節卵巣刺激法	●	EMMA・ALICE検査	●
男性不妊	●	低刺激・自然周期法	●	SEET法	●
不育症	●	着床不全	●	子宮内膜スクラッチ	●
漢方薬の扱い	●	勉強会・説明会	●	PRP	●
治療費の公開	●	PICSI	●	PGT-A	●
妊婦健診	● 10 週まで	IMSI	×	子宮内フローラ検査	●

[各項目のチェックについて] ○ … 実施している　● … 常に力を入れて実施している　△ … 検討中である　× … 実施していない

PICK UP!

中部・東海地方 / ピックアップ クリニック

愛知県

❖ ダイヤビルレディースクリニック

名古屋市　since 2004.4

Tel.052-561-1881　名古屋市西区名駅 1-1-17 名駅ダイヤメイテツビル 2F

診療日		月	火	水	木	金	土	日	祝祭日
	am	●	●	●	●	●	●	-	-
	pm	●	●	●	-	●	-	-	-

予約受付時間　8　9　10　11　12　13　14　15　16　17　18　19　20　21 時

自由診療の料金

体外受精費用　30 万～50 万円
顕微授精費用　40 万～60 万円

保険：一般不妊治療 … ○	自由：体外受精 ……… ○	タイムラプス型インキュベーター ○
保険：体外受精 ……… ○	自由：顕微授精 ……… ○	ERA検査 …………… ○
保険：顕微授精 ……… ○	調節卵巣刺激法 ……… ○	EMMA・ALICE検査 … ○
男性不妊…○連携施設あり	低刺激・自然周期法 … ○	SEET法 …………… ○
不育症 ………………… ○	着床不全 …………… ○	子宮内膜スクラッチ … ○
漢方薬の扱い ………… ○	勉強会・説明会 ……… ○	PRP …………………… ○
治療費の公開 ………… ○	PICSI ………………… ×	PGT-A ………………… △
妊婦健診……○ 14 週まで	IMSI…………………… ×	子宮内フローラ検査 … ○

❖ おかだウィメンズクリニック

名古屋市　since 2014.4

Tel.052-683-0018　名古屋市中区正木 4-8-7 れんが橋ビル 3F

診療日		月	火	水	木	金	土	日	祝祭日
	am	●	●	●	●	●	▲	-	-
	pm	●	●	-	●	●	-	-	-

予約受付時間　8　9　10　11　12　13　14　15　16　17　18　19　20　21 時

▲土曜日は 10:00 ～ 13:00 まで

自由診療の料金

体外受精費用　50 万円～
顕微授精費用　60 万～70 万円

保険：一般不妊治療 … ○	自由：体外受精 ……… ●	タイムラプス型インキュベーター ●
保険：体外受精 ……… ○	自由：顕微授精 ……… ●	ERA検査 …………… ○
保険：顕微授精 ……… ○	調節卵巣刺激法 ……… ●	EMMA・ALICE検査 … ○
男性不妊…○連携施設あり	低刺激・自然周期法 … ●	SEET法 …………… ○
不育症 ………………… ○	着床不全 …………… ●	子宮内膜スクラッチ … ○
漢方薬の扱い ………… ○	勉強会・説明会 ……… ●	PRP …………………… ×
治療費の公開 ………… ○	PICSI ………………… ×	PGT-A ………………… ×
妊婦健診……○ 10 週まで	IMSI…………………… ●	子宮内フローラ検査 … ○

❖ さわだウィメンズクリニック 名古屋不妊センター

名古屋市　since 2001.4

Tel.052-788-3588　名古屋市千種区四谷通 1-18-1 RICCA11 ビル 3F

診療日		月	火	水	木	金	土	日	祝祭日
	am	●	●	●	●	●	●	-	-
	pm	●	●	-	●	●	-	-	-

予約受付時間　8　9　10　11　12　13　14　15　16　17　18　19　20　21 時

自由診療の料金

体外受精費用　40 万円～
顕微授精費用　45 万円～

保険：一般不妊治療 … ●	自由：体外受精 ……… ●	タイムラプス型インキュベーター ●
保険：体外受精 ……… ●	自由：顕微授精 ……… ●	ERA検査 …………… ●
保険：顕微授精 ……… ●	調節卵巣刺激法 ……… ●	EMMA・ALICE検査 … ●
男性不妊…○連携施設あり	低刺激・自然周期法 … ●	SEET法 …………… ×
不育症 ………………… ●	着床不全 …………… ●	子宮内膜スクラッチ … ×
漢方薬の扱い ………… ●	勉強会・説明会 ……… ●	PRP …………………… ○
治療費の公開 ………… ●	PICSI ………………… ×	PGT-A ………………… ●
妊婦健診…… ○ 8 週まで	IMSI…………………… ×	子宮内フローラ検査 … ×

❖ あいこ女性クリニック

名古屋市　since 2012.5

Tel.052-777-8080　名古屋市名東区よもぎ台 2-904

診療日		月	火	水	木	金	土	日	祝祭日
	am	●	●	●	●	●	●	-	-
	pm	●	●	●	-	●	-	-	-

診療受付時間　8　9　10　11　12　13　14　15　16　17　18　19　20　21 時

自由診療の料金

HP を参照

保険：一般不妊治療 … ●	自由：体外受精 ……… ●	タイムラプス型インキュベーター ×
保険：体外受精 ……… ●	自由：顕微授精 ……… ●	ERA検査 …………… ○
保険：顕微授精 ……… ●	調節卵巣刺激法 ……… ●	EMMA・ALICE検査 … ×
男性不妊 ……………… ○	低刺激・自然周期法 … ○	SEET法 …………… ○
不育症 ………………… ○	着床不全 …………… ○	子宮内膜スクラッチ … ×
漢方薬の扱い ………… ●	勉強会・説明会 ……… ●	PRP …………………… ○
治療費の公開 ………… ●	PICSI ………………… ×	PGT-A ………………… ×
妊婦健診 ……………… ×	IMSI…………………… ×	子宮内フローラ検査 … ○

[各項目のチェックについて]　○ … 実施している　● … 常に力を入れて実施している　△ … 検討中である　× … 実施していない

近畿地方

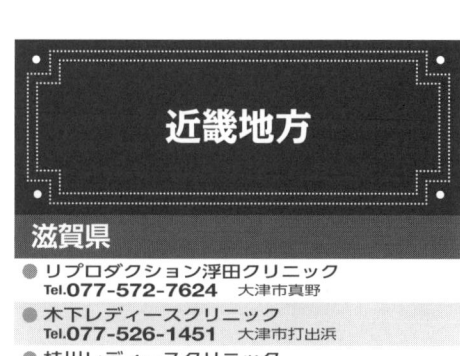

滋賀県

● リプロダクション浮田クリニック
Tel.077-572-7624　大津市真野

● 木下レディースクリニック
Tel.077-526-1451　大津市打出浜

● 桂川レディースクリニック
Tel.077-511-4135　大津市御殿浜

● 竹林ウィメンズクリニック
Tel.077-547-3557　大津市大萱

● 滋賀医科大学医学部附属病院
Tel.077-548-2111　大津市瀬田月輪町

● 希望が丘クリニック
Tel.077-586-4103　野洲市三宅

甲西 野村産婦人科
Tel.0748-72-6633　湖南市柑子袋

山崎クリニック
Tel.0748-42-1135　東近江市山路町

● イーリスウィメンズクリニック
Tel.0749-22-6216　彦根市中央町

足立レディースクリニック
Tel.0749-22-2155　彦根市佐和町

● 草津レディースクリニック
Tel.077-566-7575　草津市渋川

● 清水産婦人科
Tel.077-562-4332　草津市野村

南草津 野村病院
Tel.077-561-3788　草津市野路

産科・婦人科ハピネスバースクリニック
Tel.077-564-3101　草津市矢橋町

京都府

志馬クリニック四条烏丸
Tel.075-221-6821　京都市下京区

● 京都 IVF クリニック
Tel.077-526-1451　京都市下京区

南部産婦人科
Tel.075-313-6000　京都市下京区

● 醍醐渡辺クリニック
Tel.075-571-0226　京都市伏見区

● 京都府立医科大学病院
Tel.075-251-5560　京都市上京区

● 田村秀子婦人科医院
Tel.075-213-0523　京都市中京区

● 足立病院
Tel.075-253-1382　京都市中京区

京都第一赤十字病院
Tel.075-561-1121　京都市東山区

日本バプテスト病院
Tel.075-781-5191　京都市左京区

● 京都大学医学部附属病院
Tel.075-751-3712　京都市左京区

● IDA クリニック
Tel.075-583-6515　京都市山科区

西院レディースクリニック
Tel.075-321-1130　京都市右京区

細田クリニック
Tel.075-322-0311　京都市右京区

● 身原病院
Tel.075-392-3111　京都市西京区

桂駅前 Mihara Clinic
Tel.075-394-3111　京都市西京区

● ハシイ産婦人科
Tel.075-924-1700　向日市寺戸町

田村産婦人科医院
Tel.0771-24-3151　亀岡市安町

大阪府

● にしたん ART クリニック 大阪院
Tel.06-6147-2844　大阪市北区

● … 体外受精以上の生殖補助医療実施施設

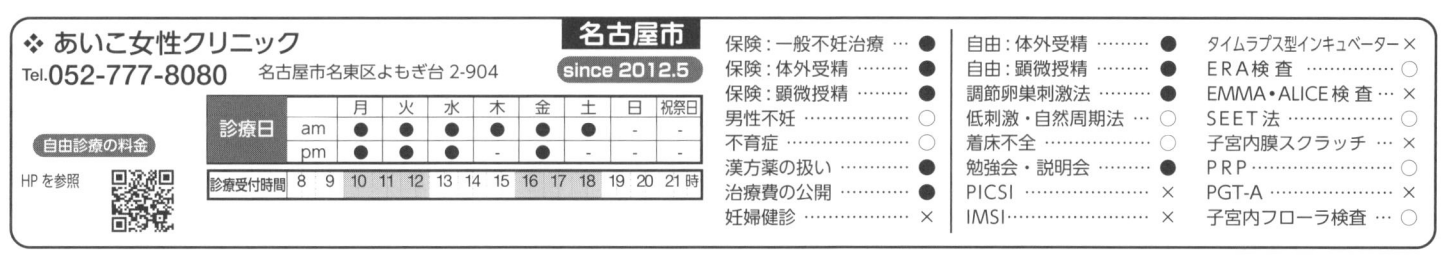

大阪府

● 大阪 New ART クリニック
Tel.06-6341-1556　大阪市北区

● オーク梅田レディースクリニック
Tel.0120-009-345　大阪市北区

● HORAC グランフロント大阪クリニック
Tel.06-6377-8824　大阪市北区

● リプロダクションクリニック大阪
Tel.06-6136-3344　大阪市北区

● レディース＆ARTクリニック サンタクルス ザ ウメダ
Tel.06-6374-1188　大阪市北区

● 越田クリニック
Tel.06-6316-6090　大阪市北区

● 扇町レディースクリニック
Tel.06-6311-2511　大阪市北区

● うめだファティリティ—クリニック
Tel.06-6371-0363　大阪市北区

● レディースクリニックかたかみ
Tel.06-6100-2525　大阪市淀川区

かわばたレディスクリニック
Tel.06-6308-7660　大阪市淀川区

● 小林産婦人科
Tel.06-6924-0934　大阪市都島区

● レディースクリニック北浜
Tel.06-6202-8739　大阪市中央区

● 西川婦人科内科クリニック
Tel.06-6201-0317　大阪市中央区

● ウィメンズクリニック本町
Tel.06-6251-8686　大阪市中央区

● 春木レディースクリニック
Tel.06-6281-3788　大阪市中央区

● 脇本産婦人科・麻酔科
Tel.06-6761-5537　大阪市天王寺区

大阪赤十字病院
Tel.06-6771-5131　大阪市天王寺区

おおつかレディースクリニック
Tel.06-6776-8856　大阪市天王寺区

都竹産婦人科医院
Tel.06-6754-0333　大阪市生野区

● おくの ART クリニック
Tel.06-6719-2200　大阪市阿倍野区

大阪市立大学病院
Tel.06-6645-2121　大阪市阿倍野区

● 大阪鉄道病院
Tel.06-6628-2221　大阪市阿倍野区

● IVF なんばクリニック
Tel.06-6534-8824　大阪市西区

● オーク住吉産婦人科
Tel.0120-009-345　大阪市西成区

● 岡本クリニック
Tel.06-6696-0201　大阪市住吉区

沢井産婦人科医院
Tel.06-6694-1115　大阪市住吉区

● 大阪急性期総合医療センター
Tel.06-6692-1201　大阪市住吉区

たかせ産婦人科
Tel.06-6855-4135　豊中市上野東

● 園田桃代 ART クリニック
Tel.06-6155-1511　豊中市新千里東町

● たまごクリニック　内分泌センター
Tel.06-4865-7017　豊中市曽根西町

松崎産婦人科クリニック
Tel.072-750-2025　池田市菅原町

● なかむらレディースクリニック
Tel.06-6378-7333　吹田市豊津町

● たはらウィメンズクリニック
Tel.06-6337-0260　吹田市片山町

市立吹田市民病院
Tel.06-6387-3311　吹田市片山町

● 大阪医科薬科大学病院
Tel.072-683-1221　高槻市大学町

● 後藤レディースクリニック
Tel.072-683-8510　高槻市白梅町

● イワサクリニック香里診療所 セントマリー不妊センター
Tel.072-831-1666　寝屋川市香里本通町

● 天の川レディースクリニック ひらかた院
Tel.072-804-4124　枚方市大垣内町

折野産婦人科
Tel.072-857-0243　枚方市楠葉朝日

● 関西医科大学附属病院
Tel.072-804-0101　枚方市新町

● 天の川レディースクリニック かたの院
Tel.072-892-1124　交野市私部西

● IVF 大阪クリニック
Tel.06-4308-8824　東大阪市長田東

なかじまレディースクリニック
Tel.072-929-0506　東大阪市長田東

船内クリニック
Tel.072-955-0678　藤井寺市藤井寺

● てらにしレディースクリニック
Tel.072-367-0666　大阪狭山市池尻自由丘

● 近畿大学病院
Tel.072-366-0221　大阪狭山市大野東

● ルナレディースクリニック　不妊・更年期センター
Tel.072-224-6317　堺市堺区

● いしかわクリニック
Tel.072-232-8751　堺市堺区

● KAWA レディースクリニック
Tel.072-297-2700　堺市南区

小野クリニック
Tel.072-285-8110　堺市東区

● 府中のぞみクリニック
Tel.0725-40-5033　和泉市府中町

● 谷口病院
Tel.072-463-3232　泉佐野市大西

● レオゲートタワーレディースクリニック
Tel.072-460-2800　泉佐野市りんくう往来北

兵庫県

神戸大学医学部附属病院
Tel.078-382-5111　神戸市中央区

● 英ウィメンズクリニック
Tel.078-392-8723　神戸市中央区

● 神戸元町夢クリニック
Tel.078-325-2121　神戸市中央区

● 山下レディースクリニック
Tel.078-265-6475　神戸市中央区

● にしたんARTクリニック 神戸三宮院
Tel.078-261-3500　神戸市中央区

● 神戸アドベンチスト病院
Tel.078-981-0161　神戸市北区

● 中村レディースクリニック
Tel..078-925-4103　神戸市西区

● 久保みずきレディースクリニック 菅原記念診療所
Tel.078-961-3333　神戸市西区

英ウイメンズクリニック たるみ
Tel.078-704-5077　神戸市垂水区

● くぼたレディースクリニック
Tel.078-843-3261　神戸市東灘区

プリュームレディースクリニック
Tel.078-600-2675　神戸市東灘区

● レディースクリニックごとう
Tel.0799-45-1131　南あわじ市山添

● オガタファミリークリニック
Tel.0797-25-2213　芦屋市松ノ内町

吉田レディースクリニック
Tel.06-6483-6111　尼崎市西大物町

武庫之荘レディースクリニック
Tel.06-6435-0488　尼崎市南武庫之荘

産科・婦人科衣笠クリニック
Tel.06-6494-0070　尼崎市東園田町

JUN レディースクリニック
Tel.06-4960-8115　尼崎市潮江

● 徐クリニック・ART センター
Tel.0798-54-8551　西宮市松籟荘

● すずきレディースクリニック
Tel.0798-39-0555　西宮市田中町

● レディース＆ARTクリニック サンタクルス ザ ニシキタ
Tel.0798-62-1188　西宮市高松町

● 英ウイメンズクリニック にしのみや院
Tel.0798-63-8723　西宮市高松町

● 兵庫医科大学病院
Tel.0798-45-6111　西宮市武庫川町

山田産婦人科
Tel.0798-41-0272　西宮市甲子園町

明和病院
Tel.0798-47-1767　西宮市上鳴尾町

木内女性クリニック
Tel.0798-63-2271　西宮市高松町

● レディースクリニック Taya
Tel.072-771-7717　伊丹市伊丹

● 近畿中央病院
Tel.072-781-3712　伊丹市車塚

● 小原ウイメンズクリニック
Tel.0797-82-1211　宝塚市山本東

● 第二協立病院 ART センター
Tel.072-758-1123　川西市栄町

● シオタニレディースクリニック
Tel.079-561-3500　三田市中央町

● 中林産婦人科
Tel.079-282-6581　姫路市白国

● koba レディースクリニック
Tel.079-223-4924　姫路市北条口

● 西川産婦人科
Tel.079-253-2195　姫路市花田町

● 親愛産婦人科
Tel.079-271-6666　姫路市網干区

久保みずきレディースクリニック 明石診療所
Tel.078-913-9811　明石市本町

● 博愛産科婦人科
Tel.078-941-8803　明石市二見町

● 親愛レディースクリニック
Tel.079-421-5511　加古川市加古川町

ちくご・ひらまつ産婦人科
Tel.079-424-5163　加古川市加古川町

● 小野レディースクリニック
Tel.0794-62-1103　小野市西本町

● 福田産婦人科麻酔科
Tel.0791-43-5357　赤穂市加里屋

● 赤穂中央病院
Tel.0791-45-7290　赤穂市惣門町

公立神崎総合病院
Tel.0790-32-1331　神崎郡神河町

奈良県

好川婦人科クリニック
Tel.0743-75-8600　生駒市東新町

高山クリニック
Tel.0742-35-3611　奈良市柏木町

● ASKA レディース・クリニック
Tel.0742-51-7717　奈良市北登美ヶ丘

すぎはら婦人科
Tel.0742-46-4127　奈良市中登美ヶ丘

● 富雄産婦人科
Tel.0742-43-0381　奈良市三松

● 久永婦人科クリニック
Tel.0742-32-5505　奈良市西大寺東町

● 赤崎クリニック　高度生殖医療センター
Tel.0744-43-2468　桜井市谷

桜井病院
Tel.0744-43-3541　桜井市桜井

奈良県立医科大学病院
Tel.0744-22-3051　橿原市四条町

● ミズクリニックメイワン
Tel.0744-20-0028　橿原市四条町

● 三橋仁美レディースクリニック
Tel.0743-51-1135　大和郡山市矢田町

和歌山県

● 日赤和歌山医療センター
Tel.073-422-4171　和歌山市小松原通

● うつのみやレディースクリニック
Tel.073-474-1987　和歌山市美園町

● 岩橋産科婦人科
Tel.073-444-4060　和歌山市関戸

いくこレディースクリニック
Tel.073-482-0399　海南市日方

榎本産婦人科
Tel.0739-22-0019　田辺市湊

● 奥村レディースクリニック
Tel.0736-32-8511　橋本市東家

● … 体外受精以上の生殖補助医療実施施設

PICK UP!

近畿地方 / ピックアップ クリニック

滋賀県

❖ リプロダクション浮田クリニック

大津市　since 2020.10

Tel.077-572-7624　大津市真野 1 丁目 45-8

診療日		月	火	水	木	金	土	日	祝祭日
	am	●	●	●	●	●	●	-	-
	pm	●	●	▲	●	●	-	-	-

予約受付時間	8	9	10	11	12	13	14	15	16	17	18	19	20	21 時

※ 14:00 ～ 16:00 は検査・処置、▲は漢方外来

自由診療の料金

体外受精費用　27 万～35 万円
顕微授精費用　35 万～45 万円

保険：一般不妊治療 … ○	自由：体外受精 ……… ●	タイムラプス型インキュベーター ●
保険：体外受精 ……… ○	自由：顕微授精 ……… ●	ERA 検査 ……… ○
保険：顕微授精 ……… ○	調節卵巣刺激法 ……… ●	EMMA・ALICE 検査 … ○
男性不妊…○連携施設あり	低刺激・自然周期法 … ○	SEET 法 ……… ○
不育症 ……… ○	着床不全 ……… ○	子宮内膜スクラッチ … ○
漢方薬の扱い ……… ○	勉強会・説明会 ……… ○	PRP ……… ×
治療費の公開 ……… ○	PICSI ……… ×	PGT-A ……… ×
妊婦健診……○ 41 週まで	IMSI ……… △	子宮内フローラ検査 … ○

京都府

❖ 醍醐渡辺クリニック

京都市　since 1971.9

Tel.075-571-0226　京都市伏見区醍醐高畑町 30-15

診療日		月	火	水	木	金	土	日	祝祭日
	am	●	●	●	●	●	●	▲	▲
	pm	●	-	●	-	●	-	-	-

予約受付時間	8	9	10	11	12	13	14	15	16	17	18	19	20	21 時

※電話受付は月・水・金は 9:00～20:30、火・木・土は 9:00～17:00
日・祝は 9:30～11:00(予約のみ)

自由診療の料金

体外受精費用　20 万～30 万円
顕微授精費用　20 万～35 万円

保険：一般不妊治療 … ○	自由：体外受精 ……… ●	タイムラプス型インキュベーター △
保険：体外受精 ……… ○	自由：顕微授精 ……… ●	ERA 検査 ……… ●
保険：顕微授精 ……… ○	調節卵巣刺激法 ……… ●	EMMA・ALICE 検査 … ●
男性不妊…○連携施設あり	低刺激・自然周期法 … ●	SEET 法 ……… ○
不育症 ……… ○	着床不全 ……… ●	子宮内膜スクラッチ … △
漢方薬の扱い ……… ○	勉強会・説明会 ……… ○	PRP (PFC-FD) ……… ○
治療費の公開 ……… ○	PICSI ……… ○	PGT-A ……… △
妊婦健診………○分娩まで	IMSI ……… ×	子宮内フローラ検査 … ○

大阪府

❖ にしたんARTクリニック 大阪院

北区　since 2023.2

Tel.0120-542-202　大阪市北区梅田 1-8-17 大阪第一生命ビル MB1F

診療日		月	火	水	木	金	土	日	祝祭日
	am	●	●	●	●	●	●	●	●
	pm	●	●	●	●	●	▲	▲	▲

予約受付時間	8	9	10	11	12	13	14	15	16	17	18	19	20	21 時

診療時間 :9:00 ～22:00、▲土・日・祝のみ午後18:00 まで
受付時間 : 診療最終時間の1時間前まで。

自由診療の料金

HPを参照

保険：一般不妊治療 … ●	自由：体外受精 ……… ●	タイムラプス型インキュベーター ●
保険：体外受精 ……… ●	自由：顕微授精 ……… ●	ERA 検査 ……… ●
保険：顕微授精 ……… ●	調節卵巣刺激法 ……… ●	EMMA・ALICE 検査 … ●
男性不妊 ……… ×	低刺激・自然周期法 … ●	SEET 法 ……… ●
不育症 ……… ●	着床不全 ……… ○	子宮内膜スクラッチ … ●
漢方薬の扱い ……… ×	勉強会・説明会 ……… △	PRP ……… ×
治療費の公開 ……… ○	PICSI ……… ●	PGT-A ……… ×
妊婦健診 ……… ×	IMSI ……… ●	子宮内フローラ検査 … ○

❖ 岡本クリニック

大阪市　since 1993.5

Tel.06-6696-0201　大阪市住吉区長居東 3-4-28

診療日		月	火	水	木	金	土	日	祝祭日
	am	●	●	●	●	●	●	-	-
	pm	●	-	●	-	●	-	-	-

予約受付時間	8	9	10	11	12	13	14	15	16	17	18	19	20	21 時

自由診療の料金

体外受精費用　30.5 万～59 万円
顕微授精費用　33 万～71 万円

保険：一般不妊治療 … ○	自由：体外受精 ……… ○	タイムラプス型インキュベーター ○
保険：体外受精 ……… ○	自由：顕微授精 ……… ○	ERA 検査 ……… ○
保険：顕微授精 ……… ○	調節卵巣刺激法 ……… ○	EMMA・ALICE 検査 … ○
男性不妊…●連携施設あり	低刺激・自然周期法 … ○	SEET 法 ……… ○
不育症 ……… ●	着床不全 ……… ○	子宮内膜スクラッチ … ○
漢方薬の扱い ……… ●	勉強会・説明会 ……… ×	PRP ……… ×
治療費の公開 ……… ●	PICSI ……… ×	PGT-A ……… △
妊婦健診 ……… ×	IMSI ……… ×	子宮内フローラ検査 … ○

❖ 園田桃代ARTクリニック

豊中市　since 2010.9

Tel.06-6155-1511　豊中市新千里東町 1-5-3 千里朝日阪急ビル 3F

診療日		月	火	水	木	金	土	日	祝祭日
	am	●	●	●	●	●	●	-	-
	pm	●	-	●	-	●	-	-	-

予約受付時間	8	9	10	11	12	13	14	15	16	17	18	19	20	21 時

土曜は 15:00 まで

自由診療の料金

体外受精費用　26 万～38 万円
顕微授精費用　28 万～49 万円

保険：一般不妊治療 … ○	自由：体外受精 ……… ●	タイムラプス型インキュベーター ●
保険：体外受精 ……… ○	自由：顕微授精 ……… ●	ERA 検査 ……… ●
保険：顕微授精 ……… ○	調節卵巣刺激法 ……… ●	EMMA・ALICE 検査 … ●
男性不妊 ……… ●	低刺激・自然周期法 … ●	SEET 法 ……… ●
不育症 ……… ●	着床不全 ……… ●	子宮内膜スクラッチ … ●
漢方薬の扱い ……… ●	勉強会・説明会 ……… ●	PFC-FD ……… ●
治療費の公開 ……… ●	PICSI ……… ●	PGT-A ……… ●
妊婦健診…… ● 8 週まで	IMSI ……… ×	子宮内フローラ検査 … ×

兵庫県

❖ 神戸元町 夢クリニック

神戸市　since 2008.11

Tel.078-325-2121　神戸市中央区明石町 44 神戸御幸ビル 3F

診療日		月	火	水	木	金	土	日	祝祭日
	am	●	●	●	●	●	●	●	●
	pm	●	●	●	●	●	-	▲	-

予約受付時間	8	9	10	11	12	13	14	15	16	17	18	19	20	21 時

▲第 2、第 4 日曜日の 15:00 ～ 17:00 は男性不妊外来実施

自由診療の料金

HP を参照

保険：一般不妊治療 … ○	自由：体外受精 ……… ●	タイムラプス型インキュベーター ●
保険：体外受精 ……… ●	自由：顕微授精 ……… ●	ERA 検査 ……… ○
保険：顕微授精 ……… ●	調節卵巣刺激法 ……… ×	EMMA・ALICE 検査 … ○
男性不妊 ……… ○	低刺激・自然周期法 … ●	SEET 法 ……… ×
不育症 ……… ○	着床不全 ……… ○	子宮内膜スクラッチ … ○
漢方薬の扱い ……… ○	勉強会・説明会 ……… ○	PRP ……… ×
治療費の公開 ……… ○	PICSI ……… ×	PGT-A ……… ●
妊婦健診…… ○ 9 週まで	IMSI ……… ×	子宮内フローラ検査 … ×

❖ Kobaレディースクリニック

姫路市　since 2003.6

Tel.079-223-4924　姫路市北条口 2-18 宮本ビル 1F

診療日		月	火	水	木	金	土	日	祝祭日
	am	●	●	●	●	●	●	-	-
	pm	●	●	●	-	●	-	-	-

予約受付時間	8	9	10	11	12	13	14	15	16	17	18	19	20	21 時

自由診療の料金

体外受精費用　26 万円前後
顕微授精費用　30 万円前後

保険：一般不妊治療 … ○	自由：体外受精 ……… ●	タイムラプス型インキュベーター ●
保険：体外受精 ……… ○	自由：顕微授精 ……… ●	ERA 検査 ……… ○
保険：顕微授精 ……… ○	調節卵巣刺激法 ……… ●	EMMA・ALICE 検査 … ●
男性不妊…●連携施設あり	低刺激・自然周期法 … ●	SEET 法 ……… ×
不育症 ……… ●	着床不全 ……… ●	子宮内膜スクラッチ … △
漢方薬の扱い ……… ○	勉強会・説明会 ……… ●	PRP ……… ●
治療費の公開 ……… ○	PICSI ……… ×	PGT-A ……… ●
妊婦健診 ……●9 週まで	IMSI ……… ×	子宮内フローラ検査 … △

[各項目のチェックについて]　○ … 実施している　● … 常に力を入れて実施している　△ … 検討中である　× … 実施していない

中国・四国地方

鳥取県

● タグチ IVF レディースクリニック
Tel.0857-39-2121　鳥取市覚寺区

● 鳥取県立中央病院
Tel.0857-26-2271　鳥取市江津区

● ミオ　ファティリティクリニック
Tel.0859-35-5211　米子市車尾南区

● 鳥取大学医学部附属病院
Tel.0859-33-1111　米子市西町区

● 彦名レディスライフクリニック
Tel.0859-29-0159　米子市彦名町区

島根県

● 内田クリニック
Tel.0120-582-889　松江市浜乃木区

● 八重垣レディースクリニック
Tel.0852-52-7790　松江市東出雲町

家族・絆の吉岡医院
Tel.0854-22-2065　安来市安来町

● 島根大学医学部附属病院
Tel.0853-20-2389　出雲市塩冶町

島根県立中央病院
Tel.0853-22-5111　出雲市姫原

大田市立病院
Tel.0854-82-0330　大田市大田町

岡山県

くにかたウィメンズクリニック
Tel.086-255-0080　岡山市北区

● 岡山大学病院
Tel.086-223-7151　岡山市北区

● 名越産婦人科リプロダクションセンター
Tel.086-293-0553　岡山市北区

● 岡山二人クリニック
Tel.086-256-7717　岡山市北区

● 三宅医院生殖医療センター
Tel.086-282-5100　岡山市南区

● 岡南産婦人科医院
Tel.086-264-3366　岡山市南区

● ペリネイト母と子の病院
Tel.086-276-8811　岡山市中区

● 赤堀クリニック
Tel.0868-24-1212　津山市椿高下

石井医院
Tel.0868-24-4333　津山市沼

● 倉敷中央病院
Tel.086-422-0210　倉敷市美和

● 倉敷成人病センター
Tel.086-422-2111　倉敷市白楽町

落合病院
Tel.0867-52-1133　真庭市上市瀬

広島県

まつなが産婦人科
Tel.084-923-0145　福山市三吉町

● 幸の鳥レディスクリニック
Tel.084-940-1717　福山市春日町

● よしだレディースクリニック内科・小児科
Tel.084-954-0341　福山市新涯町

● 広島中央通り　香月産婦人科
Tel.082-546-2555　広島市中区

● 絹谷産婦人科
Tel.082-247-6399　広島市中区

● 広島 HART クリニック
Tel.082-567-3866　広島市南区

● IVF クリニックひろしま
Tel.082-264-1131　広島市南区

● 県立広島病院
Tel.082-254-1818　広島市南区

● 香月産婦人科
Tel.082-272-5588　広島市西区

藤東クリニック
Tel.082-284-2410　安芸郡府中町

● 笠岡レディースクリニック
Tel.0823-23-2828　呉市西中央

松田医院
Tel.0824-28-0019　東広島市八本松町

山口県

周東総合病院
Tel.0820-22-3456　柳井市古開作

● 山下ウイメンズクリニック
Tel.0833-48-0211　下松市瑞穂町

● 徳山中央病院
Tel.0834-28-4411　周南市孝田町

● 山口県立総合医療センター
Tel.0835-22-4411　防府市大崎

● 関門医療センター
Tel.083-241-1199　下関市長府外浦町

● 済生会下関総合病院
Tel.083-262-2300　下関市安岡町

総合病院山口赤十字病院
Tel.083-923-0111　山口市八幡馬場

● 新山口こうのとりクリニック
Tel.083-902-8585　山口市小郡花園町

● 山口大学医学部附属病院
Tel.0836-22-2522　宇部市南小串

なかむらレディースクリニック
Tel.0838-22-1557　萩市熊谷町

徳島県

● 蕙愛レディースクリニック
Tel.0886-53-1201　徳島市佐古三番町

● 徳島大学病院
Tel.088-631-3111　徳島市蔵本町

春名産婦人科
Tel.088-652-2538　徳島市南二軒屋町

徳島市民病院
Tel.088-622-5121　徳島市北常三島町

● 中山産婦人科
Tel.0886-92-0333　板野郡藍住町

徳島県鳴門病院
Tel.088-683-1857　鳴門市撫養町

木下産婦人科内科医院
Tel.0884-23-3600　阿南市学原町

香川県

● 高松市立みんなの病院
Tel.087-813-7171　高松市仏生山町

● 高松赤十字病院
Tel.087-831-7101　高松市番町

美術館診療所
Tel.087-881-2776　高松市香西東町

● よつばウィメンズクリニック
Tel.087-885-4103　高松市円座町

● 安藤レディースクリニック
Tel.087-815-2833　高松市多肥下町

香川大学医学部附属病院
Tel.087-898-5111　木田郡三木町

回生病院
Tel.0877-46-1011　坂出市室町

● 厚仁病院
Tel.0877-85-5353　丸亀市通町

● 四国こどもとおとなの医療センター
Tel.0877-62-1000　善通寺市仙遊町

谷病院
Tel.0877-63-5800　善通寺市原田町

高瀬第一医院
Tel.0875-72-3850　三豊市高瀬町

愛媛県

● 梅岡レディースクリニック
Tel.089-943-2421　松山市竹原町

● 矢野産婦人科
Tel.089-921-6507　松山市昭和町

● 福井ウイメンズクリニック
Tel.089-969-0088　松山市星岡町

● つばきウイメンズクリニック
Tel.089-905-1122　松山市北土居

● パールレディースクリニック
Tel.089-955-0082　東温市野田

● 愛媛大学医学部附属病院
Tel.089-964-5111　東温市志津川

● こにしクリニック
Tel.0897-33-1135　新居浜市庄内町

● 愛媛労災病院
Tel.0897-33-6191　新居浜市南小松原町

サカタ産婦人科
Tel.0897-55-1103　西条市下島山甲

県立今治病院
Tel.0898-32-7111　今治市石井町

高知県

愛宕病院
Tel.088-823-3301　高知市愛宕町

● レディスクリニックコスモス
Tel.088-861-6700　高知市杉井流

● 高知医療センター
Tel.088-837-3000　高知市池

小林レディスクリニック
Tel.088-805-1777　高知市竹島町

北村産婦人科
Tel.0887-56-1013　香南市野市町

● 高知大学医学部附属病院
Tel.088-886-5811　南国市岡豊町

九州・沖縄地方

福岡県

産婦人科麻酔科いわさクリニック
Tel.093-371-1131　北九州市門司区

● 石松ウイメンズクリニック
Tel.093-474-6700　北九州市小倉南区

● ほりたレディースクリニック
Tel.093-513-4122　北九州市小倉北区

● セントマザー産婦人科医院
Tel.093-601-2000　北九州市八幡西区

● 齋藤シーサイドレディースクリニック
Tel.093-701-8880　遠賀郡芦屋町

野崎ウイメンズクリニック
Tel.092-733-0002　福岡市中央区

● 井上　善レディースクリニック
Tel.092-406-5302　福岡市中央区

● アイブイエフ詠田クリニック
Tel.092-735-6655　福岡市中央区

● 古賀文敏ウイメンズクリニック
Tel.092-738-7711　福岡市中央区

● 中央レディスクリニック
Tel.092-736-3355　福岡市中央区

MR しょうクリニック＜男性不妊専門＞
Tel.092-739-8688　福岡市中央区

● en 婦人科クリニック
Tel.092-791-2533　福岡市中央区

● 日浅レディースクリニック
Tel.092-726-6105　福岡市中央区

● 浜の町病院
Tel.092-721-0831　福岡市中央区

● 蔵本ウイメンズクリニック
Tel.092-482-5558　福岡市博多区

にしたん ARTクリニック博多駅前院
Tel.092-260-5441　福岡市博多区

● 九州大学病院
Tel.092-641-1151　福岡市東区

● 福岡山王病院
Tel.092-832-1100　福岡市早良区

すみい婦人科クリニック
Tel.092-534-2301　福岡市南区

● 婦人科永田おさむクリニック
Tel.092-938-2209　糟屋郡粕屋町

● 福岡東医療センター
Tel.092-943-2331　古賀市千鳥

● 久留米大学病院
Tel.0942-35-3311　久留米市旭町

● 空の森 KYUSHU
Tel.0942-46-8866　久留米市天神町

● いでウィメンズクリニック
Tel.0942-33-1114　久留米市天神町

● 高木病院
Tel.0944-87-0001　大川市酒見

● メディカルキューブ平井外科産婦人科
Tel.0944-54-3228　大牟田市明治町

● あかつき ART クリニック　Tel.099-296-8177　鹿児島市中央町
中江産婦人科　Tel.099-255-9528　鹿児島市中央町
● 鹿児島大学病院　Tel.099-275-5111　鹿児島市桜ケ丘
マミィクリニック伊集院　Tel.099-263-1153　鹿児島市中山町
● レディースクリニックあいいく　Tel.099-260-8878　鹿児島市小松原
● 松田ウイメンズクリニック 不妊生殖医療センター　Tel.099-224-4124　鹿児島市山之口町
中村（哲）産婦人科内科　Tel.099-223-2236　鹿児島市樋之口町
● 境田医院　Tel.0996-67-2600　出水市米ノ津町
みつお産婦人科　Tel.0995-44-9339　霧島市隼人町
● フィオーレ第一病院　Tel.0995-63-2158　姶良市加治木町
● 竹内レディースクリニック附設高度生殖医療センター　Tel.0995-65-2296　姶良市東餅田

沖縄県

● ウイメンズクリニック糸数　Tel.098-869-8395　那覇市泊
● 友愛医療センター　Tel.098-850-3811　豊見城市与根
● 空の森クリニック　Tel.098-998-0011　島尻郡八重瀬町
Ｎａｏｋｏ女性クリニック　Tel.098-988-9811　浦添市経塚
● うえむら病院　リプロ・センター　Tel.098-895-3535　中頭郡中城村
● 琉球大学医学部附属病院　Tel.098-895-3331　中頭郡西原町
● やびく産婦人科・小児科　Tel.098-936-6789　中頭郡北谷町

● … 体外受精以上の生殖補助医療実施施設

● 片岡レディスクリニック　Tel.0965-32-2344　八代市本町
愛甲産婦人科麻酔科医院　Tel.0966-22-4020　人吉市駒井田町

大分県

● セント・ルカ産婦人科　Tel.097-547-1234　大分市東大道
● 大川産婦人科・高砂　Tel.097-532-1135　大分市高砂町
別府医療センター　Tel.0977-67-1111　別府市大字内竈
宇佐レディースクリニック　Tel.0978-33-3700　宇佐市宝鏡寺
● 大分大学医学部附属病院　Tel.097-549-4411　由布市挾間町

宮崎県

● 古賀総合病院　Tel.0985-39-8888　宮崎市池内町
● ゆげレディスクリニック　Tel.0985-77-8288　宮崎市橘通東
● ART レディスクリニックやまうち　Tel.0985-32-0511　宮崎市高千穂通
● 渡辺産婦人科　Tel.0982-57-1011　日向市大字平岩
● 野田産婦人科医院　Tel.0986-24-8553　都城市蔵原町
● 丸田病院　Tel.0986-23-7060　都城市八幡町
宮崎大学医学部附属病院　Tel.0985-85-1510　宮崎市清武町

鹿児島県

● 徳永産婦人科　Tel.099-202-0007　鹿児島市田上
● 竹内レディースクリニック ART 鹿児島院　Tel.099-208-1155　鹿児島市高麗町

佐賀県

● 谷口眼科婦人科　Tel.0954-23-3170　武雄市武雄町
● おおくま産婦人科　Tel.0952-31-6117　佐賀市高木瀬西

長崎県

● 岡本ウーマンズクリニック　Tel.095-820-2864　長崎市江戸町
● 長崎大学病院　Tel.095-849-7363　長崎市坂本
● みやむら女性のクリニック　Tel.095-849-5507　長崎市川口町
杉田レディースクリニック　Tel.095-849-3040　長崎市松山町
山崎医院　Tel.0957-64-1103　島原市湊町
レディースクリニックしげまつ　Tel.0957-54-9200　大村市古町
佐世保共済病院　Tel.0956-22-5136　佐世保市島地町

熊本県

● 福田病院　Tel.096-322-2995　熊本市中央区
● 熊本大学医学部附属病院　Tel.096-344-2111　熊本市中央区
● ソフィアレディースクリニック水道町　Tel.096-322-2996　熊本市中央区
森川レディースクリニック　Tel.096-381-4115　熊本市中央区
伊井産婦人科病院　Tel.096-364-4003　熊本市中央区
● 北くまもと井上産婦人科　Tel.096-345-3916　熊本市北区
● ART 女性クリニック　Tel.096-360-3670　熊本市東区
熊本労災病院　Tel.0965-33-4151　八代市竹原町

PICK UP!

九州地方 / ピックアップ クリニック

福岡県

❖ アイブイエフ詠田クリニック

福岡市　since 1999.4

Tel.092-735-6655　福岡市中央区天神1-12-1 日之出福岡ビル 6F

診療日		月	火	水	木	金	土	日	祝祭日
	am	●	●	●	●	●	●	-	-
	pm	●	●	-	●	-	▲	-	-

受付時間	8	9	10	11	12	13	14	15	16	17	18	19	20	21 時

※完全予約制　▲土曜日は 9:00～14:00

自由診療の料金
体外受精費用　24 万円～
顕微授精費用　32 万円～

保険：一般不妊治療	○	自由：体外受精	●	タイムラプス型インキュベーター	●
保険：体外受精	○	自由：顕微授精	●	ERA検査	○
保険：顕微授精	○	調節卵巣刺激法	○	EMMA・ALICE 検査	○
男性不妊	○連携施設あり	低刺激・自然周期法	○	SEET 法	○
不育症	○	着床不全	○	子宮内膜スクラッチ	×
漢方薬の扱い	○	勉強会・説明会	○	PRP	○
治療費の公開	○	PICSI	○	PGT-A	○
妊婦健診	○ 10 週まで	IMSI	×	子宮内フローラ検査	○

❖ 日浅レディースクリニック

福岡市　since 2020.10

Tel.092-726-6105　福岡市中央区大名 2-2-7 大名センタービル2F

診療日		月	火	水	木	金	土	日	祝祭日
	am	●	●	●	●	●	●	-	-
	pm	●	●	-	●	●	▲	-	-

予約受付時間	8	9	10	11	12	13	14	15	16	17	18	19	20	21 時

▲土曜午後は 14:30 まで

自由診療の料金
体外受精費用　24 万円～
顕微授精費用　31 万円～

保険：一般不妊治療	○	自由：体外受精	○	タイムラプス型インキュベーター	○
保険：体外受精	○	自由：顕微授精	○	ERA検査	○
保険：顕微授精	○	調節卵巣刺激法	○	EMMA・ALICE 検査	○
男性不妊	×	低刺激・自然周期法	○	SEET 法	○
不育症	○	着床不全	○	子宮内膜スクラッチ	○
漢方薬の扱い	○	ART 前カウンセリング	○	PRP	○
治療費の公開	○	PICSI	○	PGT-A	○
妊婦健診	○ 9 週まで	IMSI	×	子宮内フローラ検査	○

[各項目のチェックについて]　○ … 実施している　● … 常に力を入れて実施している　△ … 検討中である　× … 実施していない

全国の不妊・不育専門相談センター 一覧

都道府県、指定都市、中核市が設置している不妊・不育専門相談センターでは、不妊や不育に悩む夫婦に対し、医学的・専門的な相談や心の悩み等について医師・助産師等の専門家が相談に対応したり、診療機関ごとの不妊治療の実施状況などに関する情報提供を行っています。（各センターの受付は祝祭日と年末年始を除きます）

（2024 年 5 月 31 日現在）

北海道・東北地方

実 施	開設場所	相談方式			電話番号、相談日及び時間など（変更となることがあります）
		電話	面接	メール	
北海道	不妊専門相談センター（おびひろ ART クリニック）	×	×	○	月～土曜日　メール相談　office-oac@keiai.or.jp
札幌市	札幌市不妊専門相談センター	○	○	×	月～金曜日　9:00 ～ 12:15　13:00 ～ 17:00　電話相談　☎ 011-211-3900（専用） 毎月第 1・3 火曜日 / 午後　専門相談／医師による相談　※要予約　☎ 011-211-3900 毎月第 2・4 月曜日 / 午後　専門相談／不妊カウンセラーによる相談　※要予約　☎ 同上
函館市	函館市不妊相談窓口	○	○	○	月～金曜日 8:45 ～ 17:30　一般相談　☎ 0138-32-1531 産婦人科医師による相談　※要予約　☎ 0138-32-1531 メールアドレス f-soudan@city.hakodate.hokkaido.jp
青森県	青森県不妊専門相談センター（弘前大学医学部附属病院産科婦人科内）	×	○	○	金曜日　14:00 ～ 16:00　※要予約　☎ 017-734-9303　青森県こどもみらい課 Web 相談　https://www.pref.aomori.lg.jp/life/family/funincenter.html　※青森県電子申請システム経由で受付
青森市	青森市保健所	×	○	×	月 1 回　産婦人科医師等による面接　※要予約　☎ 017-718-2984　青森市保健所あおもり親子はぐくみプラザ
八戸市	八戸市保健所　すくすく親子健康課（八戸市総合保健センター内）	×	○	×	月 1 回指定日　産婦人科医による面接相談　※要予約　☎ 0178-38-0714
岩手県・盛岡市	岩手・盛岡不妊専門相談センター （岩手医科大学附属内丸メディカルセンター）	○	○	×	火・水曜日　14:30 ～ 16:30　電話相談　☎ 019-653-6251 木曜日　14:30 ～ 16:30　面接相談　※要予約　電話相談実施日に受付 Web 予約は随時　https://reserva.be/iwatefuninsoudan
宮城県・仙台市	みやぎ・せんだい不妊・不育専門相談センター （東北大学病院産婦人科）	○	○	×	不妊・不育専門相談／認定看護師が対応 毎週水曜日　9:00 ～ 10:00 ／ 毎週木曜日　15:00 ～ 17:00　電話相談　☎ 022-728-5225 面接相談：事前に電話で相談の上予約 グリーフケア相談（流産や死産を経験した方の相談）／心理士が対応 第 1・第 3 月曜日　13:00 ～ 14:00　電話相談のみ　☎ 090-9714-7774
秋田県	「こころとからだの相談室」 秋田大学医学部附属病院婦人科	○	○	○	毎週金曜日　12:00 ～ 14:00　電話相談　☎ 018-884-6234 月～金曜日　9:00 ～ 17:00　☎ 018-884-6666　面接相談予約専用 毎週月曜日と金曜日　14:00 ～ 16:00　治療・費用等 第 1・3 水曜日　14:00 ～ 16:00　心理的な相談 メール相談 ホームページ上の専用フォーム使用
山形県	山形大学医学部附属病院産婦人科	○	○	×	月・水・金曜日　9:00 ～ 12:00　面接相談予約受付　☎ 023-628-5571 火・金曜日　15:00 ～ 16:00　電話及び面接相談　☎ 023-628-5571
福島県	福島県不妊専門相談センター （福島県立医科大学附属病院 生殖医療センター内） 一般相談 各保健福祉事務所	○	○	×	（専門相談） 毎週水曜日（カウンセラー）・木曜日（医師）※要予約　13:30 ～ 16:30 予約は以下の各保健福祉事務所及び中核市で受け付けます。 （一般相談） 県北保健福祉事務所　☎ 024-535-5615、県中保健福祉事務所　☎ 0248-75-7822 県南保健福祉事務所　☎ 0248-21-0067、会津保健福祉事務所　☎ 0242-27-4550 南会津保健福祉事務所　☎ 0241-62-1700、相双保健福祉事務所　☎ 0244-26-1186 福島市こども家庭課　☎ 024-525-7671、郡山市こども家庭課　☎ 024-924-3691 いわき市こども家庭課　☎ 0246-27-8597 相談日時：月～金曜日（祝祭日、年末年始を除く）8:30 ～ 17:15
郡山市	郡山市こども総合支援センター	×	○	×	☎　024-924-3691 奇数月に専門相談日を開設　事前予約制　不妊症看護認定看護師等対応

関東地方

茨城県	茨城県不妊専門相談センター （茨城県三の丸庁舎 茨城県県南生涯学習センター）	○	○	○	月～金曜日　9:00 ～ 15:00　※要予約　☎ 029-241-1130 第 1・4 日曜日 14:00 ～ 17:00 ／第 2・3 木曜日 17:30 ～ 20:30　県三の丸庁舎 第 1・3 木曜日 18:00 ～ 21:00 ／第 2・4 日曜日　9:00 ～ 12:00　県南生涯学習センター URL:http://ibaog.jpn.org/funin/　メール相談 ホームページ上の専用フォーム使用
栃木県	栃木県不妊・不育専門相談センター とちぎ男女共同参画センター（パルティ）	○	○	○	火～土曜日及び第 4 日曜日　10:00 ～ 12:30、13:30 ～ 16:00　助産師による電話相談 面接相談　※要予約　☎ 028-665-8099　相談日は HP で確認を メール相談　funin.fuiku-soudan@air.ocn.ne.jp
群馬県	群馬県不妊・不育専門相談センター （群馬大学医学部附属病院内）	×	○	×	第 2 水曜日、第 4 水曜日　14:00 ～ 16:00 ※要予約 / 月～金曜日　9:00 ～ 16:00　☎ 027 - 220 - 8425
埼玉県	埼玉医科大学総合医療センター	×	○	×	医師による面接相談　※要予約　ホームページ上の専用フォーム使用（電話での問合せ　月～金曜日 14:00 ～ 16:00 ☎ 049-228-3732）
	埼玉県不妊症・不育症ピアサポートセンター「ふわり」	○	○	×	Zoom による通話相談、Zoom による面談相談　https://counseling.fine-peer.com/fuwari/ 問い合わせ　saitama-peer@j-fine.jp
さいたま市	さいたま市保健所	○	○	×	月・木・金曜日　10:00 ～ 16:00 毎月第 3 水曜日　10:00 ～、11:00 ～　不妊カウンセラーによる面接相談　※要予約　☎ 048-829-1587 不妊カウンセラーによる面接相談を Zoom で受ける場合はホームページ上の専用フォームを使用
川越市	埼玉医科大学総合医療センター	×	○	×	※要予約　月～金曜日 15:00 ～ 16:00　☎ 049-228-3732
川口市	埼玉医科大学総合医療センター	×	○	×	※要予約　月～金曜日 15:00 ～ 16:00　☎ 049-228-3732
	性と健康の相談 （川口市保健所　地域保健センター）	○	○	×	木曜日　10:00 ～ 15:00　☎ 048-242-5152 火・水曜日　不妊カウンセラーによる面接相談　※要予約　☎ 048-242-5152 オンラインでの相談も可　※要予約
越谷市	埼玉医科大学総合医療センター	×	○	×	※要予約　予約はホームページ上の専用フォーム使用　月～金曜日 15:00 ～ 16:00　☎ 049-228-3732

実 施	開設場所	相談方式			電話番号、相談日及び時間など（変更となることがあります）
		電話	面接	メール	
千葉県	千葉県不妊・不育オンライン相談	○	○	×	木曜日　18:00 ～ 22:00、土曜日　10:00 ～ 14:00（Zoom による音声相談） 第 2・4 火曜日、第 3 日曜日　10:00 ～ 13:45　不妊ピア・カウンセラーによる相談 第 3 土曜日　18:00 ～ 19:45 不妊症看護認定看護師による面接（1 組約 45 分）（Zoom によるビデオ通話）　予約はホームページ上の専用フォーム使用
千葉市	千葉市不妊専門相談センター （電話相談）千葉市助産師会・（面接相談） 千葉市保健所（健康支援課）	○	○	×	年 15 回（電話で要予約、開催日等詳細はお問い合わせください）助産師による電話相談　☎ 043-238-9925
船橋市	不妊・不育専門相談 船橋市保健所（地域保健課）	○	○	×	医師による面接相談　※要予約　☎ 047-409-3274 助産師による面接・電話相談（要予約）　☎ 047-409-3274
東京都	不妊・不育ホットライン	○	×	×	毎週火曜日　10:00 ～ 19:00、毎月 1 回土曜日　10:00 ～ 16:00　☎ 03-6407-8270
八王子市＊	八王子市保健所＊	○	○	×	月～金曜日　9:00 ～ 16:30　保健師による電話相談　☎ 042-645-5162
神奈川県	神奈川県不妊・不育専門相談センター	○	○	×	毎月 2 ～ 3 回　9:00 ～ 11:30　助産師による電話相談　☎ 045-212-1052 毎月 2 ～ 3 回　14:00 ～ 16:00　医師・臨床心理士等面接相談 ※要予約　☎ 045-210-4786 神奈川県健康増進課　8:30 ～ 17:15(来所または Zoom)
横浜市	横浜市立大学附属市民総合医療センター	×	○	×	月 2 ～ 3 回　水曜日　16:00 ～ 17:00　女性の不妊相談 年 9 回　月曜日　14:30 ～ 15:00　不育相談 年 3 回　水曜日　16:00 ～ 17:00　男性の不妊相談 / 夫婦相談 ※全て要予約　☎ 045-671-3874　8:45 ～ 17:00（こども青少年局地域子育て支援課）
	済生会横浜市東部病院	×	○	×	毎月第 3 水曜日　9:30 ～ 10:30　公認心理師による心理相談 ※要予約　☎ 045-671-3874　8:45 ～ 17:00（こども青少年局地域子育て支援課）
川崎市	川崎市ナーシングセンター（川崎市不妊・不育専門相談センター）	×	○	×	月 1 回土曜日　9:30 ～ 16:30 受付　※全て要予約　☎ 044-711-3995　面接相談 9:30 ～ 11:30
相模原市	妊活サポート相談（不妊・不育専門相談） ウェルネスさがみはら	○	○	×	毎月第 2 火曜日　9:00 ～ 11:30　電話相談　☎ 042-769-8345（相模原市こども家庭課） 月 1 回　13:00 ～ 15:30　※要予約　メール受付 kodomokatei@city.sagamihara.kanagawa.jp
横須賀市	横須賀市不妊・不育専門相談センター （地域健康課内）	○	○	○	月～金曜日　8:30 ～ 17:00　電話相談　☎ 046-822-9818 月 1 回程度　医師による面接相談　※要予約 メール相談 :chaw-cfr@city.yokosuka.kanagawa.jp

中部・東海地方

新潟県	新潟大学医歯学総合病院	○	○	○	火曜日　15:00 ～ 17:00 電話相談　面接相談　※要予約 平日 10:00 ～ 16:00　☎ 025-225-2184 メール相談 :sodan@med.niigata-u.ac.jp
富山県	富山県女性健康相談センター・ 富山県不妊専門相談センター	○	○	×	火、木、土曜日　9:00 ～ 13:00　水、金曜日　14:00 ～ 18:00　電話相談　☎ 076-482-3033 火、木、土曜日 14:00 ～ 18:00　水、金曜日　9:00 ～ 13:00　面接相談　※要予約
石川県	石川県不妊相談センター	○	○	○	月～土曜日　9:30 ～ 12:30　火曜日　18:00 ～ 21:00　助産師による（電話・面接・メール） 年 4 回　14:00 ～ 16:00　＜泌尿器科医師による男性不妊専門 面接相談＞ ※面接要予約　☎ 076-237-1871　メール相談 :funin@pref.ishikawa.lg.jp
福井県＊	助産師による助女性の健康相談 福井県看護協会＊	○	○	○	月・水曜日　13:30 ～ 16:00　電話相談　☎ 0776-54-0080 水曜日　16:00 ～ 17:00、毎月第 2 火　15:00 ～ 16:00　医師による面接相談　※要予約 水曜日　13:30 ～ 16:00　助産師による面接相談　※要予約 メール相談：jkenkou@kango-fukui.com
山梨県	不妊（不育）専門相談センター ルピナス 山梨県福祉プラザ 3 階	○	○	×	水曜日　15:00 ～ 18:00　助産師による電話相談　☎ 055-254-2001 第 2、第 4 水曜日　15:00 ～ 18:00　専門医師、心理カウンセラーによる面接相談　※要予約
長野県	長野県不妊・不育専門相談センター 長野県看護協会会館 （(公社) 長野県看護協会内）	○	○	○	火・木曜日　10:00 ～ 16:00　毎週土曜日　13:00 ～ 16:00　電話相談　☎ 0263-35-1012 ／不妊相談コーディネーターによる面接相談　※要予約 / 電話相談日 第 4 木曜日　13:30 ～ 16:00　産婦人科医師による面接相談　※要予約 / 電話相談日 メール相談 :funin@nursen.or.jp
長野市	長野市保健所	○	○	×	平日 8:30 ～ 17:00　保健師による電話相談　☎ 026-226-9963 毎月第 3 水曜日　13:00 ～ 16:00　不妊カウンセラーによる面接相談　※要予約
岐阜県	岐阜県不妊・不育症相談センター （岐阜県健康科学センター内）	○	○	○	月・金曜日　10:00 ～ 12:00　13:00 ～ 16:00　電話相談　☎ 058-389-8258　※面接要予約 メール相談 :c11223a@pref.gifu.lg.jp
静岡県	静岡県不妊・不育専門相談センター （一般社団法人静岡県助産師会内）	○	○	×	火曜日　10:00 ～ 19:00　木・土曜日　10:00 ～ 15:00　☎ 080-3636-3229 年数回（開設日は電話でお問い合わせください）　医師による面接相談　※要予約 問い合わせ先 : 静岡県庁こども家庭課　☎ 054-221-3309
浜松市	浜松市保健所	×	○	×	開催日等詳細はお問合せください　医師による面接相談　※要予約 ☎ 053-453-6188　はままつ女性の健康相談　月～金曜日　13:00 ～ 16:00
愛知県	愛知県不妊・不育専門相談センター名古屋大学医学部附属病院	○	○	○	月曜日 10:00 ～ 14:00　木曜日 10:00 ～ 13:00、第 3 水曜日 18:00 ～ 21:00 電話相談　☎ 052-741-7830 火曜日 16:00 ～ 17:30　医師による面接相談　※要予約 第 1・3 月曜日 14:30 ～ 15:30、第 2・4 木曜日 13:30 ～ 14:30 カウンセラーによる面接相談　※要予約 メール相談 :http://www.med.nagoya-u.ac.jp/obgy/afsc/aichi/
名古屋市	名古屋市立大学病院内	○	×	×	火曜日　12:00 ～ 15:00　金曜日　9:00 ～ 12:00　☎ 052-851-4874
豊田市	豊田市役所	×	○	×	広報とよた・市ホームページに日時を掲載　不妊症看護認定看護師による面接相談　☎ 0565-34-6636
豊橋市	豊橋市不妊・不育専門相談センター （豊橋市保健所こども保健課内）	○	○	×	月～金曜日　8:30 ～ 17:15　予約不要、随時相談可　☎ 0532-39-9160
岡崎市	岡崎市保健所	×	○	×	毎月第 4 金曜日の午後　※ 2 日前までの事前予約必要　☎ 0564-23-6962
一宮市	一宮市保健所	×	○	×	毎月第 4 金曜日　14:00 ～ 15:50　※要予約　☎ 0586-52-3858
三重県	三重県不妊専門相談センター （三重県立看護大学内）	○	○	×	相談専用ダイヤル　☎ 059-211-0041 第 1 土曜日 10:00 ～ 16:00、第 2 以降火曜日 10:00 ～ 20:00　電話相談　☎ 059-211-0041 面接相談　※要予約 三重県子ども・福祉部子どもの育ち支援課　☎ 059-224-2248

＊は国庫補助を受けず、自治体単独で実施している事業

近畿地方

実 施	開設場所	相談方式			電話番号、相談日及び時間など（変更となることがあります）
		電話	面接	メール	
滋賀県	滋賀県不妊専門相談センター （滋賀医科大学附属病院内）	○	○	○	月～金曜日　 9:00 ～ 16:00　電話相談　☎ 077-548-9083 面接相談　※要予約　日程は電話にて応相談 メール相談フォーム：https://www.sumsog.jp/funin_mailform/
大津市	大津市総合保健センター内	○	○	×	平日 10:00 ～ 16:00　☎ 077-511-9182　※要予約
京都府	きょうと子育てピアサポートセンター	○	○	×	妊娠出産・不妊ほっとコール 月～金曜日 9:15 ～ 13:15、14:00 ～ 16:00 ☎ 075-692-3449 電話相談 予約不要 / 面接相談 要予約 仕事と不妊治療の両立支援コール 月～金曜日　9:00 ～ 21:00 ☎ 075-692-3467（ホームページから要予約） 毎月 第 1 金曜日 9:15 ～ 13:15　（面接相談 要予約）
京都市	SNS 等によるオンライン相談事業 ～みんはぐ～	×	○	○	オンラインによるテキスト相談、ビデオ通話相談 https://wellbeing.famione.com/lp/kyoto/#famione 問い合わせ　京都市子ども家庭支援課 ☎ 075-746-7625
大阪府・ 大阪市	おおさか性と健康の相談センター caran-coron	○	○	×	☎ 06-6910-8655(電話相談専用)　☎ 06-6910-1310(面接相談予約電話) 電話相談　第 1・3 水曜日 10:00 ～ 19:00　第 2・4 水曜日 10:00 ～ 16:00　第 1 ～ 4 金曜日 10:00 ～ 16:00　第 4 土曜日 13:00 ～ 16:00　（第 5 水曜日、第 5 金曜日、平日の祝日は除く） 面接相談　第 4 土曜日 14:00 ～ 17:00 (30 分 /4 組)　※要予約　火～金曜日 13:30 ～ 18:00 18:45 ～ 21:00 、土・日曜日　9:30 ～ 13:00　13:45 ～ 18:00
豊中市＊	中部保健センター＊	○	○	×	不妊症・不育症専門相談　婦人科医師によるオンライン専門相談（※要予約）　豊中市ホームページ参照 保健師や助産師による相談　月～金曜日 9:00 ～ 17:00　☎ 06-6858-2293
堺市	堺市役所等	×	○	×	助産師・不妊カウンセラーによる面接相談　（要予約）各保健センター受付 相談日時　月 1 回（第 4 木曜日　相談時間 45 分間）13:00 ～ 16:00　日時変更されることもあり
兵庫県	兵庫県立男女共同参画センター （神戸クリスタルタワー 7 階）	○	○	×	不妊・不育専門相談 電話相談　☎ 078-360-1388　第 1、3 土曜日 10:00 ～ 16:00 助産師（不妊症看護認定看護師） 面接相談（完全予約制予約専用　☎ 078-362-3250） 第 2 土曜日 14:00 ～ 17:00 助産師（不妊症看護認定看護師） 第 4 水曜日 14:00 ～ 17:00 産婦人科医師
	兵庫医科大学病院内	×	○	×	不妊・不育専門相談　 面接相談（完全予約制 ☎ 078-362-3250） 第 1 火曜日 14:00 ～ 15:00　産婦人科医師（5 月、8 月及び 1 月は除く）
	男性不妊専門相談：兵庫県民総合相談センター	○	○	×	電話相談　☎ 078-360-1388 第 1、3 土曜日 10:00 ～ 16:00 助産師（不妊症看護認定看護師） 面接相談（完全予約制）予約専用　☎ 078-362-3250 第 1 水曜日 15:00 ～ 17:00 泌尿器科医師
明石市	あかし保健所	×	○	×	毎月第 4 水曜日 13:30 ～ 16:30（一人 1 時間まで）予約受付　☎ 078-918-5414（保健総務課） （広報あかしに日時を掲載）市の委託保健師による面接相談（不育症相談窓口を兼ねる）
奈良県	奈良県性と健康の相談センター 「ならはぐ」	×	○	○	オンラインによるテキスト相談、ビデオ通話相談 https://www.pref.nara.jp/66254.htm 問い合わせ　奈良県健康推進課 ☎ 0742-27-8661
和歌山県	「こうのとり相談」県内 3 保健所（岩出、湯浅、田辺）	○	○	○	相談受付（予約兼用）岩出 ☎ 0736-61-0049　湯浅　☎ 0737-64-1294　田辺　☎ 0739-26-7952 電話相談　月～金曜日 9:00 ～ 17:45（保健師）　面接相談　（医師）要予約 メール相談 :e0412004@pref.wakayama.lg.jp
和歌山市＊	和歌山市保健所 地域保健課＊	○	○	×	月～金　8:30 ～ 17:15　☎ 073-488-5120　保健師による電話相談 医師による面接相談（予約制）　毎月第 1 水曜日 13:00 ～ 15:15

中国地方

鳥取県	鳥取県東部不妊専門相談センター はぐてらす （鳥取県立中央病院内）	○	○	○	火・金・土曜日 8:30 ～ 17:00　☎ 0857-26-2271 水・木曜日 13:00 ～ 17:00（電話のみ）　※面接要予約 メール相談 :funinsoudan@pref.tottori.lg.jp　FAX 相談：0857-29-3227
	鳥取県西部不妊専門相談センター はぐてらす （ミオ・ファティリティ・クリニック内）	○	○	○	月～土曜日 10:00 ～ 12:00 、月・水・金曜日 10:00 ～ 17:00（年末年始を除き年中無休）0859-35-5209 メール相談 :seibufuninsoudan@mfc.or.jp ZOOM による遠隔相談も行っています。（要予約）
鳥取市	鳥取県東部不妊専門相談センター はぐてらす （鳥取県立中央病院内）	○	○	○	火・金・土曜日 8:30 ～ 17:00　☎ 0857-26-2271 水・木曜日 13:00 ～ 17:00（電話のみ）　※面接要予約 メール相談 :funinsoudan@pref.tottori.lg.jp　FAX 相談：0857-29-3227
島根県	しまね妊娠・出産相談センター （島根大学医学部附属病院）	○	○	○	月・火・水・金・土曜日　10:00 ～ 16:00　電話相談　☎ 070-6690-5848 面接　※要予約　☎ 070-6690-5848 メール相談 :shimanesoudan@med.shimane-u.ac.jp
岡山県	岡山県不妊専門相談センター 「不妊、不育とこころの相談室」 （岡山大学病院内）	○	○	○	月・水・金曜日 13:00 ～ 17:00 毎月 第 1 土・日曜日 10:00 ～ 13:00　電話／面接　※面接相談は要予約　☎ 086-235-6542 メール相談 :funin@cc.okayama-u.ac.jp オンライン相談　funin@cc.okayama-u.ac.jp　または☎ 086-235-6542
広島県	広島県不妊専門相談センター	○	○	○	月・木・土曜日　10:00 ～ 12:30　火・水・金曜日 15:00 ～ 17:30　☎ 082-870-5445 金曜日　15:00 ～ 17:00　助産師による面接相談　※要予約 月 1 回　心理士による面接相談　※要予約 予約申込・詳細は :https://www.pref.hiroshima.lg.jp/soshiki/248/funinsenmonsoudan.html ※ FAX 相談・メール相談／原則 1 週間以内に返信
山口県	女性のなやみ相談室 （山口県立総合医療センター）	○	○	○	9:30 ～ 16:00　保健師又は助産師　電話相談　☎ 0835-22-8803 第 1・第 3 月曜日　14:00 ～ 16:00　臨床心理士による面接相談　☎ 0835-22-8803 産婦人科医師による面接相談　※要予約　☎ 0835-22-8803 メール相談 :nayam119@ymghp.jp
下関市	下関市役所	○	○	×	産婦人科医師・泌尿器科医師・臨床心理士による専門相談　※要予約 詳細は、URL:　https://www.city.shimonoseki.lg.jp/soshiki/51/5667.html 保健師による一般相談　☎ 083-231-1447 下関市保健部健康推進課

四国地方

実施	開設場所	相談方式			電話番号、相談日及び時間など（変更となることがあります）
		電話	面接	メール	
徳島県	徳島県不妊・不育相談室 （徳島大学病院）	×	○	×	月・金曜日 15:00 ～ 16:00、16:00 ～ 17:00　水・木曜日 11:00 ～ 12:00 ※要予約　水曜日、金曜日　10:00 ～ 12:00　088-633-7227
香川県	不妊・不育症相談センター （高松赤十字病院）	○	○	×	専用ダイヤル　☎ 080-8644-0050（相談と予約） 月・金曜日　14:00 ～ 16:00　電話相談 火・木曜日　14:00 ～ 16:00　心理カウンセラーによる面接相談　※要予約
愛媛県・松山市	愛媛県不妊専門相談センター （愛媛大学医学部附属病院内）	○	○	○	水曜日　13:30 ～ 16:30　電話相談　☎ 080-7028-9836 水曜日　面接相談、随時　メール相談　※要予約 / ホームページ上の専用フォーム使用
	休日不妊相談ダイヤル （愛媛助産師会）	○	×	×	土曜日　13:00 ～ 17:00　☎ 080-4359-8187
高知県	高知県・高知市病院企業団立高知医療センター内「ここから相談室」	○	○	×	水曜日、毎月第 3 土曜日 9:00 ～ 12:00　電話相談　☎ 088-837-3704 毎月第 1 水曜日 13:00 ～ 16:20　面接相談　※要予約 / 水曜日、毎月第 3 土曜日 9:00 ～ 12:00 7 月・10 月・1 月に男性不妊専門相談予定　※要予約 予約専用アドレス :kokokara@khsc.or.jp

九州・沖縄地方

福岡県	不妊・不育と性の相談センター 県内 9 保健福祉環境事務所	○	○	×	月～金曜日　8:30 ～ 17:00　電話相談　※面接相談は要予約 筑紫保健福祉環境事務所 ☎ 070-1321-4090　粕谷保健福祉事務所 ☎ 080-9415-9858　糸島保健福祉事務所 ☎ 080-4712-8411　宗像・遠賀保健福祉環境事務所 ☎ 0940-37-4070　嘉穂・鞍手保健福祉環境事務所 ☎ 0948-29-0277　田川保健福祉事務所 ☎ 070-3113-4895　北筑後保健福祉環境事務所 ☎ 0946-22-4211　南筑後保健福祉環境事務所 ☎ 070-1387-2900　京築保健福祉環境事務所 ☎ 070-1524-3403
北九州市	小倉北区役所健康相談コーナー内	○	○	×	月～金曜日　9:00 ～ 12:00　13:00 ～ 17:00　電話相談・助産師による面接相談　☎ 093-571-2305 月 1 回　医師による面接相談　※要予約
福岡市	福岡市不妊・不育専門相談センター	○	○	×	月、火、木曜日　10:00 ～ 17:00　水、金曜日　12:00 ～ 19:00 第 2・4 土曜日　12:00 ～ 17:00　不妊カウンセラーによる面接相談　※要予約　☎ 080-3986-8872
佐賀県	不妊・不育専門相談センター 佐賀中部保健福祉事務所（専門相談）	○	○	×	月～金曜日　9:00 ～ 17:00　☎ 0952-33-2298 第 3 水曜日　15:00 ～ 17:00　専門医・カウンセラー面接相談　※要予約 毎月 2 日間（1 日 2 組ずつ）オンライン相談　https://www.pref.saga.lg.jp/kiji00333406/index.html
長崎県	長崎県ヘルスケアオンライン相談事業	×	×	○	オンラインによるテキスト相談 https://www.pref.nagasaki.jp/shared/uploads/2023/07/1688545470.pdf 問い合わせ　長崎県こども家庭課 ☎ 095-895-2442
熊本県	熊本県女性相談センター	○	○	×	月～土曜日　9:00 ～ 20:00　電話相談　☎ 096-381-4340 第 4 金曜　14:00 ～ 16:00　産婦人科医師による面接相談　※要予約　☎ 096-381-4340
大分県・大分市	おおいた不妊・不育相談センター "hopeful" （大分大学医学部附属病院）	○	○	○	☎ 080-1542-3268（携帯） 火曜日～金曜日　12:00 ～ 20:00、土曜日　12:00 ～ 18:00　電話相談 随時　不妊カウンセラー（専任助産師）による面接相談 週 1 回　医師による面接相談 月 2 回　臨床心理士による面接相談 月 2 回　胚培養士による面接相談　※面接相談は要予約 メール相談 :hopeful@oita-u.ac.jp
宮崎県	不妊専門相談センター「ウイング」 （宮崎県中央保健所内）	○	○	×	月～金曜日　9:30 ～ 15:30　☎ 0985-22-1018（専用）　※面接は要予約
鹿児島県	鹿児島大学病院（専門相談）	○	×	○	月・金曜日　15:00 ～ 17:00　電話相談　☎ 099-275-6839 メール相談 :funin@pref.kagoshima.lg.jp
	各保健所（一般相談）	○	○	×	月～金曜日　8:30 ～ 17:15　電話相談／面接相談 指宿保健所 ☎ 0993-23-3854　志布志保健所 ☎ 099-472-1021　加世田保健所 ☎ 0993-53-2315 鹿屋保健所 ☎ 0994-52-2105　伊集院保健所 ☎ 099-273-2332　西之表保健所 ☎ 0997-22-0012 川薩保健所 ☎ 0996-23-3165　屋久島保健所 ☎ 0997-46-2024　出水保健所 ☎ 0996-62-1636 名瀬保健所 ☎ 0997-52-5411　大口保健所 ☎ 0995-23-5103　徳之島保健所 ☎ 0997-82-0149 姶良保健所 ☎ 0995-44-7953
鹿児島市	不妊専門相談センター	○	○	○	水曜日　10:00 ～ 17:00　☎ 099-216-1485(鹿児島市母子保健課）　※面接相談は要予約 メール相談 :boshihoken@city.kagoshima.lg.jp
沖縄県	不妊・不育専門相談センター （沖縄県看護研修センター内）	○	○	○	水・木・金曜日　13:30 ～ 16:30　電話相談　☎ 098-888-1176（直通） 月 1 ～ 3 回　13:30 ～ 16:30　面接相談　☎ 098-888-1176（直通）　※要予約 メール相談 :woman.h@oki-kango.or.jp

＊は国庫補助を受けず、自治体単独で実施している事業

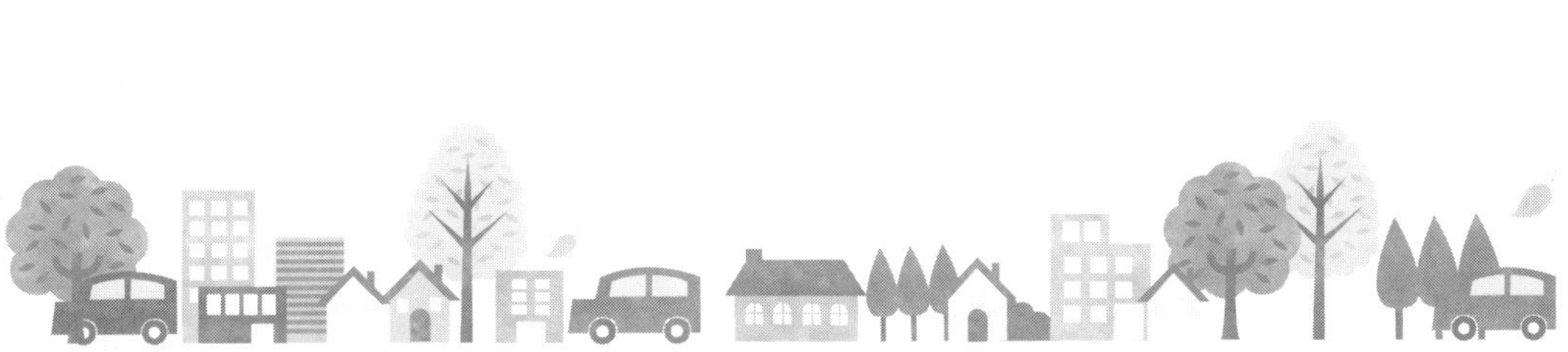

〔 編集後記 〕

今回は、体外受精と顕微授精をテーマにまとめました。当初、その技術に注目してみたところ、話が培養室と胚培養士でいっぱいになってしまいました。それでは採卵と胚移植のことが伝えられなくなってしまいますので一連の話としてまとめました。やはり、体外受精は医師と胚培養士、他スタッフの協力、社会や企業のバックアップがあってこその医療です。それに、その業務は生命の発生に関わる大変重要なものです。安全も倫理も求められます。そこで、安全面でバックアップする企業の情報も盛り込みましたので、ご参考にぜひご覧ください。

次回はまた違った側面から体外受精を取り上げてみたいと思いますので、皆様乞うご期待です。

スタッフ

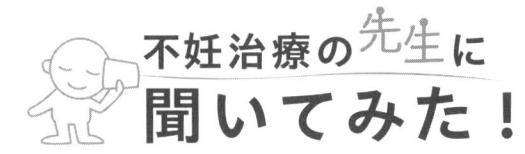

i-wish ママになりたい　次号のご案内

vol.77

これから始める不妊治療プランと見直しプラン

〔 特集 〕

不妊治療は人それぞれに違います。それは、年齢や経済状況も違えば、職業も住んでいる地域も違います。家族、親族環境も違えば、そもそも不妊症状の違いもあります。だからこそ患者さんそれぞれの治療プランは難しいかもしれませんが、探ってみたいと思います。

〔 不妊治療 最前線 〕

★ ドクター・インタビュー

〔 連載 〕

培養室からこんにちは！

ママなり応援レシピ

相談コーナー　ママなり談話室

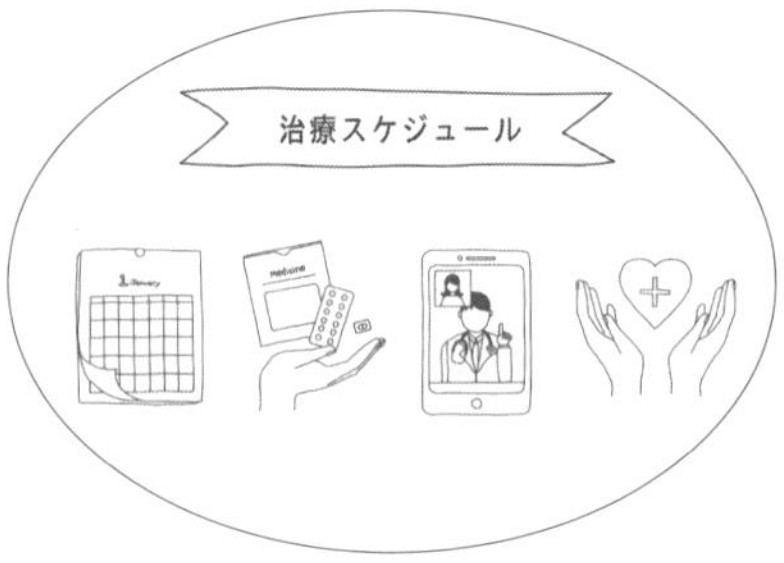

〔 そのほか 〕

★ 全国不妊治療施設一覧

★ 不妊相談センター一覧　ほか

・保険診療では、はじめに夫婦で受診し、不妊の原因や治療の必要性が認められることが治療開始の条件となります。治療のプランも原因や必要性がわかれば立てやすいでしょう。この流れから、最後は治療が成功して無事に妊娠出産をし、(不成功でも方法を提示し) 子どものいる家族計画までをプランニング紹介できるよう進めたく思っています。

発売予定　　2024 年 12 月

内容は変更になる場合があります。ご了承ください。

i-wish... ママになりたい

体外受精と顕微授精 2024

発行日	2024 年 9 月 30 日
発行人	谷高　哲也
構成 & 編集	不妊治療情報センター・funin.info
発行所	株式会社シオン　電話 03-3397-5877 〒 167- 0042 東京都杉並区西荻北 2-3-9 グランピア西荻窪 6 F
発売所	丸善出版株式会社　電話 03-3512-3256 〒 101- 0051 東京都千代田区神田神保町 2-17 神田神保町ビル 6F
印刷・製本	シナノ印刷株式会社

ISBN978-4-903598-93-2

i-wish ママになりたい は、どこで購入できるの？

i-wish ママになりたい は、年に 4 回発行しております。

全国の書店やインターネット書店などでお買い求めいただけます。

★ i-wish ショップ 楽天市場店

https://www.rakuten.co.jp/i-wishshop/